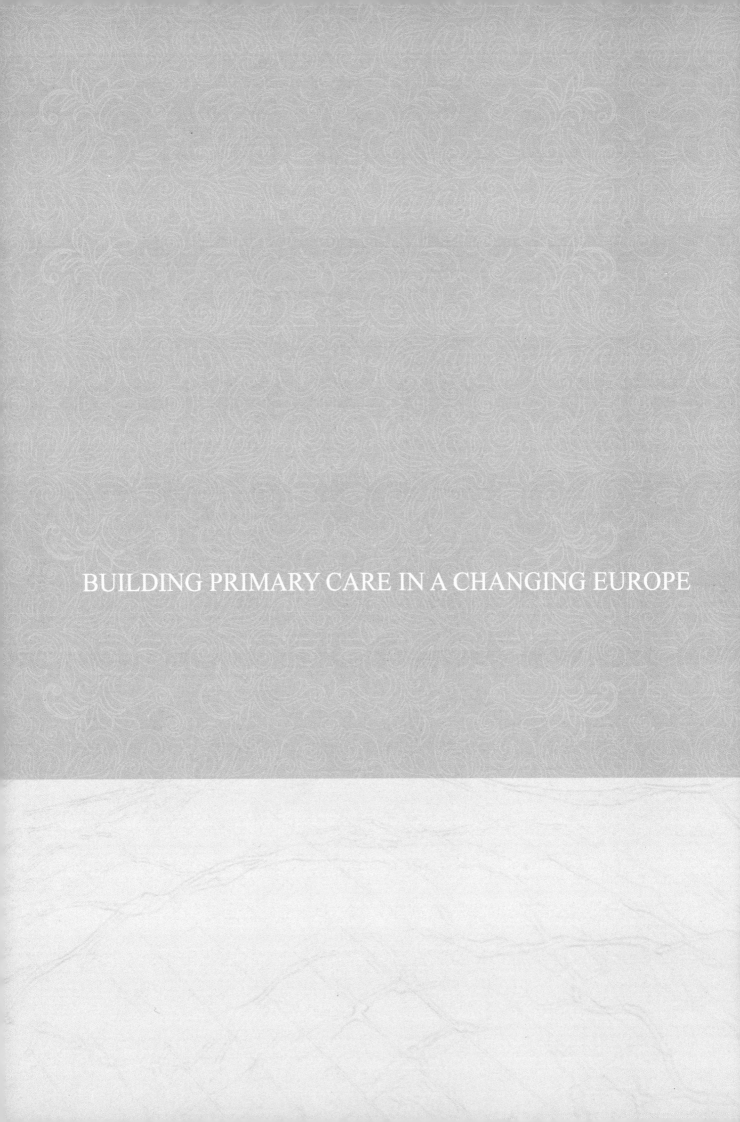

BUILDING PRIMARY CARE IN A CHANGING EUROPE

世界卫生与健康经典译丛

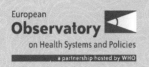

欧洲初级保健
——各国案例研究

Dionne S. Kringos
Wienke G. W. Boerma 著

黄希宝 主审

宋 涛　祝淑珍 译

华中科技大学出版社
http://www.hustp.com
中国·武汉

内 容 简 介

本书原著是欧洲初级卫生保健行动监测(PHAMEU)项目的研究成果,目的是期望通过勾勒欧洲31国的初级保健状况,为读者呈现欧洲初级保健的概况,并主要从初级保健的组织架构、服务过程以及产出等几个方面展开,包括以下具体内容:初级保健体系的背景、初级保健体系的治理和经济背景、初级保健人力资源的发展、初级保健服务的提供以及初级保健体系的质量和效率等。了解欧洲各国的初级保健,将促使我们思考什么才是优质高效的初级保健和基层卫生服务,进而理清当前我国医改的一些症结,尤其是对于扫清分级诊疗推进过程中的障碍具有非常强的现实意义,也对我们全面地了解欧洲初级保健的现状从而指导我国的基层卫生工作具有重要的借鉴意义。

本书可供基层卫生政策的制定者、研究者、基层卫生管理人员以及所有关心初级保健的人士学习参考。

Issued in English by the WHO Regional Office for Europe in 2015 under the title:
Building primary care in a changing Europe: case studies (2015)
© World Health Organization 2015 (acting as the host organization for, and secretariat of,
the European Observatory on Health Systems and Policies)
The translator of this publication is responsible for the accuracy of the translation
© Huazhong University of Science and Technology Press

湖北省版权局著作权合同登记　图字:17-2018-317 号

图书在版编目(CIP)数据

欧洲初级保健:各国案例研究/(荷)迪翁·克林格斯等著;宋涛,祝淑珍译.—武汉:华中科技大学出版社,2018.12
ISBN 978-7-5680-3974-1

Ⅰ.①欧…　Ⅱ.①迪…　②宋…　③祝…　Ⅲ.①医疗保健制度-案例-欧洲　Ⅳ.①R199.5

中国版本图书馆 CIP 数据核字(2018)第 175205 号

欧洲初级保健——各国案例研究	(荷)迪翁·克林格斯　等著
Ouzhou Chuji Baojian—Geguo Anli Yanjiu	宋涛　祝淑珍　译

策划编辑:罗　伟
责任编辑:罗　伟
封面设计:原色设计
责任校对:李　琴
责任监印:周治超

出版发行:华中科技大学出版社(中国·武汉)　　电话:(027)81321913
　　　　　武汉市东湖新技术开发区华工科技园　　邮编:430223
录　　排:华中科技大学惠友文印中心
印　　刷:武汉市金港彩印有限公司
开　　本:880mm×1230mm　1/16
印　　张:20.5　插页:2
字　　数:579千字
版　　次:2018年12月第1版第1次印刷
定　　价:148.00元

本书若有印装质量问题,请向出版社营销中心调换
全国免费服务热线:400-6679-118　竭诚为您服务
版权所有　侵权必究

译 者 序

本书原著是欧洲初级卫生保健行动监测(PHAMEU)项目的研究成果,目的是期望通过勾勒欧洲31国的初级保健状况,为读者呈现欧洲初级保健的全貌。因此,本书主要描绘欧洲初级保健的一些基本特征,并期望回答读者这样一个问题,即什么才是强有力的初级保健体系。

初级保健是专业医疗卫生服务的第一层,病人如果出现了问题,绝大多数欧洲人都在初级保健机构接受治疗和预防服务。需要指出的是,初级保健与初级卫生保健是不同的,初级卫生保健范围更广,更具有政治上的含义。例如,初级卫生保健谈到了病人排斥的减少和促进卫生资源的公平可及,以及在利益相关者中通过领导和对话机制来实现其最终目标,其含义包括了卫生保健和社会保健在内的诸多考量。

就性质而言,初级保健能就近提供给居民最好的卫生服务。初级保健是全面的保健服务,把对人的服务看成一个整体,而不是只针对某个器官或者某一个单一的健康问题。初级保健所需要的多学科背景可能每个国家不同,但全科医学或家庭医学是初级保健的核心。除了全科医生及家庭医生,在欧洲最常见的初级保健提供者是普通内科医生、普通儿科医生、药剂师、初级保健护士、心理治疗师、足科医生、家庭保健工作者和心理健康保健专业工作人员。

初级保健可以认为是卫生保健系统的子系统,主要致力于改善人群健康,促进综合性服务的利用和可及,当然,这些特征应该方便测量。基于系统的观点,初级保健通常被分为十个维度,这十个维度又概括为三类,即组织架构、服务过程和结果或产出。组织架构主要是指初级保健良好运作的基本框架,包括相关的政策、管制、筹资和人力资源等方面。初级保健的过程是指服务的提供,效率和公平性常常被认为是过程指标。而初级保健核心的产出是人群健康的改善。

具体来看,组织架构维度包括治理(如政府关于初级保健的愿景、实施前的控制)、经济条件(如初级保健的支出、激励和补偿机制等)、人力资源发展(初级保健的职位、专业协会组织等)。过程维度包括服务可及性(初级保健机构位置分布、人群距离机构的空间距离等)、服务的连续性(病人与全科医生的关系、持续的连续性)、服务的合作(全科医生的看门人角色、团队合作)、服务的复杂性(医疗设备的可得性、服务范围)。初级保健的产出包括服务质量(如处方行为、慢病管理)、服务效率(如实践管理)和健康公平性(如与社会状态或性别相关的差异性)。

当然,就欧洲而言,何谓强有力的初级保健,可能还需要进一步详细地说明。例如,有更加清晰的愿景,病人就医过程中的障碍更少,医疗记录保存良好。再例如,病人如果提出来有家庭保健的需求,初级保健机构是否有必要的诊断和治疗设备来提供良好的服务?病人就医后是否感觉更好?

总而言之,本书介绍了欧洲31国的初级保健概况,并主要从初级保健的组织架构、服务过程以及产出等几个方面展开,包括以下具体内容,即初级保健体系的背景、初级保健体系的治理和经济背景、初级保健人力资源的发展、初级保健服务的提供以及初级保健体系的质量和效率等。

本书虽然是介绍欧洲各国的情况,数据也都是近年来的最新数据,似乎发达的欧洲国家和我国的情况相距遥远,但如果读者认真阅读了本书的内容,就会知道本书对于当前我国的医改还是非常具有参考价值的。举例来说,本书中的初级保健相当于我国的基层卫生服务。我们就此提出了一个问题,我们的乡镇卫生院或社区卫生服务中心究竟应该提供怎样的服务?过去一

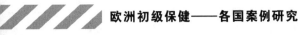

段时间,它们通常被认为是分级医疗体系中相对低端的医疗服务,各级政府也试图通过改善服务进而期望提供高质量同质化的医疗服务,但从结果上看成效不大。其根本原因,可能在于我们要区分这样一个事实:我国二级及以上的专科医院和医生提供的是临床医疗技术服务;而基层医疗卫生机构应当提供的,或者说政府应当构建而且是老百姓真正需求的服务,应该是以医疗技术为基础,以全科医疗服务为支撑,以保健(实际上是现代的健康管理)服务和社会服务(姑且称之为建立在社区融入基础上的专业意见领袖提供的专业引导和指导)为真正核心的综合服务产品。特别就农村而言,部分村医充当的是专业意见领袖的责任,尤其是传统的赤脚医生。他们的责任不在于提供高精尖的医疗技术服务,而应当是在一个完善的专业服务体系内引导病人如何享有不同的专业服务。因此,若从这个意义上去了解中国数十年前的三级医疗卫生服务体系,更能够帮助我们推动现有的医改,至少,对推进当前的分级诊疗体系提供某种启示。可以预见,如果我们的卫生服务体系目前都围绕着同质性的医疗技术来做文章,那么社区卫生服务中心和乡镇卫生院当然无法与大型医疗机构竞争,即使为这些机构提供了高端设备,且不论它们面临的人力资源的发展问题,这实际上也会陷入另一个陷阱,是不是我们一定要从基层开始就提供高端的医疗服务?显然不是,那么应该是一种怎样的比较合理的状况呢?我们认为,所有的医院、基层社区卫生服务中心或乡镇卫生院,以及村医等个体医生提供的服务,应该是多层次的差异化的综合医疗卫生服务,每个层次对应的核心服务并非都是医疗技术,譬如初级保健或者基层卫生机构的全科医生,其核心职能是提供全科服务,或者以签约(病人清单)为手段,以管理健康为核心职能的连续性综合保健服务,也只有从这个角度去理解,我们才能更好地构建并促进服务提供方提供差异化竞争的高效率卫生服务。当然,这里面还有个误区,就是因医生职称、文凭等原因所致社会分层从而夸大了技术分层的作用并诱导政策向技术同质化倾斜,似乎是医疗技术性的差异才造成了医疗领域的某些社会冲突。但如果我们换一个思路,把全科医生(包括中医)和临床医生进行体系上的区分,并从服务和整体知识水平上进行培训和强化从而提升初级保健工作人员的整体形象和服务质量,应该可以预见这种整体质量以及建立在此基础上的高质量整体健康服务能力和水平,一定能在某种程度上抵消因医疗技术的差异或分层引起的社会冲突。其结果是在缓解医患紧张等冲突的同时区分了临床医疗服务市场和初级保健服务市场(仍有可能进一步细分,例如健康管理市场等),实际上,这种差异化的细分才更有可能是在资源有限以及社会转型的背景下的基层医改之路。虽然这里面没有把公共卫生的内容作为核心服务放进来考虑(都属于基本卫生服务的内容),但这并不妨碍我们的分析。因为从公共卫生体系的构建来看,任何卫生与健康服务机构都有责任和义务来提供社会和群众所必需的公共卫生服务,而现实要解决的问题,是如何提供,或者说提供方式的问题。也就是说,公共卫生体系是一种动态的功能性体系,包括了所有的卫生服务的提供方、政府、社会以及个体,而不能因为成立疾病预防控制机构、妇幼保健机构就把所有的疾病预防控制职能、公共卫生职能都交由这些实体性的机构承担,而忽视包括社区卫生服务中心和卫生院在内的其他服务提供机构,以及政府、卫生行政部门、健康保险(包括基本医疗保险)机构,甚至家庭和个体在公共卫生体系中应当承担的职能和职责。进一步地讲,首先政府、管理者和研究者需要共同对此概念和内涵进行理清并在实际工作中大力推进和宣传,否则,老百姓就更加认为基层医疗卫生服务机构提供的是低层次的医疗服务,这种人为的潜在社会分层会不会是当前某些卫生问题的助推剂呢?

  展开分析不是本书的主要目的,但了解欧洲各国的初级保健,将促使我们思考什么才是优质高效的初级保健和基层卫生服务,进而理清当前我国医改的一些症结,尤其是对于扫清分级诊疗推进过程中的障碍具有非常强的现实意义,也对我们全面地了解欧洲初级保健的现状从而指导我国的基层卫生工作具有重要的借鉴意义。译者也希望本书为广大基层卫生政策的制定者、研究者,基层卫生管理人员以及所有关心初级保健的人士提供一点力所能及的帮助。

  下面,译者就翻译过程中遇到的问题和各位读者做一点交流。细心的读者可以发现,国内外关于健康和卫生的词汇大不相同,因此,在翻译此类文章或著作的时候,都会面临两种语境的冲突问题。例如最常见的 health,翻译成汉语就有"健康"和"卫生"两种情况。即使如 WHO 这样大家都熟知的组织,也有人建议翻译成"世界健康组织"。除了字面理解的差异,可能和我国传统的中医保健体系与西方医学体系在融合过程中的"错位"有关,很多事情还需要在不断的实践和碰撞中才能解决。

在本书中,译者尽可能根据原文所能反映的背后含义,并结合我国的实际情况进行翻译。如 primary care 可以翻译成初级保健,也可以翻译成基层保健,也有人翻译为基层医疗保健。需要说明的是,primary care 不是 primary health care,后者通常被翻译为初级卫生保健,这是《阿拉木图宣言》所提出的,如前所述,初级卫生保健范围更广,更具有政治上的含义。如果不就其具体含义和内容进行深入的理解,二者很容易在翻译的时候弄混淆。显然,我们应该根据其内在的含义和我国现有的实际情况进行对接才能提供更接近事实的翻译。

就此书而言,将 primary care 翻译为"基层卫生服务"或"基层医疗卫生服务"可能比较恰当或者说贴近我国当前客观事实。根据维基百科的解释,所谓基层(医疗)卫生服务,是指在卫生保健体系内最初问诊病人的卫生专业人员的工作,例如基层卫生(医疗)服务医生(全科医生或家庭医生)、执业心理治疗师、医生助理或护士的工作,具体情况各国各地都不尽相同,与基层卫生服务相对应的,是次级和三级保健。显然,这一概念与本书的 primary care 更为契合。不过,中国共产党第十九次全国代表大会报告英文版中将"基层医疗卫生服务"翻译为"community-level healthcare services",若从这个角度考虑,"基层卫生服务"这一译法恐引起歧义。例如怎么和 secondary care 和 tertiary care 在翻译上衔接?究竟是按照字面翻译成二级保健、三级保健还是按照实际的内容翻译成急诊服务、专科医疗服务或其他呢?诚然,这种翻译理论上的直译和意译的争论已经超过本书需要进一步阐释的范围了。经过慎重和综合的考虑,本书认为采用"初级保健"的直接译法可能更容易得到更多受众的认可。

另外需要特别指出的是,文中虽然有些地方有不同的提法,如立陶宛提出的 primary health care、secondary health care 和 tertiary health care,其实就是我们所说的初级保健、次级保健和三级保健,因此文中就没有按照字面翻译成初级卫生保健、二级卫生保健和三级卫生保健。原文中实际上也对其含义进行了解释。诸如此类的问题还请读者仔细辨别。

如果再进行深入辨析,其实 health 也有不同的含义和解释,但本文综合考虑了上下文的背景和习惯用法进行翻译,如将 health care 翻译成卫生保健;再如希腊篇中的"Ministry of Health and Social Solidarity"翻译为"健康和社会团结部",其"National Action Plan for Public Health"翻译为"公共卫生全民行动计划"。此处将 public health 翻译成公共健康也没有错,但问题是国内目前还没有专门的公共健康的词条,也没有相应的定义,所以选择了"公共卫生"的译法。需要特别指出的是,每个国家对公共卫生的理解和针对的措施是不同的,国内的读者在阅读的时候还是应当结合上下文进行适当的辨析。

出于多方面的考虑,本文没有将正文中的引用文献或出处进行翻译,正文后的文献按照惯例也没有翻译。另外,文中还有一些数据可能暂时无法核实,因此只能按照原文进行翻译,例如人力发展指数、各国 GDP 的数据和排名,以及健康总支出占 GDP 的比重等。由于原文引用的数据没有具体说明,即使遇到不同的表述也暂时只能尊重原文的数据,这也是本书翻译中的遗憾。由于此书涉及 31 个欧洲国家,各国使用的语言均不相同,书中的部分法案、杂志、学会等名称没有都用英文撰写,本书只能暂且在翻译的同时将原文一并给出。除此之外,文中仍然有些翻译因水平所限还存在一定的问题,这些都需请各位专家、读者批评指正!

简而言之,由于译者能力所限,对原文中的一些词汇的翻译可能还有很多不同的译法甚至有令人存疑的地方,恕不一一列举。译者也期待更多的前辈和同行批评指正,更期望大家一道在实施健康中国的战略背景下,充分研究各国的具体情况和文化差异,探索出统一的翻译原则,尽早地就一些词汇给出精确的解释和翻译,规范翻译方法和相应词条的含义,更好地促进东西方卫生和健康事业的融合及相互学习。在此,译者先对大家表示由衷的感谢!

最后,译者对武汉大学健康学院的雷思聪同学、美国俄亥俄州立大学Fisher商学院的宋昕玥同学在本书的图表制作、文字校对等工作中付出的辛勤劳动表示衷心的感谢,也对湖北省疾病预防控制中心和其他所有为本书出版做出贡献和支持的领导、同事表示感谢。

致谢（英文版）

　　本书第二卷，同第一卷一样，是欧洲初级卫生保健行动监测（PHAMEU，Primary Health Care Activity Monitor for Europe）的研究成果，于2007—2010年实施。此项研究主要由荷兰健康服务研究所（NIVEL）负责实施和协调，包括与其他欧洲国家研究机构的合作。现将对本书做出贡献的机构和个人名单列出如下：

- Dionne Sofia Kringos 和 Wienke Boerma，荷兰健康服务研究所，荷兰，乌特勒支。
- Margus Lember，塔尔图大学，爱沙尼亚。
- Yann Bourgueil 和 Thomas Cartier，法国卫生经济与信息研究所，法国，巴黎。
- Stefan Wilm 和 Harald Abholz，杜塞尔多夫大学和德国维滕/黑尔德克私立大学，德国，杜塞尔多夫。
- Paolo Tedeschi，博科尼大学健康与社会保健管理研究中心，意大利，米兰。
- Toralf Hasvold，特罗姆瑟大学，挪威。
- Adam Windak 和 Marek Oleszczyk，雅盖隆大学医学院，波兰，克拉科夫。
- Danica Rotar Pavlič 和 Igor Švab，卢布尔雅那大学，斯洛文尼亚。
- Toni Dedeu 和 Bonaventura Bolibar，若儿迪戈尔初级保健研究所，西班牙，巴塞罗那。
- Allen Hutchinson 和 Andrew Wilson，谢菲尔德大学健康研究院和莱彻斯特大学，英国。
- PHAMEU研究得到了欧盟委员会（健康暨消费者保护总署）的资助。

　　该项目还得到了世界卫生组织（WHO）欧洲区办公室、初级保健欧盟论坛、欧盟公共卫生协会和欧盟全科医学研究网的支持。对为每个国家提供数据和信息的专家在此一并表示感谢，其名字在对应国家的章节中已经被列出。最后，作者感谢荷兰健康服务研究所的同事对本书的审稿工作。

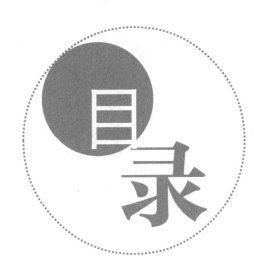

目录

1. 奥地利 /1
2. 比利时 /11
3. 保加利亚 /22
4. 塞浦路斯 /36
5. 捷克 /45
6. 丹麦 /54
7. 爱沙尼亚 /63
8. 芬兰 /74
9. 法国 /84
10. 德国 /96
11. 希腊 /107
12. 匈牙利 /117
13. 冰岛 /126
14. 爱尔兰 /134
15. 意大利 /144
16. 拉脱维亚 /156
17. 立陶宛 /167
18. 卢森堡 /175
19. 马耳他 /184
20. 荷兰 /193

21	挪威	/206
22	波兰	/215
23	葡萄牙	/226
24	罗马尼亚	/238
25	斯洛伐克	/247
26	斯洛文尼亚	/257
27	西班牙	/267
28	瑞典	/280
29	瑞士	/290
30	土耳其	/300
31	英国	/310

1 奥地利

M. Redaèlli, S. Wilm, D. Simic, M. Sprenger

1. 初级保健的背景

1.1 国家与人口

根据宪法,奥地利共和国是一个半总统制的议会共和国。国家由9个联邦州组成,其中一个是首都维也纳所在地。

奥地利位于欧洲中部,国土面积83871平方公里。由于不直接接触地中海,是个典型的内陆国家,60%的奥地利国土是山脉。其人口为838万,人口密度约为每平方公里99.96人。

奥地利的人口规模在逐步增长,同其他工业化国家一样,也面临老龄化的问题。2009年,0~14岁的人口占15.1%,67.6%为15~64岁人口,17.3%为65岁及以上老人(OECD,2010)。

1.2 经济与发展

奥地利实行市场经济,2008年名义GDP为4150亿美元,是欧洲最小的经济体之一。人均名义GDP是50098美元,为欧洲最高。

2004年,奥地利国民卫生保健体系的支出为230亿欧元,占到当年GDP的9.6%。

奥地利住院医疗费用占到整个健康总支出的40%,从1995年后该部分的比例增长了2.4%,其中医院门诊费用已经包含在内,公立医院门诊费用大概占到12%。奥地利的人力发展指数为0.851,排名世界第25位(UNDP,2009)。

1.3 人口健康

所谓的文明病是奥地利卫生保健体系面临的主要难题。例如,慢性心脏疾病、糖尿病和肿瘤,是卫生保健消费的最常见原因。奥地利人一个明显的特征是抑郁症病人较高,达40000人,大概每年有15000人企图自杀。奥地利女性人均期望寿命为82.1岁,男性为76.4岁。儿童死亡率为0.45%,每位妇女平均生育1.4个儿童,生育率是欧洲最低的国家之一。

1.4 卫生保健体系的特征

如果不考虑职业特征,奥地利每个公民都能享受健康保险,大概80%的奥地利人都能受到综合社会保险法案(ASVG,General Social Security Act)的庇护,但没有选择不同基金的自由。只有自由职业者能够选择不同的健康保险(Hofmarcher & Rack,2006)。

表1.1显示,奥地利过去十年在健康投资方面高于欧盟平均水平,人均健康总支出也较高。整个的卫生保健资源(医院床位、医生、全科医生的供给和护士)和消费(急诊入院和门诊诊疗)与欧盟相比也相对较高。

表1.1 卫生保健资源的发展与利用

	健康总支出占GDP的百分比(%)		人均健康总支出(以购买力平价计,美元)		医院床位(每10万人口)		医生(每10万人口)		全科医生占医生的百分比(%)	
	奥地利	欧盟[1]	奥地利	欧盟[1]	奥地利	欧盟[1]	奥地利	欧盟[1]	奥地利	欧盟
1995	9.5	7.6	2239	1275.9	843.3	740.9	347.0	292.7	35.9	27.5[6]
2000	9.9	7.9	2862	1608.0	785.4	669.0	380.6	295.1	35.4	28.3[5]
2005	10.4	8.5	3472	2150.9	768.2	604.6	431.4	316.0	34.0	26.3[4]
2009	10.5[7]	8.8	3970[7]	2788.2	770.9[7]	564.8	467.8	321.6	33.2	25.5[3]

	护士(每10万人口)		医院平均住院时间(天数)		医院急诊接诊(每百人)		每人每年门诊次数	
	奥地利	欧盟[2]	奥地利	欧盟[1]	奥地利	欧盟[1]	奥地利	欧盟[1]
1995	n.a.	575.1	11.2	12.5	21.9	15.7	6.3	6.6
2000	707.3	655.9	9.8	10.3	24.4	17.7	6.7	6.8
2005	717.4	682.7	8.0	9.5	26.1	16.2	6.7	6.8
2009	751.6	745.5	7.9[7]	8.8	26.7[7]	15.6	6.9	6.9

来源:欧盟和奥地利的平均值来源于欧洲人人享有健康数据库(WHO Regional Office for Europe,2010)。

注释:[1] 1992、1997、2002、2007年。[2] 1991、1996、2001、2006年。[3] 除了西班牙、塞浦路斯、希腊、马耳他、波兰、罗马尼亚、斯洛伐克和英国之外2005年的欧盟平均值。[4] 除了塞浦路斯、西班牙、希腊、马耳他、波兰和罗马尼亚之外2002年的欧盟平均值。[5] 除了保加利亚、塞浦路斯、马耳他、荷兰、波兰、罗马尼亚和斯洛伐克之外1997年的欧盟平均值。[6] 除了塞浦路斯、西班牙、希腊、马耳他、荷兰、波兰和罗马尼亚之外1993年的欧盟平均值。[7] 2008年。

2. 初级保健体系的架构

2.1 初级保健的治理

初级保健在奥地利属于预算外项目,没任何相关政策设定明确的目标。

奥地利卫生部没有专门的部门管理初级保健。初级保健由地方当局负责,根据联邦法案,联邦政府只对初级保健的筹资负有监管责任。因此,奥地利的9个州的预算规模会完全不同(Hofmarcher & Rack,2006)。

自由执业的医生数量和地区分配通过健康保险基金和医生联盟制定的"规划图"来决定,目的是为了避免卫生保健资源提供的不均衡(Federal Ministry of Health,1998a)。

临床治疗收费价格、补偿水平,以及医生的数量和分配,是由地方健康保险基金和医生联盟在州一级的层次上进行谈判决定的,最终会达成一个"配置计划"。因此,奥地利各个地区在医生的供给和治疗的补偿水平上存在着一定的差异(Hofmarcher & Rack,2006)。另外,有一些称作"Wahlarzte"的私营医生,不会同健康保险基金签约。

在奥地利,虽然影响初级保健的政策和责任主要在健康保险基金,但社区对初级保健服务还是有一定的影响,毕竟州和地方当局在具体组织实施初级保健的时候需要考虑到这些机构的产权归属(Hofmarcher & Rack,2006)。

联邦公共卫生部门有专门的机构负责对全国的初级保健进行监督。目前的机制主要是通过审计和质量小组来进行,不过这种机制并不是系统推进的,通常是基于个体的动机。

多数全科医生指南都是由全科医生职业协会(ÖGAM)提供,一般都是根据国外相关指南改编而成(如芬兰)或者由专科医生编撰而成,全科医生可以自愿加入全科医生职业协会(ÖGAM,2010)。

奥地利每个州都有医生联盟,也是全国医生联盟的会员。这个联盟负责全国的医学教育,与社会保险基金签约,并为所有医生提供注册服务等内容。

根据法律要求,所有的全科医生必须完成至少三年的临床培养,通常在教学医院或者门诊进行,其中包括6个月的教学实践。不过,一般没有强制性的全科培训。实际上,目前只有少部分全科医生在全科服务机构完成了培养。继续医学教育通常被推荐给全科医生,但一般不会强制(Hofmarcher & Rack,2006)。

病人的一些权利,如知情同意权,自身病历的使用权,医疗记录的机密使用权以及病人就医的申诉权等受法律保护(Federal Ministry of Health,1998a,1998b)。

2.2 初级保健的经济背景

2004年,奥地利门诊费用占整个健康总支出的23.5%,与1975年相比只增加了3%。但是从1995年到2004年下降了1.6%。除了全科医生和专科医生的服务,这部分费用通常还包括心理医生的支付,以及健康保险基金补偿医院门诊的固定费率支付。2007年,门诊支付费用为68亿欧元,大概占健康总支出(261亿欧元)的24.7%,其中用于预防的费用占健康总支出的1.7%(Statistics Austria,2009)。

病人可以在签约医生(包括全科医生和专科医生)中自由选择,也可选择独立执业的医生,或者只选择医生提供的初级保健服务,这些都不需要考虑地理位置的限制。有相当一部分称作"Wahlarzte"的全科医生,他们不会同任何健康保险公司签约。许多病人宁愿找这些全科医生,因为他们通常都能提供一些额外的服务,如辅助医学服务、定期预约服务或者享受更多的诊疗时间等。

根据奥地利医生联盟提供的数据,2009年2月共有12442名全科医生。其中51%是个体经营,49%是拿薪酬的住院医生。在个体经营的医生中,40%会与一个或多个健康保险公司签约,57%不同任何健康保险公司签约("Wahlarzte"),另有3%属于不活跃的在册全科医生(如在社会保险公司工作,或者是职业健康医师)(Statistics Austria,2009)。受聘用的全科医生会拿固定薪酬,而个体经营的全科医生的薪酬构成是多样化的,包括人头费、付费服务以及其他特殊内容(如基本的挂号费)(Hofmarcher & Rack,2006)。根据2005年的数据,个体经营的全科医生年收入为90 852.98欧元(OECD,2009b;United Nations,2010)。图1.1显示专科医生的收入会高很多,而护士和行业其他从业人员要比领固定薪酬的全科医生低很多。因此,奥地利医生的收入差距非常大,这在全科医生职业的选择中扮演了重要的作用。

由于病人看病通常跟保险的类型有关,部分病人找全科医生看病的时候不需要支付现金,而有些病人每次需要支付20%的费用。同样,当全科医生预约专科医生或者推荐专科医生上

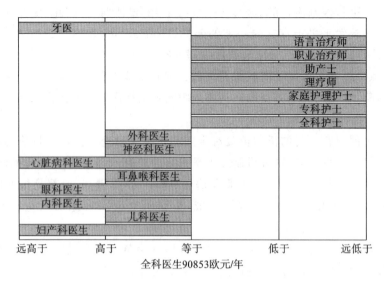

图1.1　中等职业生涯医务人员与中等职业生涯全科医生平均收入的关系

门服务时也是如此收费。对于部分保险基金,病人每次看病都需要支付,但对那些失能人群,病人只需要支付全科医生开出的注射费和药费等很少的共付部分。

与签约医生相比,当病人找没有签约的个体医生看病时,同样的服务,保险公司只会支付80%的成本(病人需事先垫付)。显然,签约医生的成本会比私人医生("Wahlarzte")的成本会低很多,因此找私人医生看病时病人需要自费很大比例。

2007年的一项调查显示,7%的受访者认为全科服务不太能够或者完全不能负担(European Commission,2007)。

2.3　初级保健人力资源的发展

由于奥地利慢病人群不断增长,必然导致全科医生的工作量也相应增加,对全科医生的需求也同样增加。但实际观察到的结果是全科医生却更加缺乏,原因是全科医生职业对医学生吸引力不强。这种问题正变得更加严峻,目前45%的全科医生年龄在55岁或以上,35%在45~55岁之间,45岁以下只占到20%。在奥地利,全科医生城乡之间工作量的差异是非常大的,据估计,每周工作时间为20~100小时不等(Fuchs et al.,2009)。

根据欧盟统计局的数据,每10万奥地利居民拥有153.3个全科医生(包括在医院工作的病房医生)(见图1.2)(Eurostat,2010)。同欧盟统计局的数据相比较,奥地利的专家认为每10万居民有72~85位全科医生直接提供卫生保健服务,但其他职业的相关数据没有争议,如牙医、内科医生和外科医生等。

奥地利有三所大学(Graz大学、Vienna大学和Innsbruck大学)设立了家庭医学专业。家庭医学是医学本科生的课程之一,但是没有研究生的相关课程。医学博士(相当于我国的医学学士)毕业后,还需要通过至少三年的临床培养(见2.1部分),并通过考试拿到医疗执照后才能作为全科医生执业。大概75%的医学博士(过去十年相当稳定)每年会完成此课程,其中25%成为个体行医的全科医生。其余的会成为病房医生、非签约全科医生,或者培训后成为专科医生,也有一些在其他领域工作。其中有些专科医生,虽然也会完成三年的全科医生培养,但是可能选择在医院工作几年后转到初级保健行业从事全科医生工作。

通常,对于地区护士、社区护士和初级保健护士,都有相应的职业培养。

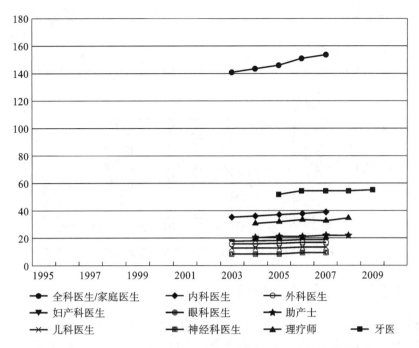

图 1.2　近五年每 10 万居民拥有的初级保健专业人员的供给变化

3. 初级保健的过程

3.1　初级保健服务的可及性

2003 年的数据显示,奥地利大概每位全科医生服务大约 1881 位签约健康保险的居民,而专科医生是 2071 人。各州之间签约的专科医生比全科医生的差异要大很多。就全科医生而言,最低和最高的差距是每 10 万居民 17 名(每 10 万居民拥有的全科医生,福拉尔贝格州 44 人,施第里尔州为 61 人),而专科医生的差距达到 54 人(每 10 万居民从上奥地利州的 33 人到维也纳的 87 人)。

虽然目前从全国的标准看并不缺乏全科医生,但是一半以上的医生将在 15 年内退休。因此,到将来某个时候,尤其是在农村地区,很难为病人再找到一名全科医生。

根据法律要求,奥地利全科医生的服务每周应不少于 20 小时,实际上不同机构的服务时间还是不同的,尤其是个体执业的医生。当有些医生同时在私立和公立医院工作时,他们也会开展一些非常专业的替代服务(Hofmarcher & Rack,2006)。

2007 年的一项调查显示,94% 的受访者认为很容易获得全科医生的服务(European Commission,2007)。一般来讲,初级保健服务者会提供电话问诊,但是很少接受电子邮件咨询(见图 1.3),偶尔他们也会提供在线服务(Dobrev et al.,2008)。全科服务机构基本上没有预约系统,更少专门的特殊临床课程。全科医生的出诊服务每周从 0 到 30 次不等(主要是由按项目收费服务的激励机制所驱动)。

加班时间的初级保健服务在农村和城市的差别很大,在城市,这些服务一般有两种模式,即市议会资助的初级保健合作社和医院相关科室提供的加班服务。在农村地区,通常是一个或多个机构的全科医生一起共同排班为病人提供加班服务。

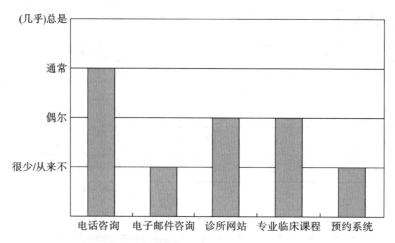

图 1.3　初级保健机构或初级保健中心通常存在的工作方式及范围

3.2　初级保健服务的连续性

只有少数全科医生有固定的病人清单,或者使用预约系统。平均来看,每个全科医生服务2000名居民。病人可以自由选择任何健康服务中心或者医生。不过,有些健康保险机构会限制病人三个月内更换医生。

据估计,60%～70%的病人碰到一般的疾病问题时会去初级保健服务机构。目前奥地利没有可靠的数据说明病人对全科医生的满意度。但有些健康保险公司做过此类调查,满意度一直都很高。

根据法律要求,全科医生负责保管病人诊疗的临床记录。目前,几乎所有的全科服务都有计算机支持(2007年,77%的全科医生有计算机),一般都用于财务管理、开具处方和保存医疗病历。不过计算机很少用于同病人和其他专业的同事沟通,也很少用于搜索信息。

当病人需要从全科医生转诊到专科医生的时候,偶尔会用到转诊单。当病人从医院接受急诊服务之后,会有一个简短的出院单。不过,病人接受某些初级保健合作机构提供的加班服务时,很少会把相关信息反馈给全科医生。一般情况下,专科医生在看完全科医生推荐的病人后,偶尔才会同全科医生反馈一下。

3.3　初级保健服务的合作

奥地利没有看门人体系。原则上讲,病人可以自由选择签约医生,而且不受地理位置的限制。如果选择一个没有签约的全科或者专科医生,保险公司一般会支付大约相当于找签约医生(提供同样服务)所需费用的80%(病人需事先垫付)。

全科医生绝大多数都是单独行医(见图1.4),只有5%的服务会有2个或者3个全科医生合作开业,目前奥地利还未见其他形式的全科服务模式,这种单一的服务模式是由历史原因造成的。从2010年8月起,新的法律"Ärzte GmbH"(Bundesärztekammer,2010)开始实施,保险公司(他们对奥地利卫生服务提供的模式有很大的影响力)不再提供其他形式和适宜的激励。

初级保健服务提供方之间的合作并不常见。全科医生之间,或者全科医生与家庭保健护士,以及心理治疗师偶尔会开碰头会,但很少与助产士、社区药剂师和社工碰头。他们也几乎不向专科医生(电话)咨询,专科医生也不会与全科医生一起讨论临床问题或者会诊。

初级保健也不存在诸如护士主导的糖尿病门诊或者健康教育。

初级保健的临床记录,几乎不会用于解决区域或者地方健康需求以及卫生政策优先问题的制定。当然,糖尿病管理和流感监测还是做得不错,相关的流行病学数据都来自病人档案。但

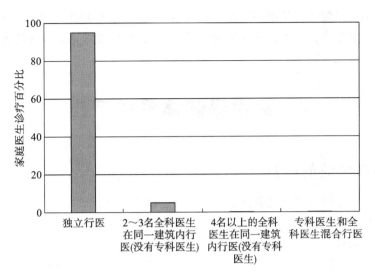

图 1.4 共享的服务

社区健康调查从来不会用于提高初级保健的质量和反应性。

3.4 初级保健服务的复杂性

初级保健服务的设备是根据法律、医疗协会和健康保险公司激励机制的规定而配置的。全科医生可以根据这些设备从事基本的诊断和治疗。

在奥地利,病人通常直接找专科医生就医,不过病人也常常找全科医生首诊或接受跟踪服务,当然,也包括一些预防保健和健康促进(见表 1.2)。

表 1.2 全科医生参与不同初级保健服务的程度*

全科医生可能参与的服务	全科医生"总是"参与的服务	全科医生"从不"或"很少"参与的服务
首诊(共 10 项)	—	• 年满 18 周岁女性口服避孕药咨询
		• 年满 20 岁女性妊娠确认
		• 年满 35 岁女性月经不规律咨询
		• 50 岁以上女性伴乳房肿块
		• 有自杀倾向的男性
疾病的治疗和随访(共 9 项)	• 消化性溃疡	—
	• 被养老院和疗养院接收的病人	
医疗技术规程(共 10 项,包括全科医生或全科护士)	—	• 宫内节育器植入
		• 角膜锈斑剔除
		• 眼底检查
预防性保健(共 8 项)	• 破伤风疫苗接种	• 宫颈癌筛检
	• 高危人群流感疫苗接种	• 乳腺癌筛检
	• 胆固醇水平检测	
健康促进(共 4 项)	—	—

注释:*回答全科医生参与的程度:(几乎)总是;通常;偶尔;很少或从不。

相对而言,初级保健机构是很多慢性疾病的治疗中心,全科医生的核心角色依赖于该地区专科医生的数量,多数专科医生都只在城里行医,因此在农村地区不太容易接触到他们。

4. 初级保健体系的产出

4.1 初级保健的质量

在奥地利,初级保健高质量的数据还无法全面呈献给读者。

对于成人糖尿病人群来讲:

- 52%的人群胆固醇水平＞5 mmol/L(2005年)(RIVM,2009)。
- 30%血压超过140/90 mmHg的人群在过去12个月内接受过高血压检查(2005年)(RIVM,2009)。
- 61%HbA_1C(糖化血红蛋白)＞7.0%(2008年)(Cebolla & Bjornberg,2008)。
- 44%的超重和肥胖糖尿病病人在过去12个月内测量过BMI指数(2008年)(Cebolla & Bjornberg,2008)。
- 62%的人群在过去12个月内接受过眼底检查(2005年)(RIVM,2009)。

另一个衡量初级保健质量的指标是医院转诊数量,见图1.5。2008年的数据显示,除了ENT(耳鼻喉)感染、脱水(Statistics Austria,2009)和哮喘(OECD,2009a)之外转诊率都很低。

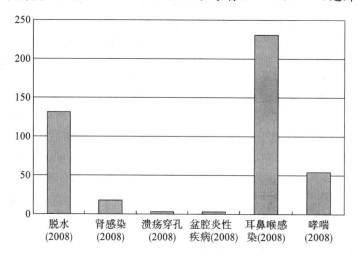

图1.5 近年来每10万人群中因对初级保健诊断敏感而住院的人数

奥地利儿童接种水平在80%左右。接种率最低的是麻疹(76%;2009年)、风疹(76%;2009年)和腮腺炎(79%;2003年)(WHO Regional Office for Europe,2010)。儿童接种绝大多数是由儿科医生进行,全科医生很少参与。

在过去三年内,约43%的52~69周岁女性接受过乳房放射检查,而那些在过去三年内接受过巴氏涂片筛查的21~64岁女性高达81.5%(Linos & Riza,2000;OECD,2009b;Schopper & De Wolf,2007;Von Karsa et al.,2007)。

4.2 初级保健的效率

目前在奥地利没有初级保健工作效率的正式统计数据。

奥地利人每年平均就诊3次,因此病人接触全科医生的次数并不频繁(2003年估计数)。

全科医生平均诊疗时间估计超过5分钟(in 2009)。此外,病人一般会通过电话咨询医生。专家估计,5%～15%的全科服务是电话问诊,5%是家庭出诊服务。

参考文献

[1] Bundesärztekammer, Wien (2010). Bulletin of the Physicians Chamber of Vienna. Vienna, AEKW (http://www.aekwien.at/aekmedia/Verhandlungen_WGKK.pdf, accessed March 2014).

[2] Cebolla B, Bjornberg A(2008). Health Consumer Powerhouse: Euro Consumer Diabetes Index 2008. Täby, Sweden, Health Consumer Powerhouse.

[3] Dobrev A et al. (2008). Benchmarking ICT use among general practitioners in Europe. Bonn, Empirica.

[4] European Commission(2007). Special Eurobarometer 283: Health and long-term care in the European Commission. Brussels, European Commission.

[5] Eurostat(2010). Eurostat statistics 2010. Luxembourg, Eurostat (http://epp.eurostat.ec.europa.eu/portal/page/portal/statistics/themes, accessed April 2011).

[6] Federal Ministry of Health(1998a). Bundesgesetz, mit dem ein Bundesgesetz über die Ausübung des ärztlichen Berufes und die Standesvertretung der Ärzte erlassen und das Ausbildungsvorbehaltsgesetz geändert wird. Ärztegesetz. Vienna, Federal Ministry of Health.

[7] Federal Ministry of Health(1998b). Qualitätssicherung als ärztliche Berufspflicbt. 169/1998. Vienna, Federal Ministry of Health.

[8] Fuchs S et al. (2009). Burnout bei niedergelassenen Ärztinnen und Ärzten für Allgemeinmedizin. Wiener medizinische Wochenscbrift, 159(188): 191.

[9] Hofmarcher MM, Rack HM(2006). Austria: health system review. Health Systems in Transition, 8(3): 1-247.

[10] Linos A, Riza E(2000). Comparisons of cervical cancer screening programmes in the European Union. European Journal of Cancer, 36: 2260-2265.

[11] OECD(2009a). Health at glance 2009: OECD indicators. Paris, Organisation for Economic Co-operation and Development.

[12] OECD(2009b). Health Data 2009. Paris, Organisation for Economic Co-operation and Development/IRDES(http://www.eco-sante.fr/index2.php?base=OCDE&langh=ENG&langs=ENG&sessionid=, accessed April 2011).

[13] OECD(2010). Health Data 2010. Paris, Organisation for Economic Co-operation and Development/IRDES(http://www.eco-sante.fr/index2.php?base=OCDE&langh=ENG&langs=ENG&sessionid=, accessed April 2011).

[14] ÖGAM(2010). [web site]. Vienna, Österreichische Gesellschaft für Allgemeinund Familienmedizin(http://www.oegam.at/, accessed April 2011).

[15] RIVM(2009). [web site]EUPHIX. Bilthoven, RIVM(http://www.euphix org/object_document/o4581n27010.html, accessed April 2011).

[16] Schopper D, De Wolf C(2007). Breast cancer screening by mammography: international evidence and the situation in Switzerland. Bern, Krebsliga Schweiz/Oncosuisse.

[17] Statistics Austria(2009). Statistisches Jahrbuch Österreichs 2009. Vienna, Statistics Austria.

[18] UNDP(2009). Human development report 2009. Overcoming barriers: human mobility and development. New York, United Nations Development Programme.

[19] United Nations(2010). The official United Nations site for the MDG indicators. New York, United Nations (http://unstats.un.org/unsd/mdg/SeriesDetail.aspx?srid=699, accessed April 2011).

[20] Von Karsa L et al. (2007). Cancer screening in the European Union. Report on the implementation of the Council Recommendation on cancer screening. First Report. Luxembourg, European Commission.

[21] WHO Regional Office for Europe(2010). European Health for All Database(HFA-DB) [offline database]. Copenhagen, WHO Regional Office for Europe(http://www.euro.who.int/HFADB, accessed April 2011).

2 比利时

T. Cartier, L. Ryssaert, Y. Bourgueil

1. 初级保健的背景

1.1 国家与人口

比利时人口 1067 万，国土面积 30528 平方公里，人口密度约为每平方公里 349 人，是最发达的经济体之一(SPF Economie PME Classes Moyennes et Energie, 2010)。2008 年人口增长率为 0.78%，2006 年比利时生育率为 1.80，14 岁以下人口占 16.9%，65 岁以上人口占 12.3%(51% 为女性)。据估计，2050 年 15.6% 的比利时人口将超过 65 岁(Bureau fédéral du Plan, 2008)。不同地区的人口密度大不相同，布鲁塞尔地区最高，将达到每平方公里 6459 人，其他省份的密度从每平方公里 59 人(卢森堡)到 612 人(安特卫普)不等(Eurostat, 2010)。

1.2 经济与发展

根据宪法，比利时是个君主立宪制的国家，其联邦构成如下：
- 三个大区：布鲁塞尔(首都)、弗拉芒和瓦隆。
- 另有三个语言大区：讲荷兰语的弗拉芒区、讲法语的瓦隆区和德语区(9 个城镇)。

弗拉芒大区和语言大区已经融合，德语区位于东南面的瓦隆区。基于母语的调查数据在比利时是不被认可的，但各个地区的数据仍然有效。首都布鲁塞尔的居住人口是 105 万(9.8%)，弗拉芒大区是 616 万(57.8%)，瓦隆大区是 346 万(32.4%)，包括 74200 名讲德语的居民(占整个比利时人口的 0.7%)(SPF Economie PME Classes Moyennes et Energie, 2010)。

完成本报告的时候(2010 年)，比利时正处于政局不稳定期，主要是多数政党之间没有达成一致性的意见。

比利时各州之间的责任分配非常复杂，也不明晰，因为州宪法中没有相应的条款约束。目前，联邦政府只是通过国民健康保险对国民的健康负责，但是各大区和地区同样可以参与竞争，如促进正义、税收、国民安全、民法等活动。大区一般为公民的教育负责，但同时也有一些隐性的激励，如文化、语言的使用，以及一些其他潜在的能力。每个地区只公开负责该地的农业，但可以潜在地影响本地的经济、就业政策和地区交通等。

布鲁塞尔是众多欧洲和国际机构的所在地，如欧洲委员会、欧盟委员会、欧洲经济与社会委员会以及1400多家非政府组织(NGOs)。比利时在2007年是世界第十八大经济体,主要依赖于服务业和工业。2008年人均GDP按照购买力平价计算为35540美元(世界第19位)(IMF,2010)。比利时人力发展指数为0.953,排名世界第17位(UNDP,2010),2009年失业率为7.9%,有69.6%的人完成中等教育(Eurostat,2010)。

1.3 人口健康

比利时人均出生期望寿命女性为82.6岁,男性为77.1岁,65岁健康期望寿命女性为10.3年,男性为9.1年(Eurostat,2010)。2007年婴儿死亡率为0.4‰(Eurostat,2010)。心血管疾病是男女主要的死因,男性占31.7%,女性占38.0%;肿瘤占死因第二位,男性为30%,女性占22.7%;男性伤害死亡占7.8%,女性为4.55%(SPF Economie PME Classes Moyennes et Energie,2004)。

1.4 卫生保健体系的特征

比利时卫生保健体系是以1963年健康保险和医院法案为基础建立的。法案首先规定了强制性的社会健康保险以及以独立医疗为基础的卫生保健服务,包括自由选择医疗机构和医生,以及按服务收费的机制。其次,该法案强调了医疗机构为所有被保险人提供服务的原则,并且制定了医院规范、资格认证和规划。从1990年开始,尤其是1994年推出健康保险改革法案之后,由于当时的卫生保健系统面临巨大的财务风险,改革必须进行预算控制,相应增加了服务提供者的责任。

在中央政府,卫生保健主要由联邦公共卫生、食品链、安全和环境局的联邦公共服务处(隶属于联邦社会事务与公共卫生部)管辖。健康保险的筹资主要来源于收入税,主要有三个基金来承担(即针对拿薪酬工人的ONSS,针对自由职业者的INASTI以及针对地方和省级公务员的ONSSAPL)。健康保险(主要是服务成本的补偿)一般由INAMI/RIZIV进行组织,主要是针对拿薪酬的工人,由不同的非营利性疾病基金有效提供。由于社会税收是全国性的,因此对于强制性的健康保险是没有差异的。那些语言大区负责辖区内的健康促进和预防性卫生保健服务(除了一些强制性的成年人和儿童接种,考虑到具体的补偿成本,联邦政府和社区会分别承担相应的强制性接种的责任),也包括医疗机构和家庭保健服务的规范和认证(Gerkens & Merkur,2010)。比利时的健康总支出高于欧洲平均水平,2009年,急性治疗住院服务和门诊服务加起来与欧洲平均水平相当(见表2.1)。

表2.1 卫生保健资源的发展与利用

	健康总支出占GDP的百分比(%)		人均健康总支出(以购买力平价计,美元)		医院床位(每10万人口)		医生(每10万人口)		全科医生占医生的百分比(%)	
	比利时	欧盟[1]	比利时	欧盟[1]	比利时	欧盟[1]	比利时	欧盟[1]	比利时	欧盟
1995	8.2	7.6	1853	1275.9	734.51[8]	740.9	378.5	292.7	55	27.5[6]
2000	8.6	7.9	2377	1608.0	551.6[8]	669.0	403.2	295.1	54	28.3[5]
2005	10.3	8.5	3301	2150.9	526.5[8]	604.6	416.3	316.0	52	26.3[4]
2009	10.2[7]	8.8	3595[7]	2788.2	516.55[7,8]	564.8	418.3[9]	321.6	50[7,10]	25.5[3]

续表

	护士 （每10万人口）		医院平均住院时间 （天数）		医院急诊接诊 （每百人）		每人每年门诊次数	
	比利时	欧盟[2]	比利时	欧盟[1]	比利时	欧盟[1]	比利时	欧盟[1]
1995	1094.6[11]	575.1	11.4	12.5	18.8	15.7	7.6	6.6
2000	n.a.	655.9	8.9	10.3	16.7	17.7	7.5	6.8
2005	1484	682.7	8.5	9.5	16.1	16.2	7.0	6.8
2009	n.a.	745.5	8.3[7]	8.8	15.9[7]	15.6	6.9[12]	6.9

来源：除非有特别说明，欧盟和比利时的平均值来源于欧洲人人享有健康数据库（WHO Regional Office for Europe，2010）。

注释：[1] 1992、1997、2002、2007年。[2] 1991、1996、2001、2006年。[3] 除了西班牙、塞浦路斯、希腊、马耳他、波兰、罗马尼亚、斯洛伐克和英国之外2005年的欧盟平均值。[4] 除了塞浦路斯、西班牙、希腊、马耳他、波兰和罗马尼亚之外2002年的欧盟平均值。[5] 除了保加利亚、塞浦路斯、西班牙、希腊、马耳他、荷兰、波兰、罗马尼亚和斯洛伐克之外1997年的欧盟平均值。[6] 除了塞浦路斯、西班牙、希腊、马耳他、荷兰、波兰和罗马尼亚之外1993年的欧盟平均值。[7] 2007年而非2009年的数据。[8] 说明OECD国家的数据与WHO的数据有很大差异（相对为740、780、740和660）。[9] 2006年而非2009年的数据。2008年执业的全科医生数据为293.4，这个更精确一些。[10] OECD的数据为执业医师，而非执业的全科医生（WHO-HFA的数据2005年中断了，数值略有不同，相对为48、45、42）。[11] WHO-HFA数据库有1995年的数据，OECD数据库有2005年的数据，WHO-HFA和OECD数据库都没有其他相应的数据。[12] 2008年而非2009年的数据。

2. 初级保健体系的架构

2.1 初级保健的治理

从全国来看，最近的卫生政策并没有对初级保健的未来提供一个清晰的愿景。就地区而言（如德语区），会根据预防及其在初级保健中的作用设定一些清晰的目标（Vlaamse Gezondheidsraad，2006）。有些激励措施，如IMPULSEO-1，会鼓励全科医生在一些缺乏家庭医生或者缺乏教育的地区开业（INAMI/RIZIV，2006）。但是服务提供者的分配还是会尊重这些专业人员的自由择业权（FOD Sociale Zekerheid SPC Sécurité Sociale，2006）；比利时初级保健的管理主要还是在联邦政府层面，但不同利益相关者之间文化差异导致的互动会表现在社区层面，虽然这些人一般都不会参与最后的决策。卫生保健的检查一般由社区负责，他们还负责妇幼保健和学校卫生的资源配置。

当局会采取一些措施提升保健的质量。比利时的医生分为三种，即未注册、注册和认证的医生。要成为一名注册家庭医生，全科医生必须完成相应的学习，包括一些特别的课程和实习，然后每年会有不少于40小时的研修班来帮助学习。要成为认证的医生，他们还必须完成继续医学教育，参与当地的质量控制，每年必须诊治1250位以上的病人。一旦认证合格，他们可以比注册的家庭医生申请索取更高的诊疗费用（Royaume de Belgique，2010）。家庭医生相关的科学组织会就重要的卫生保健问题制定相关指南，就同行评议的服务举行强制性的定期会议（Royaume de Belgique，1967）。从全国水平来看，IMPULSEO-2项目的目的在于为电子网络的融合以及医务辅助人员的就业提供筹资激励。

2002年，病人关于初级保健的权利由法律根据不同条款进行保护，如知情同意权，自身病历的使用权，医疗记录的机密使用权以及病人就医的申诉权等（Federale Overheidsdienst

Volksgezondheid Veiligheid van de Voedselketen en Leefmilieu,2002)。

2.2 初级保健的经济背景

根据OECD提供的数据,比利时19.7%的健康总支出与门诊相关,INAMI/RIZIV提供的数据也证实了这一点:19%的预算用于初级保健,81%用于急诊服务(De Ridder,2010)。当然,根据OECD(2007)的数据,3.9%的卫生支出用于预防和公共卫生。

目前,比利时的初级保健能够实现广覆盖,但没有在INAMI/RIZIV注册的人不能得到相应的补偿,占总人口的不到1%,联邦政府也会为他们支付急诊医疗服务。一般来讲,全科服务的个人支出要根据收入来定,一般在10%(处于贫困状态)到30%之间不等,直到家庭不能承受的上限为止(也要依赖收入而定),高于上限的服务都会得到相应补偿(NAMI/RIZIV,2008)。对于药物,也有共付机制存在,具体要看治疗的类别。2008年,全部的共付部分大概是1.85亿欧元或者人均每年175.5欧元。在全部共付机制的自费费用中,11.6%用于一般的问诊服务和就诊,6.8%用于急诊服务(De Ridder,2010)。

比利时全科医生多数都采取按服务项目收费的方式(2000年按项目收费的比例占97.42%,2010年是79.90%),但是电子医疗档案引入后,医生会增加一些人头费,因为他们负责管理那些50岁以上老年人的电子病历。

比利时全科医生的净收入为每年71514欧元(Kroneman et al.,2009),专科医生每年要挣的高得多,但是非医学专业的初级保健职业要低很多(见图2.1)。

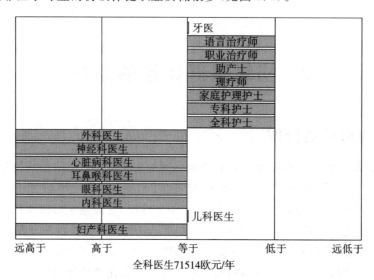

图2.1 中等职业生涯医务人员与中等职业生涯全科医生平均收入的关系

2.3 初级保健的人力资源发展

初级保健的从业人员除了全科医生外,还包括少量社区护士,他们一般从事个人护理、技术性的护理和心理保健工作。所有的专科医生可以不经预约就诊,所以不存在所谓的看门系统。在比利时,对全科医生也没有精确的定义或者任务,只有1967年的保健法有所规定:全科医生在休息的时候,必须推荐有同样资质的同事对病人诊疗(Royaume de Belgique,1967),虽然这个决定并没有被广泛地检验。

比利时全部在岗全科医生占33%,低于专科医生的比例(INAMI/RIZIV,2010)。图2.2显示了比利时初级保健相关职业的发展,每年的数据为以后职业能力的发展提供了基础,尤其是全科医生、牙医、心理治疗师和护士(SPF Santé Publique Sécurité de la Chaîne Alimentaire et Environnement,2009)。比利时全科医生的平均年龄是53岁,71.24%都高于45岁。一项关于弗拉芒大区全科医生年龄的调查显示,30~39 岁的全科医生每周工作 48.9 小时,男性平均为 54.3 小时,显著高于女性医生的 45.8 小时(Ryssaert & Gielis,2009)。

所有的医学生中,20%~25% 会选择家庭医学研究生培养,这通常需要 2~3 年(Lorant et al.,2008)。家庭医学是本科生课程之一,通常作为实习生还会接受数天到一个月不等的培训。80% 的医学院会提供研究生阶段家庭医生培养,少数可能会成为全科医学博士。

医学会一般会分为法语和弗拉芒语分支,在弗莱芒地区,"医生之家"(Domus Medica)负责开发技术指南、教育和开展科学活动;而在法语地区,社会医学和全科医学会(Société Scientifique de Médecine Générale)负责上述任务。

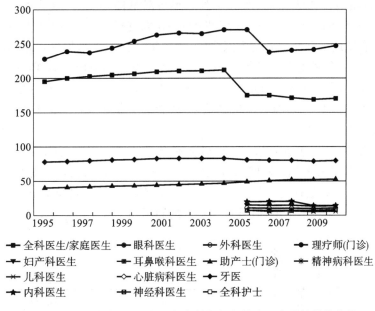

图 2.2a　近五年每 10 万居民拥有的初级保健专业人员的供给变化

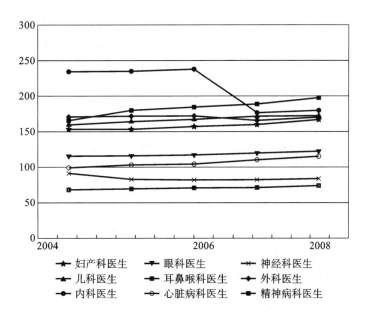

图 2.2b　每 10 万居民拥有的初级保健专业人员(专科医生)供给变化

注释:图中只显示了 INAMI/RIZIV 支付工资的一些专业领域,包括部分医院相关的专业但不包括领固定薪水的专科医生。2005 年,INAMI/RIZIV 关于全科医生的统计数据做了一些修正。在此之前,凡没有专业文凭的医生都被计入全科医生,但 2005 年后只有通过专业认证合格才能计入全科医生。2009 年之后变得更加严格,这意味着本图中的数量无法同其他国家报告进行比较。2004 年之前,所有的专科医生均未被计入。

3. 初级保健过程

3.1 初级保健服务的可及性

比利时每10万居民平均拥有136名全科医生,瓦隆地区(148名)比布鲁塞尔(140名)和弗拉芒(128名)地区略高。全科医生的分布即使在密度最低的林堡省,也达到了每10万居民拥有118名全科医生(Service Public Fédéral,2008)。在农村找全科医生看病已经不是什么难事,主要是比利时的农村地区已经融入城市网络(人口密度大面积小);另外,即使在人口密度最低的地区,全科医生的分布密度还是较高的(卢森堡、列日、那慕尔)(Service Public Fédéral,2008; SPF Economie PME Classes Moyennes et Energie,2010)。不过,仍然有些地方还未达到国家标准,即每10万居民少于90名全科医生的地区,或者每平方公里居民少于125人但每10万居民拥有的全科医生少于120人的地区。

多数全科服务会提供电话问诊,一般都会有预约系统,目前还很少开展网络咨询(见图2.3)。关于初级保健服务加班时间的可及性,一是找全科服务机构,二是到医院看急诊。需要提一下的是,有11个初级保健合作机构提供加班服务,但是提供此类服务的初级保健中心却非常少,可能是国家整体规模不足,但是这些服务的利用还是非常不错的。

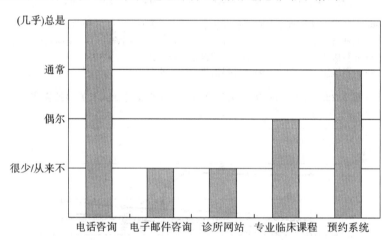

图2.3 初级保健机构或初级保健中心通常存在的工作方式及范围

资料来源:Dobrev et al.,2008。

不考虑第三方支付医疗支出和卫生保健中心(占所有卫生服务机构的4%)的存在,一般的问诊是免费的。相较于周围国家,比利时的病人比周围其他国家普遍认为全科服务的负担更容易被接受。2008年,有34.8%的家庭认为把健康相关支出列入家庭预算会存在一定的困难,其中14%不太满意全科服务的价格(European Commission,2007),这可能是由于共付机制所致(见2.2部分)。不过,仍有65%的比利时人认为本国的卫生保健质量比其他欧盟国家要好(De Ridder,2010;European Commission,2007)。

3.2 初级保健服务的连续性

比利时一般不强制要求全科医生提供完整的全套医疗记录,但是允许较低的共付机制。病人可以自由选择任何全科医生或全科服务中心进行登记。据估计,80%的病人遇到一般的健康问题都会寻找初级保健服务,但是只有47%的人在全科医生那里有完整的全套医疗记录

(INAMI/RIZIV,2005)。

大多数全科医生(83%)报告他们在办公室会使用计算机,譬如用于预约、开具处方、进行医疗记录、搜索专家信息以及和专科医生沟通等(Dobrevet et al.,2008)。一般来讲,全科医生与专科医生、加班服务提供方的联系保持在可接受和良好的评估之间。

3.3 初级保健服务的合作

目前,在比利时是可以直接找医疗专家看病的。对于辅助性服务,一般会要求预约,但是病人自己掏钱看病时也可以直接就医。

据估计,24%的全科医生选择合作开业,但是没有正式的跟踪研究的数据。不过,似乎更多的全科医生,尤其是年轻人,更倾向于集体合作,因此,目前似乎正形成某种混合营业的趋势(Ryssaert & Gielis,2009)。从整个初级保健水平看,全科医生与护士打交道最多,其次是其他全科医生和社区药剂师。专科医生一般不会与全科医生在急诊部门进行会诊或者替代全科医生看病(专科服务),他们之间的互动一般通过信件或者电子邮件。

在比利时,一般很少开展健康教育,护士基本上不参与。各地的健康需求和优先活动,一般不会由基于病人临床记录的流行病学研究所决定。不过,每隔四年,比利时就会选取代表性的样本开展一次国民健康访谈调查,从而制定下一阶段的健康目标(Demarest et al.,2006)。

3.4 初级保健服务的复杂性

初级保健机构,尤其是全科服务提供的服务范围非常广,包括急性诊断、慢病跟踪服务、技术服务、不同肿瘤和心血管疾病的筛查(见表2.2),而关于性传播疾病的筛查还是不常见。至于健康教育,个体咨询是常见的模式,而不是采取类似分组会话的形式。

表 2.2 全科医生参与不同初级保健服务的程度 *

全科医生可能参与的服务	全科医生"总是"参与的服务	全科医生"从不"或"很少"参与的服务
首诊(共10项)	・年满35岁女性伴心理问题 ・有自杀倾向的男性	・年满28岁男性伴首次惊厥
疾病的治疗和随访(共9项)	・被养老院和疗养院接收的病人	—
医疗技术规程(共10项,包括全科医生或全科护士)	・伤口缝合 ・静脉输液	—
预防保健(共8项)	・破伤风疫苗接种 ・高危人群流感疫苗接种 ・胆固醇水平检测	—
健康促进(共4项)	・肥胖咨询 ・运动(缺乏)咨询 ・戒烟咨询 ・酒精成瘾咨询	—

注释:* 回答全科医生参与的程度:(几乎)总是;通常;偶尔;很少或从不。

关于流动儿童保健,可能更多是由儿科医生经手而不是全科医生,尤其是关于婴儿疫苗接种、常规儿科监测、感恩母幼保健中心以及学校医学监测系统方面的内容。对于急诊服务,全科医生也会参与,而全科医生一般不会参与女性保健的技术服务,如宫内避孕环(IUD)的植入。

最后,关于眼角膜和眼底检查,一般都是由眼科医生而不是全科医生完成。总体来说,88%的常规诊疗服务都是由全科医生完成而不转诊(Demarest et al.,2006)。

4. 初级保健体系的产出

4.1 初级保健的质量

2004年,比利时居民每年要找4.5次全科医生(75岁老年人的次数是45岁以下人群的4倍),在过去一年中至少有78%的人至少找过一次全科医生。弗拉芒和瓦隆地区的数字是可以比较的,但是在布鲁塞尔,全科服务没有被充分利用(Direction opérationnelle santé publique et surveillance 2010)(见4.2)。

2004年的一项访谈显示,47%的比利时人曾经在过去两周取过处方药(医生开具的处方),瓦隆区要高于弗拉芒和布鲁塞尔地区(Demarest et al.,2006)。2007年的调查显示,医生(全科医生或者专科医生)平均每天每千人口开具的抗生素为25.4 DDD(defined daily dose,限定日剂量),在欧洲是最高的。慢病管理的质量存在可变因素。就糖尿病而言,有些指标是令人鼓舞的,如2006年的数据显示:

- 只有22%的成年糖尿病病人血压高于140/90 mmHg;
- 93%的超重或者肥胖糖尿病病人过去12个月测量过BMI指数;
- 82%的糖尿病病人在过去12个月做过眼底检查。

但是有些指标还需要改进,如69%的成年糖尿病病人HbA_1C(糖化血红蛋白)高于7%,其中39%血脂水平 > 5 mmol/L(Dutch Institute for Healthcare Improvement CBO,2008)。

关于COPD,大概30%的40岁以上病人在过去两年内接受过呼吸量测定(Buffels,Degryse & Liistro,2009)。

2007年,由初级保健转诊的入院治疗中,最多的是脱水治疗,最低的是盆腔感染(见图2.4)。

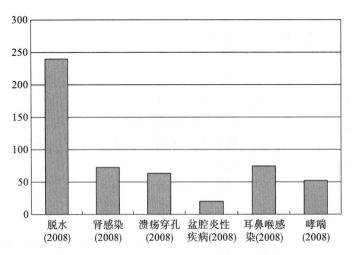

图2.4 近年来每10万人群中因对初级保健诊断敏感而住院的人数

4.2 初级保健的效率

超过三分之一(38%)的全科诊疗采取的是出诊服务(INAMI/RIZIV,2005)。全科医生平均每年会访视病人6.7次(INAMI/RIZIV,2005),这比病人给出的数据要高很多,他们认为是每年4.6次(Demarest et al.,2006)。

比利时一次就诊的时间为10~30分钟不等,出诊的时间在20~40分钟(INAMI/RIZIV,2005)。

致谢

作者非常感谢比利时根特大学全科医学和初级保健系的Jan De Maeseneer教授。

参考文献

[1] Buffels J, Degryse J, Liistro G(2009). Diagnostic certainty, co-morbidity and medication in a primary care population with presumed airway obstruction: The DIDASCO2 study. Primary Care Respiratory Journal,18(1):34-40.

[2] Bureau fédéral du Plan(2008). Perspectives de population 2007-2060. Brussels, BfP/FPB.

[3] Corens D(2007). Belgium: health system review. Health Systems in Transition,9(2): 1-172.

[4] De Ridder R(2010). Prioritizing patient centeredness and primary care development in an access free and fee for service health care system: the Belgian experience. INAMI, EFPC conference on "The future of primary care in Europe Ⅲ", Pisa.

[5] Demarest S et al.(2006). Enquête de santé par interview-Belgique 2004(synthèse). Brussels, WIV-ISP.

[6] Direction operationnelle sante publique et surveillance(2010). Enquête de santé par interview-Belgique 2008(résultats principaux). Brussels, WIV-ISP.

[7] Dobrev A et al.(2008). Benchmarking ICT use among general practitioners in Europe. Bonn, Empirica.

[8] Dutch Institute for Healthcare Improvement CBO(2008). Final report European Core Indicators in Diabetes Project. EUCLID Project. Brussels, EC/DG Sanco.

[9] Eco-Santé(2010)[web site]. Paris, Irdes(www.ecosante.fr, accessed September 2010).

[10] European Commission(2007). Special Eurobarometer 283: Health and long-term care in the European Commission. Brussels, European Commission(http://ec.europa.eu/public_opinion/archives/ebs/ebs_283_en.pdf, accessed September 2010).

[11] Eurostat(2010). Eurostat database[online database]. Brussels, European Commission(http://epp.eurostat.ec.europa.eu/portal/page/portal/statistics/search_database, accessed 14 January 2010).

[12] Federale Overheidsdienst Volksgezondheid Veiligheid van de Voedselketen en Leefmilieu(2002). Wet betreffende de rechten van de patiënt[Law on the rights of the patient]. Brussels, FOD Volksgezondheid Veiligheid van de Voedselketen en Leefmilieu.(http://www.health.belgium.be/eportal, accessed September 2010).

[13] FOD Sociale Zekerheid SPC Sécurité Sociale(2006). Koninklijk besluit tot oprichting

van een Impulsfonds voor de huisartsengeneeskunde en tot vaststelling van de werkingsregels ervan[Act on the establishment of a stimulation fund for family medicine and on the establishment of its rules]. Brussels,FOD Sociale Zekerheid.

[14] Gerkens S, Merkur S (2010) Belgium: health system review. Health Systems in Transition,12(5):1-266.

[15] IMF(2010). World Economic Outlook database. Washington, DC, International Monetary Fund.

[16] INAMI/RIZIV(2005). Register van de huisartsen:aantal en profiel van de huisartsen in 2005[Register of GPs:number and profile of GPs]. Brussels,INAMI/RIZIV.

[17] INAMI/RIZIV(2006). Impulseo en het Impulsfonds huisartsgeneeskunde["Impulseo" and the stimulation fund for family medicine]. Brussels,INAMI/RIZIV(http://www.riziv.fgov.be/care/nl/doctors/specific-information/impulseo/impulseo.htm, accessed September 2010).

[18] INAMI/RIZIV(2008). Le Statut Omnio Revenus limités? Frais médicaux élevés? Omnio peut vous aider! Brussels,INAMI/RIZIV(http://www.riziv.fgov.be/citizen/fr/medical-cost/SANTH_4_5.htm,accessed September 2010).

[19] INAMI/RIZIV(2009). Jaarverslag 2009[Year report 2009]. Brussels,INAMI/RIZIV.

[20] INAMI/RIZIV(2010). Health for all statistics 2009. Brussels,INAMI/RIZIV(http://www.riziv.fgov.be/information/nl/statistics/,accessed September 2010).

[21] Kroneman M et al. (2009). Income development of general practitioners in eight European countries from 1975-2005: the calculation of the Belgian general practitioner revised(Comments). BMC Health Services Research,9(26).

[22] Lorant V et al. (2008). Huisartsgeneeskunde: aantrekkingskracht en beroepstrouw bevorderen. Making general practice attractive: encouraging GP attraction and retention. Brussels,KCE(Belgian Health Care Knowledge Centre)(KCE Reports 90A).

[23] OECD(2007)Health Data 2007. Paris, Organisation for Economic Co-operation and Development. (http://www.oecd.org,accessed September 2010).

[24] Royaume de Belgique(1967). Koninklijk besluit nr. 79 betreffende de Orde der geneesheren[Act no. 79 on the Order of Physicians]. Le moniteur Belge-Het Belgisch Staatsblad,10 November(http://www.ejustice.just.fgov.be/cgi_loi/change_lg.pl?language=fr&la=F&cn=1967111031&table_name=loi,accessed September 2010).

[25] Royaume de Belgique(2010). Ministrieel besluit tot vaststelling van de criteria voor de erkenning van huisartsen. Le moniteur Belge-Het Belgisch Staatsblad,4 March.

[26] Ryssaert L,Gielis G(2009). Het leven en werk van jonge huisartsen:Beschrijving van praktijksituatie,beroepsactiviteiten,levenskwaliteit,carrièreperspectief en motivatie van huisartsen in Nederlandstalig België.

[27] Service Public Fédéral(2008). Distribution of GPs among provinces. Brussels, FOD Volksgezondheid Veiligheid van de Voedselketen en Leefmilieu(http://www.health.belgium.be/,accessed September 2010).

[28] SPF Economie PME Classes Moyennes et Energie(2004). Décès par groupe de causes initiales de décès,sexe et groupes d'âges 1998,1999,2004. Brussels, SPF Economie PME Classes Moyennes et Energie.

[29] SPF Economie PME Classes Moyennes et Energie(2010). Population résidente totale au

ler janvier 2008 par sexe et par région et province, avec superficie et densité. Brussels, SPF Economie PME Classes Moyennes et Energie.

[30] SPF Santé Publique Sécurité de la Chaîne Alimentaire et Environnement (2009). Statistiques annuelles des professionnels des soins de santé en Belgique-Nombre de professionnels au 31/12/2008 et influx 2008 Brussels, FOD Volksgezondheid Veiligheid van de Voedselketen en Leefmilieu (http://www.health.belgium.be/, accessed September 2010).

[31] UNDP(2010). Human development report 2009 statistical tables. New York, United Nations Development Programme.

[32] Vlaamse Gezondheidsraad(2006). De toekomst van het gezondheids (zorg) beleid in Vlaanderen, met bijzondere aandacht voor de eerstelijnsgezondheidszorg[The future of health(care) policy in Flanders, with particular attention to primary health care]. Brussels, Vlaamse Gezondheidsraad.

[33] WHO Regional Office for Europe(2010). European Health for All database(HFA-DB) [online database]. Copenhagen, WHO Regional Office for Europe(http://data.euro.who.int/hfadb/, accessed 13 April 2010).

3 保加利亚

D. S. Kringos, P. Salchev

1. 初级保健的背景

1.1 国家与人口

1945年,保加利亚宣布成立共和国,同其他众多东欧国家一道,走上了社会主义的发展道路。1989年,保加利亚成为一个民主国家,1991年颁布了新的宪法。保加利亚国土面积为110910平方公里,位于东南欧。国家分为28个大区(行政管辖范围)和262个市。2009年底的人口为756万,71.4%生活在城市,女性人口略占多数(51.62%)(NSI,2009),60岁以上的人口在逐年不断增加,从2000年的21.8%上升到2009年的24.3%。0～19岁的人口比例从2004年的20.5%下降到2009年的19.1%。农村的人口老龄化特别严重,32.9%都是60岁及以上的人群,同其他传统的欧盟国家相比,保加利亚的老龄化问题显得特别突出。由于人口出生率的下降、死亡率上升和不加限制的移民政策(1989—2009年间有80万城市居民移民),保加利亚目前呈现人口负增长,这导致了总人口的显著下降以及基本人口学和社会学指标的恶化。

1.2 经济与发展

保加利亚是个议会共和国,由240个席位组成的国民大会(Narodno Subranie)负责管理,每隔四年选举一次。保加利亚有大约250个政党(Karasimeonov,2010)。28个大区的地方长官由政府直接任命,262个市实际上是自我管理的实体,市长和市议会成员由选举产生。从1992年开始,卫生保健、教育和社会福利的关键责任都被移交给市政当局。

直到1989年,保加利亚是一个苏维埃国家,实行的是计划经济。1989年后发生了严重的经济危机,宏观经济直到1996年才稳定并开始增长且保持到现在,1996—2008年经济增长超过了6%,主要来源于国外的直接投资,并被固定汇率所促进(先是紧跟德国马克随后与欧元挂钩)。保加利亚是2007年1月进入欧盟的,政府成功地进行了经济改革并采取了负责任的财政政策;但由于全球经济的不景气,导致了出口的下降,资本内流减少和工业生产的萎缩。结果是公共部门的腐败和司法的弱化,并造成了有组织犯罪的强有力挑战。保加利亚人均GDP由2007年的12300美元(PPP,按购买力平价算)缓慢增加到2009年的12600美元(PPP)。2003年,14.1%的人口生活在贫困线以下。2008年到2009年的失业率明显增加,由6.3%增加到9.1%。保加利亚2005年的人力指数为0.824,排名世界53位。

1.3 人口健康

保加利亚人均出生期望寿命为73.4岁,男性为69.8,女性为77.1岁,低于欧洲平均水平。婴儿死亡率2008年为8.6‰,是欧洲最高的之一。

保加利亚婴儿死亡率在农村地区依然很高,尤其是少数民族较多的地区。一个积极的变化是早期新生儿死亡率和婴儿死亡率的下降,不利的是与欧盟其他国家相比,保加利亚的死产率较高,2008年为7.3‰(National Centre of Health Information,2010)。保加利亚19岁以下产妇的死产率较高,主要是由于众多病理状态导致的宫内胎死没有被及时发现。目前16岁以下孕妇产子的比例正在不断增加,这导致孕期、生产和产后母子风险的增加(Ministry of Health,2010a)。

保加利亚死亡率的主要原因仍然是心脏疾病和肿瘤,最高的是中风和心肌缺血,分别占31.4%和20.2%。与其他欧盟国家相比,除了心脏疾病死亡率的下降,保加利亚肿瘤标准系数依然显著偏高,而且还有增加的趋势。

保加利亚慢性疾病正在增加,导致的失能和疾病也在增加,主要是由于人口结构的变化,恶化的病理状况,贫穷、失业导致社会压力的增加以及其他一些外部因素。指数基金提供的一项调查显示,保加利亚22%的人口都可能患有与某些慢性疾病相关的症状,其中男性占34%,女性占66%。从已有的数据看,保加利亚的慢病发病率是欧盟平均水平的3倍,是美国的4倍(Index Foundation,2010)。

1.4 卫生保健体系的特征

由于1989年社会政治的动荡,对当时的卫生体系产生了巨大的影响。以前的"Semashko"模式是基于广泛覆盖和自由可及的模式。该模式主要由中央负责运作和筹划,资金来源于政府一般收入,最主要的特征是完全公有。

1989年开始到20世纪90年代中期的主要改革,是由基于税收的中央管辖体制转移到分散化的强制性健康保险体系,由国民健康保险基金(NHIF)作为卫生保健的购买者和提供者,他们负责与雇员签约。国民健康保险基金是唯一的一个承担主要筹资的代理机构。通过其管辖的28个地区健康保险基金支持整个卫生保健网络的门诊服务,从2000年7月起,开始负责签约医院的筹资。每个保加利亚公民都可以从NHIF获得基本的健康服务包,提供的服务要根据国家框架合同来定。私人保险也提供一些替代的卫生保健服务,譬如健康保险服务包里的治疗、药物服务。卫生保健体系主要的筹资来源于强制性健康保险、地方和市政当局的预算、自愿健康保险(VHI)、家庭用于共付的健康支出、自费服务、救助组织的资助(如世界银行,结构基金等)以及国际国内的非政府组织资金等(Georgieva et al.,2007)。

保加利亚卫生系统的主要利益相关者是议会、卫生部、NHIF以及高等医学委员会(Higher Medical Council)。一些其他部门拥有、管理或者资助他们自己的卫生保健机构,如国防部,内务部和交通运输部。目前保加利亚的私人卫生保健服务急剧扩大,包括牙医、药物、外科手术、实验室以及门诊和多功能医院。

初级保健由私人全科医生、联合开业医生以及门诊部负责。

卫生保健机构都是独立管理的单位。根据1999年的《卫生保健创办法案》(Health Care Establishments Act),门诊服务由单一或者联合执业的医生,医疗中心和牙科中心,以及独立的医学诊断中心提供。医生或者这些中心与NHIF签约提供法定的保健服务;凡没有签约的服务提供方只能提供私立付费服务。住院服务由全科和专科医院提供,药房、养老院、济贫院和医院提供急性、慢性、长期保健和康复服务。从表3.1看出,20世纪90年代的改革后床位数大量减少,但保加利亚仍然具备广泛的医疗网络,住院服务非常方便。目前,床位不必要的过度使用仍然存在。2005 年,7.7％的 GDP 用于卫生保健,当年欧盟国家的平均水平是 8.5％。与欧盟平均水平相比,保加利亚的卫生保健消费要略低。

表 3.1 卫生保健资源的发展与利用

	健康总支出占 GDP 的百分比（％）		人均健康总支出（以购买力平价计,美元）		医院床位（每 10 万人口）		医生（每 10 万人口）		全科医生占医生的百分比（％）	
	保加利亚	欧盟[1]	保加利亚	欧盟[1]	保加利亚	欧盟[1]	保加利亚	欧盟[1]	保加利亚	欧盟
1995	5.3	7.6	285	1275.9	1036.7	740.9	345.81	292.7	n.a.	27.5[6]
2000	6.1	7.9	372	1608.0	741.13	669.0	336.91	295.1	n.a.	28.3[5]
2005	7.7	8.5	713	2150.9	641.17	604.6	364.31	316.0	19.62	26.3[4]
2009	n.a.	8.8	n.a.	2788.2	n.a.	564.8	n.a.	321.6	n.a.	25.5[3]

	护士（每 10 万人口）		医院平均住院时间（天数）		医院急诊接诊（每百人）		每人每年门诊次数	
	保加利亚	欧盟[2]	保加利亚	欧盟[1]	保加利亚	欧盟[1]	保加利亚	欧盟[1]
1995	n.a.	575.1	13.6	12.5	15.72	15.7	5.5	6.6
2000	385.29	655.9	11.5	10.3	n.a.	17.7	n.a.	6.8
2005	403.56	682.7	8.1	9.5	n.a.	16.2	n.a.	6.8
2009	n.a.	745.5	n.a.	8.8	n.a.	15.6	n.a.	6.9

来源:欧盟的平均值来源于欧洲人人享有健康数据库（WHO Regional Office for Europe,2010）。

注释:[1] 1992、1997、2002、2007 年。[2] 1991、1996、2001、2006 年。[3] 除了西班牙、塞浦路斯、希腊、马耳他、波兰、罗马尼亚、斯洛伐克和英国之外 2005 年欧盟的平均值。[4] 除了塞浦路斯、西班牙、希腊、马耳他、波兰和罗马尼亚之外 2002 年的欧盟平均值。[5] 除了保加利亚、塞浦路斯、西班牙、希腊、马耳他、荷兰、波兰、罗马尼亚和斯洛伐克之外 1997 年的欧盟平均值。[6] 除了塞浦路斯、西班牙、希腊、马耳他、荷兰、波兰和罗马尼亚之外 1993 年的欧盟平均值。

2. 初级保健体系的架构

2.1 初级保健的治理

卫生部负责初级保健的各种行动和质量。NHIF 及其各地的分支机构负责筹资与核算。初级保健的预算比较特殊,不包含在其他卫生保健项目中。基于区域划分的预算通过 NHIF 在全国统一实施（NHIF,2009b）。根据《健康保险法案》和《健康法》的要求,医疗组织的代表(包括全科医学会),作为利益相关方都会加入卫生部的工作小组并积极投身到初级保健政策的制定。《健康保险法案》规定了相关的专业组织如何参与"国家框架协议(决定医疗服务支付水平和服务的基本文件)"的起草和签署（NHIF,1999）。公共部门或者社区只有在卫生保健出现问题时,偶尔会参与初级保健的组织和提供,但保加利亚城市协会的城市及其市长却表现得非常积极（Foteva & Asenova,2007；NAMRB,2010）。

2008 年,议会接受了《2008—2013 国民健康战略》,目的在于获得可及、及时和有效的门诊保健（Ministry of Health,2008a）。门诊保健系统包括初级保健和专业治疗、医学诊断和高度专业化的医学服务。

初级保健的管理目前包含以下一些挑战:

- 扩充全科医生的功能和职能；
- 提高全科医生的组织工作；
- 鼓励集体开业和更加专业的全科服务；
- 扩大门诊专业辅助服务的可及性；
- 提高初级和专业门诊保健以及住院服务之间的协调；
- 提升公民关于门诊服务的权利、义务的认知。

2008—2013年,政府推出了众多的措施来解决上述挑战。关于全科医生服务人数的管制措施即将实施,还将制定一些基于医疗标准的临床服务审查标准和要求,一些报告临床行动和评估结果的方法也会实施。即使目前有公开的管理政策(国家卫生规划)来调节卫生区域的边界和医疗机构的分配,但还是要提高初级保健的可及性。卫生部和地方政府需要共同创造环境和新的激励机制来推动偏远和可及性差的地区的初级保健。譬如成立流动医疗团队为困难地区提供初级保健和专科医疗服务,鼓励团队协作并为居民提供24小时的全天候服务。国家健康战略将提供全科医学同其他专业医学、医院整合的协调沟通机制(尤其是儿科、妇产科和精神病学)。

护理和接生服务以后将在门诊实施,主要是目前没有好的激励机制吸引护士在初级保健服务。另外,将在卫生保健领域引入相关的标准和指标进行监测和控制。另一项政策的优先领域是提高研究生阶段培养水平和质量,以及门诊从业人员的继续教育(Asenova & Foteva,2007;Foteva & Asenova,2007;Hristov & Ivanov,2006;Markova,2008;Ministry of Health,2008a;NHIF,1999;Zlatanova & Zlatanova,2006)。

《健康法》明确了医生从事初级保健工作的要求。凡开业的全科医生都需要在区域健康中心登记,基本上来讲,每位医生都可以在初级保健领域单独或者集体行业。根据医疗机构法案,只要他们在五年内获得一般医学专业就能从业。一旦他们在某个区域健康中心的注册日期之前还没有获得相应的专业,医生的资格将被取缔(Ministry of Health,1999)。2009年,根据立法延长了注册时段。在2000年之后的早些时候,大概不到四分之一的全科医生转型成为专科医生,因此政府决定延长这一转型过程。

但是保加利亚目前没有适宜的立法来支持卫生部开展全科医生培养,因此目前也没有统一的培训课程。每所大学都有独立的全科医学培养课程(Georgieva et al.,2007)。国民框架协议(决定医疗服务支付水平和活动的基本文件)负责调控初级保健机构的最低保障。

区域健康中心监管服务质量,卫生管理部门监管环境卫生和免疫接种是否符合要求(Hristov & Ivanov,2006;Nanev,2009;NHIF,1999)。卫生部已经推出一系列文件,并通过国民计划为全科医生设置不同的任务。由于文件数量大,文件之间多少会存在不一致的情况,全科医生在具体操作中也会面临一些尴尬的难题。从2000年中期开始,考虑到这些既有的困难,大学的全科医学部门和全国全科医学会积极地推出了全科医生的操作手册和行动指南(Asenova,Hristov & Ivanov,2006;Chachevski,Dimitrova & Ivanova,2006;Postadjian,2008)。

病人的权利,包括知情同意和病历使用权等都受到健康法案以及个人数据保护法案的保护(BCNL,2002)。

2.2 初级保健的经济背景

2010年,保加利亚6.04%的卫生支出用于初级保健,3%用于预防和公共卫生(NHIF,2009b)。大约95%的保加利亚人都享有强制性健康保险,并因此而享受由NHIF提供和补偿的基本健康服务包(包括初级保健)(NHIF,2009a;Vekov,2009)。

一项2007年全国性的调查显示,16%的受访者认为全科服务不能或者不太能负担

(European Commission,2007)。病人只需要自己支付国家最低工资的1%就可以预约外科医生、牙医或者医院。超过60岁的女性或者超过63岁的男性每次预约只需要支付大概1个BGN(保加利亚列瓦,相当于0.51欧元)。病人如果住院,每年可以在不超过10天的时间内支付2%的国家最低工资。一些特殊病人,包括少数民族,失业家庭成员,退休老兵,社会地位低下以及接受社会福利的人员,他们将被免除任何形式的自费支付(NHIF,1999)。

根据《医药法》《国民框架协议》及其他法律文件,每年卫生部会提供一份药物的"正面清单",名单规定了每种药物病人需要支付的比例。譬如,2010年初,糖尿病病人、帕金森症病人和骨质疏松病人不需要支付费用,而在2010年下半年,他们需要支付药物成本的10%～25%,剩下的由健康保险来支付(Ministry of Health,2010b)。

在全科医生中,有13.4%是拿固定薪酬的雇员。绝大多数的全科医生是个体开业(86.6%),根据国民框架合同他们与NHIF签约并获得报酬。这些合同一般都是根据初级保健服务提供者的病人清单,并根据每人每月的就医情况支付。当然,在人口稀少或者偏远的所谓条件不适宜地区,会有一定的补偿或者称作"社会重要服务"的奖金,譬如预防服务。对于那些不在病人清单上的病人,初级保健医生可以根据付费服务机制收费。这些医生一般由NHIF资助或者私人付费提供收入来源,而不会从国家拿一分钱。如果这些医生不同NHIF签约,那么他们的收入只能是病人的现金支付了(Georgieva et al.,2007;NHIF,2009c)。

2009年,全科医生年平均收入是13689欧元(Vekov,2009),与理疗师收入相当,比初级保健护士、内科医生、儿科医生、语言治疗师、职业医师、流动助产士等的收入要高很多,如图3.1所示,除了内科和儿科医生,其他的专业医生要比全科医生的收入多很多。

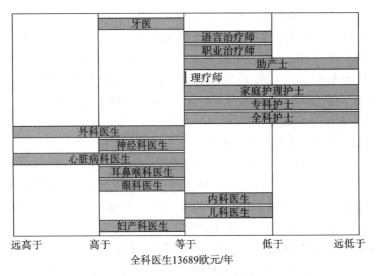

图3.1 中等职业生涯医务人员与中等职业生涯全科医生平均收入的关系

2.3 初级保健的人力资源发展

保加利亚初级保健的主要力量是个体经营的全科医生、妇产科医生、儿科医生和牙医,所有的病人可以直接找上述不同专科的医生就医(表3.2)。但是其他专科医生需要全科医生的转诊单(Foteva & Asenova,2009;NHIF,2009c;Valentinova,2006a,2006b)。

表3.2 医院转诊数量

指导	2007	2008	2009
全科医生	28.99	31.33	33.17
专科医生	29.49	28.81	30.42

续表

指导	2007	2008	2009
医院	22.15	26.11	23.81
急救	15.18	13.75	12.60
自我转诊	4.20	0.0	0.0

来源：NHIF，2010。

图 3.2 显示，初级保健职业呈现缓慢的负增长趋势。从 2002 到 2006 年，全科医生的供给减少了 3.1%，儿科医生减少了 2.5%，妇产科医生减少 1.0%，牙医（供给水平最高）减少了 0.2%。根据欧盟统计局的数据，2006 年在岗的全科医生与在岗专科医生之比为 0.32（Eurostat，2009）。根据 NHIF 的统计数据，该比例到 2010 年上升到 0.6。但目前没有公开的数据来说明初级保健将来具体需要怎样的能力和发展。

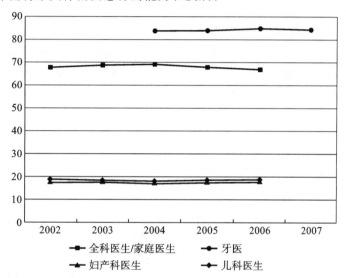

图 3.2 近五年每 10 万居民拥有的初级保健专业人员的供给变化

目前保加利亚全科医生的平均年龄是 51 岁，75% 在 45～55 岁，15% 已经超过 55 岁。根据 2009 年的数据，一般全科医生平均每天工作 7.2 小时，每周工作 5 天。

保加利亚有四所医科大学，两所大学医学院。每所大学都有关于全科医学的单独课程，本科后家庭医学培养 1998 年开始实施。四所大学都有全科医生家庭医学的研究生培养，但两所独立的医学院没有全科医学研究生教育（BMA，2009；Dimova & Dimitrova，2006；Hristov & Ivanov，2006）。家庭医学是本科医学生的课程之一，根据国家相关规定，本科生全科医学课程必须接受大学学术委员会的认定，包括 15 个小时的授课和 15 小时的实践，并且要通过考试（Council of Ministers，2008）。全科医学专业的培养需要三年，必须在 6 年内完成（Ministry of Health，2008b）。对地区、社区护士或者初级保健护士，没有专门的职业培养（Ministry of Health，2006）。

在保加利亚，全科医生的共同利益受到全国全科医生协会（NSOPLB）的保护，该组织成立于 2000 年，是非营利、自愿、独立的全科医生组织，也是具有学术资格的全科医学组织，由各个地区分会组成（NSOPLB，2002）。从 2003 年起，保加利亚《全科医学杂志》发刊，目的是为所有医生和健康相关职业提供全科医学信息，同时深入了解全科医学最前沿的研究。该杂志每期都被保加利亚医学数据文献库收录，其英语文摘和关键词也被 EMBASE/Excerpta Medica 收录。

目前保加利亚没有专门针对初级保健护理人员的杂志，所有的护士是护士、助产士和卫生保健专业人员联盟组织的成员（Parliament，2007）。

3. 初级保健过程

3.1 初级保健服务的可及性

由于初级保健提供的供给下降,导致初级保健的可及性正成为一个现实的问题(见图 3.2)。从全国范围来看,全科医生在某些地区存在短缺(Vekov,2009)。尤其是偏远、可及性差以及接受援助的地区,还不能获得足够的高质量的初级保健服务,由于药剂师的缺乏,也不能获得足够的药物服务(Ministry of Health,2008a;Voinova,2009)。服务提供最显著的差异在舒门地区和贝尔尼克地区,每 10 万居民分别拥有 48 位和 98 位全科医生,农村平均拥有 56 位(National Centre of Health Information,2010)。

按照法律要求,全科医生需要每天工作至少 6 小时,家庭出诊服务 2 小时(NHIF,2009c),平均每周要提供 6 次家庭出诊服务。图 3.3 显示,初级保健服务更多采取电话问诊,偶尔会使用预约系统或者网上问诊,基本上不用电子邮件咨询。也不会为诸如糖尿病人这样的特殊群体提供专门的会诊(Dobrev et al.,2008)。

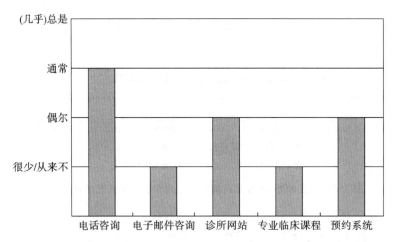

图 3.3 初级保健机构或初级保健中心通常存在的工作方式及范围

2007 年的一项调查显示,82％的人群比较容易找全科医生(European Commission,2007)。目前的问题是,病人在夜晚或者周末很难获得必要的医学服务(Ministry of Health,2008a)。在保加利亚,初级保健加班服务在不同的地区呈现不同的方式。在大城市,无论是个体行医还是集体行医的全科服务,医生会有相应的加班计划提供诊疗服务。在少部分城市(如首都,普罗夫迪夫,瓦尔纳和普列文),一些公司会雇佣医生来专门接手下班后的初级保健(外包)。在小城市和农村地区,医院急诊科会处理这些健康问题(Foteva & Asenova,2007;Ivanova,Karaslavova & Tufkova,2008)。

3.2 初级保健服务的连续性

全科医生 2010 年平均要负责 1381 名病人。通常 80％～90％的病人遇到一般健康问题时会选择同一位医生。根据《健康保险法案》,病人可以自由选择全科、专科医生和医院。病人每年有两次机会可以更换全科医生(NHIF,1999)。但是在偏远和人口稀少的地区,病人很难选择全科医生,尤其是全科医生本身服务的人口就多,几乎不能满足所有人的要求(Ministry of Health,2008a)。

图 3.4 显示,基于信任和充分的解释,病人一般对初级保健医生的质量比较满意,但是对问诊时间不是太满意,即使每位全科医生的问诊时间达到 20 分钟(Vekov,2009)。

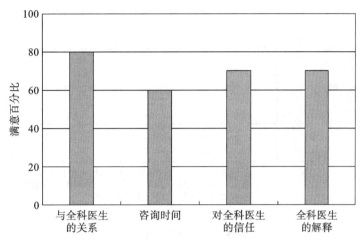

图 3.4 病人对服务的满意度

通过与 NHIF 签约,全科医生必须为每位病人保存临床记录,包括每次出诊记录,其中一份给病人备份,一份供 NHIF 监督机构检查(NHIF,2009c)。临床记录系统允许全科医生根据风险进行分类,不过这些记录和数据基本上没有用于分析地区、城市优先服务需求或者制定相关政策。几乎所有的全科医生在办公室都有计算机,一般用于财务管理、医药处方、保存记录以及同其他全科医生沟通(Dobrev et al.,2008;Konstantinov et al.,2006;Ognianov,2007)。

专科医生的问诊是转诊系统的基本功能(Foteva & Asenova,2009;NHIF,2009c)。如表 3.2 所示,2009 年,33% 的病人通过全科医生转诊到医疗机构。全科医生会通过病人带去的医疗记录获得其他医生的相应反馈。某些实验室检测信息可以通过网络获得(NHIF,2009c)。全科医生和专科医生之间一般没有特别的合作(见 3.3)。

3.3 初级保健服务的合作

全科医生是卫生保健系统的看门人,他们负责将病人转诊到专科医生,建议病人做实验室检测和相关诊断,或者将病人转诊到医院。这些都是《国家框架协议》明文规定的内容(Foteva & Asenova,2009;NHIF,2009c)。

独立的服务是初级保健最重要的形式(见图 3.5),只有 5% 的全科服务是集体营业(Bistra,2003;Georgieva et al.,2007)。

不同专业的初级保健联合执业并不常见。全科医生通常和全科护士合作,偶尔会与其他全科医生、助产士及初级保健理疗师面对面交流。全科医生很少同社区药剂师、社工及社区心理健康工作者合作(Valentinova,2006b)。所以,与护士之间的任务替换模式在保加利亚不会发生。护士一般不参与糖尿病的护理,或者提供健康教育。主要是由于在这些领域缺乏目标教育,也没有对护士开展专业的培训(Georgieva et al.,2007)。

目前保加利亚没有初级保健从业人员与专科医生之间专门合作或者反馈的系统。全科医生很少就专门的临床问题问诊专科医生。专科医生专门找全科医生一起提供联合诊疗或者给全科医生授课的情况也不常见。全科医生与专科医生之间的唯一接触是通过全科医生的转诊单来实现。在专科医生进行治疗或者问诊后,不会强制性将此过程反馈给初级保健医生。

社会健康调查一般在地区或者市级水平开展,目的是提高初级保健的质量和反应性(Chachevski,Dimitrova & Ivanova,2006)。

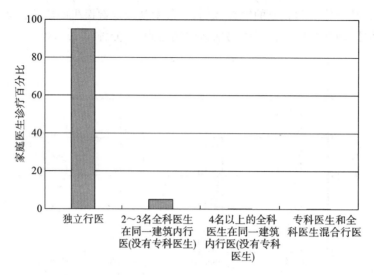

图 3.5 共享的服务

3.4 初级保健服务的复杂性

NHIF 会针对全科医生向专科医生的转诊设定人数限制。85%～90%的病人只在全科医生那里诊疗而不用转诊(Chachevski, Dimitrova & Ivanova, 2006; NHIF, 2009c)。保加利亚全科医生提供的服务范围很广,包括诊断及相应的慢病跟踪服务(见表 3.3),看起来他们提供的服务没有太高的技术含量,譬如眼底检查、植入宫内节育器或嵌趾甲切除术等。

全科医生也会参与健康促进,乳腺和宫颈癌筛查,婴儿接种等活动,但是不会参与像胆固醇检查、HIV/AIDS 筛查及过敏接种这样的预防性服务。

表 3.3 全科医生参与不同初级保健服务的程度＊

全科医生可能参与的服务	全科医生"总是"参与的服务	全科医生"从不"或"很少"参与的服务
首诊(共 10 项)	·儿童伴剧烈咳嗽	—
	·年满 8 岁儿童伴听力问题	
	·年满 35 岁女性伴心理问题	
	·50 岁以上女性伴乳房肿块	
	·年满 28 岁男性伴首次惊厥	
	·52 岁以上酒精成瘾的男性	
疾病的治疗和随访(共 9 项)	·慢性支气管炎	—
	·消化性溃疡	
	·充血性心力衰竭	
	·肺炎	
	·单纯Ⅱ型糖尿病	
	·类风湿性关节炎	
	·癌症(需要临终关怀)	

续表

全科医生可能参与的服务	全科医生"总是"参与的服务	全科医生"从不"或"很少"参与的服务
医疗技术规程(共 9 项,包括全科医生或全科护士)	—	·宫内节育器植入 ·角膜锈斑剔除 ·眼底检查
预防性保健(共 8 项)	·破伤风疫苗接种 ·高危人群流感疫苗接种 ·乳腺癌筛检	—
健康促进(共 4 项)	·肥胖咨询 ·运动(缺乏)咨询 ·戒烟咨询 ·酒精成瘾咨询	—

注释:* 回答全科医生参与的程度:(几乎)总是;通常;偶尔;很少或从不。

4. 初级保健体系的产出

4.1 初级保健的质量

2009 年,全科医生每 1000 次诊疗提供 795 张处方。2007 年抗生素的门诊使用量是每千居民每天 17 DDD(Deschepper et al.,2008;ESAC,2009)。

保加利亚大约有 520000 名糖尿病风险人群,占总人口的 8.3%,其中 316000 人被诊断患有糖尿病,占风险人群的 61%,还有 204000(39%)没有被诊断。在保加利亚,大概有 377000(6.1%)的人处于糖尿病前期,如果不加诊断和及时治疗,会发展成临床糖尿病病人(Endokrinolog Bulgaria,2010)。全科医生会对糖尿病病人每年采取预防性检查,全科医生病人清单上等待分配的糖尿病病人、COPD 及哮喘风险人群每个月会接受全科医生的检查。对于风险人群或者慢病病人(如儿童、孕妇、肿瘤病人、罕见病或者慢性心脏病病人),有效分配和安排检查是采取积极监测和治疗的特殊形式。在检查的基础上,全科医生为病人开具处方并从卫生部得到相应的补偿(Ministry of Health,2004)。

保加利亚除了乳腺癌之外没有全国性的筛查项目,乳腺 X 射线筛查剂量大约为 100 个单位。全科医生提供公共卫生保健,包括每年针对 31~69 岁妇女的乳腺 X 射线检查和风险评估。所有在风险人群中的女性必须每年接受专科医生的检查,包括乳房放射检查,这些也是根据国民框架合同规定好的内容(每年保加利亚医学会与 NHIF 签订合同)。

根据专家估计和统计推断,图 3.6 给出了肾脏感染、ENT 感染和穿孔性溃疡病人无效入院治疗的情况。

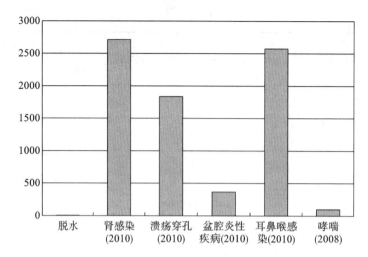

图3.6 近年来每10万人群中因对初级保健诊断敏感而住院的人数

4.2 初级保健的效率

据估计,10%的全科医生诊疗是电话问诊,15%是出诊服务。平均问诊时间为20分钟,病人每年平均找全科医生看病3.4次。

致谢

作者非常感谢前 NHIF 总裁 Jeni Nachev(2009年在任)和 Rumiana Todorova(2007—2009年在任)医学博士,以及 Lidia Georgieva 医学博士、哲学博士和 Rozalina Chobanova 医学博士所做的贡献。

参考文献

[1] Asenova R,Foteva G(2007). Collaboration between general practitioners and specialists in solving patients' health problems. General Medicine,4.

[2] Asenova R, Hristov J, Ivanov G(2006). New horizons of preventive medicine in conditions of general practice. General Medicine,1.

[3] BCNL(2002). Law on protection of personal data. Official Gazette,1.

[4] Bistra D(2003)Health care reform and inequality of access to health care in Bulgaria. Draft paper prepared for the RUIG/UNRISD project on Globalization, Inequality and Health, part of the RUIG research programme on the Social Challenge of Development. Geneva International Academic Network(RUIG/GIAN).

[5] BMA(2009). Opportunities for doctors within the European Economic Area. London, British Medical Association.

[6] Chachevski N, Dimitrova D, Ivanova N(2006)General practitioners' attitudes and possibilities for performing screening activities in primary healthcare practices. General Medicine,4.

[7] Council of Ministers(2008). Ordinance on uniform state requirements for acquiring higher education in "Medical" and "Dental" educational degree "Master". Official Gazette,87.

[8] Deschepper R et al. (2008). Are cultural dimensions relevant for explaining cross-national differences in antibiotic use in Europe? BMC Health Services Research,8:123.

[9] Dimova R, Dimitrova D (2006). Provision and availability of resources for health education in general practice. General Medicine,2.

[10] Dobrev A et al. (2008). Benchmarking ICT use among general practitioners in Europe. Bonn,Empirica.

[11] Endokrinolog Bulgaria(2010). [web site]. Sofia,Endokrinolog Bulgaria(http://www.endokrinolog.bg/info/view/5,accessed 1 November 2010).

[12] ESAC(2009). [web site]. Antwerp,European Surveillance of Antimicrobial Consumption(http://app.esac.ua.ac.be/public/index.php/en_gb/home,accessed 9 December 2009).

[13] European Commission(2007). Special Eurobarometer 283:Health and long-term care in the European Union. Brussels,European Commission.

[14] Eurostat(2009). Eurostat statistics 2009. Brussels,European Commission(http://epp.eurostat.ec.europa.eu/portal/page/portal/statistics/themes,accessed April 2010).

[15] Foteva G,Asenova R(2007). Communication in outpatient care. General Medicine,4.

[16] Foteva G,Asenova R(2009). Referral process and the integrated approach to child health. General Medicine,4.

[17] Georgieva L et al. (2007). Bulgaria:health system review. Health Systems in Transition,9(1):1-156.

[18] Hristov Z,Ivanov G(2006). General medical practice-reality,problems and solutions. General Medicine,2.

[19] Index Foundation(2010). [web site]. Sofia,Index Foundation(http://www.index-bg.org/index_foundation_en.php?page=health,accessed September 2010).

[20] Ivanova M,Karaslavova E,Tufkova S(2008). Competition and collaboration under market health care conditions:the view of general practitioners. General Medicine,1.

[21] Karasimeonov G (2010). The party system in Bulgaria 2001-2009:transformation and evolution of the political parties. Sofia,Friedrich Ebert Foundation.

[22] Konstantinov P et al. (2006). The significance of general practitioners' work in the fight against smoking and for the prophylaxis of socially significant pulmonary diseases. General Medicine,4.

[23] Markova S(2008). Emergency package of measures for saving nursing in the Republic of Bulgaria(http://www.nursing-bg.com/sm.html,accessed 3 June 2014).

[24] Ministry of Health(1999). The Medical Institutions Act. Drazhaven Gazette,62.

[25] Ministry of Health(2004). Ordinance 39 of 16.11.2004 for prophylactic examinations and dispensary.

[26] Ministry of Health(2006). Ordinance on unified state requirements for acquiring higher education in "Management of Health Care" for the educational degree "Master" and "Bachelor" in professional direction of "Public Health". State Gazette.

[27] Ministry of Health(2008a). National Health Strategy 2008-2013. Sofia,Ministry of Health.

[28] Ministry of Health(2008b). Ordinance 15 of 2 July 2008 for acquisition of specialty

"General Medicine" by general practitioners. State Gazette, 63.

[29] Ministry of Health(2010a). Draft annual report of the Minister of Health for the state of public health in 2009. Sofia, Ministry of Health.

[30] Ministry of Health(2010b). List of drugs that NHIF pays for(Positive Drugs List). Official Journal, 24.

[31] NAMRB(2010). The upcoming health care reform. Newsletter of the NAMRB, 1.

[32] Nanev B(2009). The new health card breach of market rules will create problems with access. (http://www.blsbg.com/index.php? option=com_content&view=article&id=101%3A2009-04-16-06-19-05&catid=27%3A2009-04-08-08-45-43&Itemid=242&lang=bg, accessed September 2010).

[33] National Centre of Health Information (2010). Statistics from NCHI. Sofia, NCHI (www.nchi.government.bg, accessed April 2010).

[34] NHIF(1999). Law of health insurance. Government Gazette, 95.

[35] NHIF(2009a). Annual report of activities of NHIF 2008. Sofia, National Health Insurance Fund.

[36] NHIF(2009b). Budget law for National Health Insurance Fund for 2010. State Gazette, 99.

[37] NHIF(2009c). National Framework Agreement between the National Health Insurance Fund and the Bulgarian Medical Association and the Bulgarian Dental Association for 2010. Sofia, National Health Insurance Fund(http://www.nhif.bg/bg/default.phtml?w=1280&h=770, accessed September 2010).

[38] NHIF(2010). Annex 11 NHIF requirements for contracts with health establishments for outpatient primary medical care. Sofia, National Health Insurance Fund (http://www.nhif.bg/downloads/11-Prilojenie-2010-04-02-2010.doc, accessed April 2011).

[39] NSI(2009). Statistical yearbook: 2009. Sofia, National Statistical Institute.

[40] NSOPLB(2002). Statute of the National Association of General Practitioners Bulgaria. Sofia, NSOPLB(http://www.nsoplb.com/ustav.htm, accessed September 2010).

[41] Ognianov A(2007). eHealth strategy and implementation activities in Bulgaria: report on the framework of the eHealth ERA project. Sofia, eHealth ERA.

[42] Parliament(2007). Law for professional associations of nurses, midwives and associated medical specialists. State Gazette.

[43] Postadjian A(2008). Practical aspects of the evaluation and treatment of patients with resistant hypertension in primary care. General Medicine, 3.

[44] Valentinova T(2006a). Indexes for team work's development in primary health care. General Medicine, 1.

[45] Valentinova T(2006b). Team work in primary health care: behaviour and roles of team members. General Medicine, 4.

[46] Vekov T(2009). NHIF activities to provide stability and sustainability of the system for mandatory health insurance. Sofia, NHIF (http://www.blsbg.com/download/Vekov_NZOK.pdf, accessed September 2010).

[47] Voinova L(2009). Pharmacists: pharmacy market in Bulgaria is de-capitalized (in Bulgarian). Dnevnik.

[48] WHO Regional Office for Europe(2010). European Health for All database(HFA-DB) [online database]. Copenhagen, WHO Regional Office for Europe(http://data.euro.who.int/hfadb/, accessed 13 April 2010).

[49] Zlatanova R, Zlatanova T(2006). A study of general practitioners' opinion of the reform in the primary health care system. General Medicine,1.

4 塞浦路斯

G. Samoutis, P. Tedeschi

1. 初级保健的背景

1.1 国家与人口

塞浦路斯是地中海东南部的岛国,面积 9251 平方公里,常住人口大约 798000 人 (Eurostat,2010)。人口密度约为每平方公里 86.3 人,最大的城市,即首都尼科西亚的居民大概 20 万。塞浦路斯 2009 年毛出生率为每千人口 12.2 人,死亡率为 6.7‰,人口自然增长率为 5.5‰(Eurostat,2010)。2009 年 65 岁及以上人口占 12.7%(Eurostat 2010),比欧盟平均水平明显要低。

塞浦路斯是一座分离的孤岛。政府无法掌握该岛北部相关的信息,该处被土耳其军队控制。因此,本书所谈到的内容和图表,都是讨论塞浦路斯政府所能控制的区域。塞浦路斯是 2004 年加入欧盟的。

1.2 经济与发展

根据 1960 的宪法,塞浦路斯是总统制民主国家(塞浦路斯共和国)。总统是国家领袖和政府首脑,由直选产生,任期 5 年。总统任命国家和政府内阁。内阁部长在其管辖领域具有执行的权力。众议院每隔五年通过直选产生一次,并负责立法。从行政区划上讲,塞浦路斯划分为 6 个地区:法码古斯塔,凯里尼亚,拉纳卡,利马索尔,尼科西亚和帕福斯。2010 年人均 GDP 以购买力平价计算为 27713.592 美元(IMF,2010)。2010 年 7 月的统计数据表明,参与经济活动的人口失业率为 7.1%。塞浦路斯人力发展指数估计为 0.914,在 182 个国家中排名 32 位。1990 到 2007 年,塞浦路斯人力发展指数每年增加 0.43%,即从 0.849 增加到 0.914。

1.3 人口健康

塞浦路斯的人口结构:0~14 岁占 17%,15~64 岁占 73.1%,65 岁及以上占 9.9%(2009 年估计),男女比例为 0.97∶1。

塞浦路斯全人口出生期望寿命为 77.5 岁,男性为 74.7 岁,女性为 80.4 岁(2009 年估计)。生育率为每位妇女 1.45 个(2009 年估计),婴儿死亡率为 9.7‰,男婴为 11.6,女婴为 7.8(2009 年估计)。

塞浦路斯主要死因为：①循环系统疾病38.8%；②恶性肿瘤21.2%；③呼吸系统疾病6.9%；④糖尿病6.3%；⑤外部伤害和中毒6.0%（Ministry of Health of the Republic of Cyprus,2010）。

1.4 卫生保健体系的特征

塞浦路斯目前正在从门诊服务开始实施综合的健康保险计划（NHIS）。主要由一个半官方的组织，即健康保险组织，负责NHIS的设计、实施和运作。塞浦路斯的卫生保健体系正朝着初级保健驱动，全人群广泛覆盖，持续改进质量的卫生保健体系迈进。不过，目前塞浦路斯处于双轨系统并存的状态，即为中低收入者提供公立卫生保健服务，而对于那些富裕人口，主要是私有部门提供，包括私人健康保险和自费服务。公立和私立初级保健机构主要呈现以下一些特征：当代的信息技术利用不充分，有限的监测系统，临床标准运用中的不统一，如慢病管理指南以及病人的满意度调查的不一致等。

目前，政府会通过公立健康部门为其各类雇员提供医疗保险。企业老板和工会也会为其雇员提供医疗保险，至于某些半政府组织和私有企业（如银行），也会为雇员及其家庭提供卫生保健（至少包括住院保险）。而且，还有通过工会具体管理，受卫生部、工会及其他代表共同监管的"政府正式员工卫生保健与福利计划"。不过，一旦NHIS完全实施，上述情况将发生根本性改变。在新的制度安排下，公立健康体系将从强制性健康保险接受资金，同时将在所有的卫生保健水平上为全体居民提供综合的医疗保健服务。NHIS实施的目的在于公平筹资、广泛覆盖、有效服务、高标准和成本控制。每个公民将会在医生名下注册（成年人为全科医生，16岁以下为儿科医生）。专科医生和医院的选择由病人决定（包括公立和私立），而且这种选择是被系统默认的，一旦选定，病人找他们看病不会分摊自费成本。

塞浦路斯健康支出占GDP的比例略高于6%（2009），低于欧盟平均水平，公立和私人部门分别占2.8%和3.4%（见表4.1）。比较而言，欧盟平均卫生支出占GDP的比重为8.9%，公立和私立部门的比重分别为6.8%和2.1%。塞浦路斯目前的支出结构主要由以下原因所致：

(1) 缺乏广覆盖的国民健康保险方案，这导致自费比例过高，估计占所有支出的50%左右。

(2) 年轻的人口结构（欧洲最高的之一）。

(3) 医学研究的支出有限（欧洲最低的之一）。

与多数欧盟国家相比，塞浦路斯43%的人口不享受药物保健服务，他们必须为药品支付所有费用。由此，药物市场被明显分为两个部分，公立和私立，都提供处方药和OTC药，但是他们完全独立运作。塞浦路斯全国有435个私立药房，43个公立药房（2009）。在卫生支出中，药物支出占21%，OECD国家的平均水平为17%（2002）。2008年，共有66429名病人在医院接受治疗并出院，2007年的数字为63344人，增长4.9%。

表4.1 卫生保健资源的发展与利用

	健康总支出占GDP的百分比（%）		人均健康总支出（以购买力平价计，美元）		医院床位（每10万人口）		医生（每10万人口）		全科医生占医生的百分比（%）	
	塞浦路斯	欧盟[1]	塞浦路斯	欧盟[1]	塞浦路斯	欧盟[1]	塞浦路斯	欧盟[1]	塞浦路斯	欧盟
1995	4.9	7.6	1283.7	1275.9	n.a.	740.9	247.0	292.7	21.0	27.5[6]
2000	5.8	7.9	1924.0	1608.0	n.a.	669.0	259.4	295.1	16.0	28.3[5]
2005	6.3	8.5	2626.7	2150.9	n.a.	604.6	260.7	316.0	n.a.	26.3[4]
2009	6.2	8.8	3064.2[7]	2788.2	n.a.	564.8	287.0[7]	321.6	n.a.	25.5[3]

续表

	护士 （每10万人口）		医院平均住院时间 （天数）		医院急诊接诊 （每百人）		每人每年门诊次数	
	塞浦路斯	欧盟[2]	塞浦路斯	欧盟[1]	塞浦路斯	欧盟[1]	塞浦路斯	欧盟[1]
1995	433.5	575.1	n.a.	12.5	7.9	15.7	1.9	6.6
2000	422.5	655.9	n.a.	10.3	8.4	17.7	2.0	6.8
2005	439.1	682.7	n.a.	9.5	7.9	16.2	2.0	6.8
2009	467.8[7]	745.5	n.a.	8.8	9.2[7]	15.6	2.1[7]	6.9

来源：欧盟和塞浦路斯的平均值来源于欧洲人人享有健康数据库（WHO Regional Office for Europe，2010）。

注释：[1]1992、1997、2002、2007年。[2]1991、1996、2001、2006年。[3]除了西班牙、塞浦路斯、希腊、马耳他、波兰、罗马尼亚、斯洛伐克和英国之外2005年欧盟的平均值。[4]除了塞浦路斯、西班牙、希腊、马耳他、波兰和罗马尼亚之外2002年的欧盟平均值。[5]除了保加利亚、塞浦路斯、西班牙、希腊、马耳他、荷兰、波兰、罗马尼亚和斯洛伐克之外1997年的欧盟平均值。[6]除了塞浦路斯、西班牙、希腊、马耳他、荷兰、波兰和罗马尼亚之外1993年的欧盟平均值。[7]2008年。

2. 初级保健体系的架构

2.1 初级保健的治理

塞浦路斯的初级保健没得到充分发展。在健康保险组织（HIO）实施新的NHIS之后将会有一个清晰的愿景和发展目标。初级保健改革的文件2009年就已经颁布。目前的政策文件正期望以法律形式固定下来，现正处于塞浦路斯议会审定的最后阶段。目前，塞浦路斯卫生部门正在筹建新的公立初级保健中心，以缓解由于金融危机给公立初级保健带来的影响。目前初级保健的状况在农村地区都是青年医生为主，这些医生服务一段时间后会去城市初级保健中心工作。NHIS实施之后，初级保健将会有私人医生和儿科医生加入。政府初级保健中心只会在没有私人医生的地区开业。更重要的是，根据NHIS，私人医生会被分成成人和儿童（16岁以下）的私人医生（APPs和CPPs）。

目前，初级保健还没有单独的预算，以后会分为两个部分，即根据人头费用、慢病管理质量指标以及其他激励机制，如电子档案的接纳和灵活运用等，分为APPs和CPPs的预算。目前，公立初级保健中心需要向医疗机构的主管汇报情况。在新的NHIS计划中，这种状况会得到改变，所有的私立初级保健中心（占绝大多数）将形成分散化和自治化的格局，只对HIO负责。

当前，市政当局只承担很少的责任，初级保健中心自行任命工作人员，但是人员数量、服务提供和优先任务仍然由地区医院主管和卫生部医疗主管部门来安排。现阶段，没有专门的卫生保健检查机构，虽然在新的NHIS中会成立一个专门部门来处理浪费、欺诈和滥用行为，双重负责初级和二级保健服务。

塞浦路斯对于家庭医学有专门的要求，虽然目前事实上还缺乏训练有素的家庭医生，政府不得不雇佣一些没有经过专门全科医学培养的医生，这对公立初级保健中心的保健质量有较大的影响。目前的改革措施中，要求所有的家庭医生出具初级保健培训的文件证明，这样才能与新的NHIS签约。在目前的公立初级保健机构还有大量的专科医生，尽管其中的多数是全科医生或者家庭医生，这些专科医生还包括外科医生、泌尿科医生以及其他非专科医生。

根据新的NHIS规定，需要建设新的初级保健服务场所，要提出场所服务面积（已经设定了最低要求),建筑物内部结构(失能病人专用通道,候诊室等),以及初级保健内部设施设备等要求(ECG,血压测量仪,现场测试等)。目前的临床指南正在反复试验和开发中。在新的 NHIS 计划(2012 年实施)中,临床指南、质量指标和财务激励(绩效工资)都被认为是激发高质量初级保健的重要变量。而且,根据同一计划实施的信息化疾病预防和管理项目,以及与之相关的财务激励,也期望被用来提高公立和私立部门的初级保健质量。最后,以病人为中心的初级保健结果的公开,团体服务的激励,电子监控档案系统的引入,以及整体上得到提高的医生的医疗领导角色都会显著改善保健质量。

疾病管理指南已经在初级保健机构使用但还没有正式颁布,也没有对此专门监测并提供相应的激励机制,包括指南与保健质量相关性的评估和影响也没有实施。新的 NHIS 将引进信息化疾病管理项目,该项目通过私人医生(PPs)执行并会获得额外的补偿。新的 NHIS 临床指南,主要是吸收和利用欧洲指南(如来源于 NICE(National Centre for Health and Care Excellence))。对于病人的申诉,一般只在二级保健机构处理,尤其是公立医院。不过新的 NHIS 也设计了申诉过程,而且会从不同渠道(写信,电子邮件和电话等)覆盖所有初级保健的方方面面。

2.2 初级保健的经济背景

根据欧盟统计局 2009 年的数据,2006 年,塞浦路斯门诊支出占全部卫生支出的 26.2%。但是对目前初级保健的估计好像不太现实,因为 50% 的初级保健是由私立部门提供的。在新的保健体系内,初级保健和门诊服务估计共占卫生支出的 40%,预防服务和健康促进占 0.6%(2006),这与其他欧洲国家相比是个很低的数字(Eurostat,2009)。虽然 80% 的人群享有初级和二级保健服务,但是只有 50% 的人群使用公立服务。绝大多数公立初级保健机构的病人是老年人,而绝大多数的青年人会去私立医疗中心就诊,譬如个体或者集体开业的医院,他们有的自费,有的享受各类医疗保险(私人购买或与工作相关)。人们期待已久的卫生保健改革可能会改变这种状况,到那时所有的人群都将被覆盖,个体也可以自由选择医生,私立和公立都行。

私立部门的初级保健医生都是个体经营的,而公立部门的医生都是拿薪酬的雇员。私立部门的医生主要是以按项目收费服务为主,包括自费和通过不同保险支付费用。除了塞浦路斯医学会设定一个最小的象征性收费外,没有相应的调整机制。不同的保险机构针对医生的访视范围、实验室检测和药物的费用都是不同的。在公共部门,服务的共付部分是非常低的,还不到 1%,几乎是 100% 的补贴,在初级保健中只有一个很低的处方药共付比例。但那些公开可用的药物还是有限的,包括大量的仿制药物。目前,没有接受保险的人群大约占 10%(所有的低收入人群由公共部门负担),其中的 80% 由公立初级保健中心提供服务。不过,保健的质量在私立和公立部门的差异是非常大的。所以,那些有钱人一般都去私立部门直接找专家看病。基于目前的系统,全科医生拿的是固定薪酬,虽然以后的改革会每个月根据医生看病的数量和其他激励指标(如质量)来确定其绩效和工资。也就是说目前的工资体系与绩效无关,但是即将实施的 NHIS 会采取绩效相关的工资体系。

独立行医的全科医生主要是采取按项目收费。估计每年公立初级保健机构中等职业水平的全科医生毛收入在 55000 欧元左右,私立机构的医生收入水平差距非常大,这决定于服务地区,服务质量,住院服务等很多因素。公立机构中等职业水平的全科医生收入与其他专业医生收入水平相当,但是私立部门可能更有利于专科医生。在公立全科服务中心,包括设施等所有的成本都是公共资金负担,而私立部门的成本是由医生自己负担。

2.3 初级保健人力资源发展

在公立部门,可以直接找绝大多数的专科医生看病。最近,塞浦路斯卫生部禁止病人找一些医生直接看病,如整形医生。尽管如此,塞浦路斯的初级保健体系并不提供看门人服务,这将导致很高的支出费用和双重费用,并导致合作服务和连续性的缺失等等问题。塞浦路斯公立初级保健部门的全科医生平均年龄估计超过了50岁,主要是由于公立初级保健部门还没有完全发展起来,绝大多数的合格医生在其他专业就职。需要特别指出的是,由于病人可以直接找公立部门的专科医生看病,公立初级保健医生主要提供小病治疗、开处方和实验室检测预订服务等。

目前塞浦路斯没有太好的提高全科医生就业人数的政策。相反,从1995年到2000年,全科医生的数量下降了20%。不久的将来,初级保健能力保障计划将会实施,主要目的是保证NHIS有充足的合格全科医生。而且,当务之急是更新全科医生的专业培训。全科/家庭医学专业项目是在2000年早期与塞浦路斯卫生部合作发起的项目,至今还未做修改。这是一项关于全科医学的四年培养项目。目前塞浦路斯没有医学学术机构,只是将来打算成立一所公立和一所私立医学院校。国家全科医学协会是负责全科/家庭医生四年培养的官方组织,共有60名全科医生会员。该协会主要承担相应的教育和科研活动,并同卫生部保持良好的接触,这样会更好的支持塞浦路斯全科医学的发展。不过,还有另外一个普通医师协会,共有165名全科医生会员,年龄都在50岁以上,主要是在初级保健工作多年但没有经过四年培养并获得官方认可的医生。

3. 初级保健的过程

3.1 初级保健服务的可及性

据估计,塞浦路斯每千人拥有0.31名全科医生,主要原因是急剧缺乏经过四年培养的全科医生,政府不得不雇佣没有接受全科培训的医生参与全科服务。目前在农村地区没有发现医药相关的问题,每个农村健康中心都有其自己的药房。通常,公立初级保健中心营业时间由早上7:30到下午2:30,每星期有一次开业时间延长到下午6:00。私立初级保健医生通常由早上9点工作到下午8点,每周工作五天。加班服务主要是通过私人医生的电话问诊,或者公立及私立医院的急诊提供。公立全科医生一般不会上门服务,私立医生也只会偶尔提供,社区护士也很少参与出诊服务。肿瘤病人主要由非营利性组织提供家庭看护,他们会提供特殊的肿瘤护理服务。公立初级保健机构的病人自己不会付款,或者只是象征性地支付一点,而私人医生行医不管是自费还是私人保险付费,是一定要支付的。

私立初级保健机构提供的服务可以提供电话问诊,偶尔也会有电子邮件咨询和网站交流,但是绝大多数病人都通过预约系统进行预约。反之,公立部门很少或者没有。根据欧洲相关研究(Dobrev et al.,2008),3.5%的塞浦路斯全科医生(对私立和公立机构采取混合抽样)会与病人讨论病人管理或者健康问题(2007),14%的全科医生(私立)都有自己的营业网站。同样的研究显示,95%的病人发现比较容易找全科医生看病(包括公立与私立全科医生)。

3.2 初级保健服务的连续性

目前塞浦路斯的初级保健体系内,全科医生没有自己固定的病人清单。因此,病人接受的服务往往是碎片化的,资源浪费也是不可避免的(如多重检测,缺乏服务的连续性,缺乏统一的电子档案)。基于目前正开展的卫生保健改革计划(NHIS),全科医生会有自己的病人清单,从而有更大的动力开展疾病管理项目,譬如会设立专门的质量指标,补偿也将基于目标完成情况等(2～3级指标)。

据估计,几乎所有的临床全科医生都保留临床记录,但这些记录的质量可谓是千差万别。改革后将会引进统一的电子档案系统,从而确保服务的连续性,提高数据本身、数据挖掘和数据监测的质量(Samoutis et al.,2007)。大约54%的全科医生在问诊室有计算机(Dobrev et al.,2008),但是私立部门的全科医生使用计算机的比例估计应该高一些,在70%~80%。不过,他们也不会使用综合的电子医疗档案。公立部门的全科医生基本上不使用计算机,因为纸质档案是强迫使用的。基于目前的状况,病人可以自由选择全科医生或者初级保健中心。根据新的NHIS,病人也有自由选择全科医生的权利,如果他们愿意,每隔六个月可以更换全科医生。不过事实上由于农村地区的某些限制,他们不可能自由选择全科服务中心。基于一项最近的研究(Samoutis et al.,2010),绝大多数公立初级保健机构的病人对提供的服务非常满意。但病人一般不太期望到公立卫生保健中心看病,这种期望与那些到私立初级保健中心就医的病人期望形成鲜明对比。这从他们的平均年龄、社会经济地位、教育背景的差异就可以看出他们选择差别如此巨大的原因。

3.3 初级保健服务的合作

初级保健的病人不一定需要转诊到专科医生、其他医务人员或者专业护士那里就诊,尽管如整形科医生需要转诊,主要原因是他们的候诊名单太长。绝大多数的私立初级保健医生都是个体营业,而绝大多数的公立初级保健医生会以集体营业的方式在初级保健健康中心工作。在有限的公立健康中心里,这种工作方式一般被称为技能混合模式。唯一到公立健康中心去工作的专科医生是心理医生,因为只有在心理领域才存在多学科的服务,而其他领域的这种概念还没有被完全理解,即使如此,全科医生也很少参与。

塞浦路斯目前没有适当的综合IT技术。不过,基于新的NHIS,将在电子档案方面建立综合的IT系统,能够更好地收集和开发临床病人的数据(Samoutis et al.,2007)。通过社区健康调查来提高初级保健的质量和反应性的目的,不管是在市政还是地区层面都恐怕难以实现。

3.4 初级保健服务的复杂性

塞浦路斯由全科医生独立接诊而未转诊的平均数据还不清楚,据估计这个数字不会很高。在公立初级保健部门,由全科医生独立处理且没有转诊的病人要远低于私立部门。塞浦路斯的全科医生通常只提供中小规模的服务,如葡萄糖测试,简单的绷带包扎,耳镜检查,ECG等(见表4.2)。不过,全科医生不提供妇科检查(更没有宫颈细胞学检查以及性传播疾病筛查等),也没有简单的峰值流量计检测。

表4.2　全科医生参与不同初级保健服务的程度*

全科医生可能参与的服务	全科医生"总是"参与的服务	全科医生"从不"或"很少"参与的服务
首诊(共10项)	—	• 儿童伴剧烈咳嗽 • 年满8岁儿童伴听力问题 • 年满18周岁女性口服避孕药咨询 • 年满20岁女性妊娠确认 • 年满35岁女性月经不规则咨询 • 年满35岁女性伴心理问题

续表

全科医生可能参与的服务	全科医生"总是"参与的服务	全科医生"从不"或"很少"参与的服务
		• 50岁以上女性伴乳房肿块
		• 年满28岁男性伴首次惊厥
疾病的治疗和随访(共9项)	• 慢性支气管炎	—
	• 消化性溃疡	
	• 肺炎	
	• 单纯Ⅱ型糖尿病	
	• 轻度抑郁症	
	• 被养老院和疗养院接收的病人	
医疗技术规程(共10项,包括全科医生或全科护士)	—	• 嵌脚趾甲楔形切除
		• 头皮皮脂腺囊肿手术
		• 疣切除术
		• 宫内节育器植入
		• 角膜锈斑剔除
		• 眼底检查
		• 关节内注射
预防性保健(共8项)	• 破伤风疫苗接种	• 性传播疾病检测
	• HIV/AIDS筛查	• 宫颈癌筛检
	• 高危人群流感疫苗接种	
	• 胆固醇水平检测	
健康促进(共4项)	• 肥胖咨询	—
	• 运动(缺乏)咨询	

注释:*回答全科医生参与的程度:(几乎)总是;通常;偶尔;很少或从不。

全科医生会首诊一些普通健康问题,儿科医生负责儿科首诊问题,妇科医生首诊妇科问题。公立全科医生一般只能针对老龄中低收入群体开展首诊服务。至于后续的随访问题,由于这种保健方式缺乏连续性,大多数的慢病病人会同时找专科医生和全科医生看病,成本和资源的浪费也是必然。全科医生或者全科护士的服务职能是受到限制的,譬如他们不能完成即使像切除嵌脚趾甲这样的小手术,或者伤口缝合、疣切除等,同样也不能开展眼科(眼底检查,角膜斑去除)及妇科服务(宫内避孕环的植入)。

至于全科医生承担的初级保健预防服务,如上所述也只有有限的内容,如胆固醇水平检测以及流感疫苗接种等,大多数的服务都是由专科医生完成(宫颈癌筛查由妇产科医生承担,乙状结肠镜检查由胃肠道医生完成等),妇幼生殖健康服务完全不在全科医生的工作范围。

4. 初级保健体系的产出

4.1 初级保健的质量

如前所述,塞浦路斯的初级保健质量还有很大的提升空间。大量具有合格资格的医生还没有进入该领域,经过培训的医生数量有限。塞浦路斯的医生总数为2226名(塞浦路斯医学会,2008年),全科医生255名(9.8%,城市219名,农村36名)。只有25%的全科医生通过了四年的家庭医学培养。尽管如此,新的NHIS将改变目前的状况,初级保健将处于健康保健体系的中心地位。

每年全科医生提供的处方量还没有估计。2007年,塞浦路斯开出了1600万盒药物,这在欧洲是比较高的,每千人每天大约是33.9 DDD(ESAC,2009)。

关于慢病管理质量,只有一项公立初级保健的前沿研究能提供一些数据(Samoutis et al.,2010)。该项研究指出,大概有30%的高血压病人被纳入管理目标,糖尿病HbA_1C管理成功率达到约55%。塞浦路斯的预防保健数据很有限。女性1997年开展乳腺放射检查的比例估计是16%(病人不需要转诊,塞浦路斯有全国性的针对50~69岁女性的筛查项目)。巴氏涂片筛查由妇科医生完成,筛查率估计较高,但没有官方的数据。

一般公立初级保健机构提供的问诊时间平均为15分钟,私立部门平均为20分钟。上述数据为专家估计数据,并非正式的统计,目前还不存在此类数据。据估计,10%~20%的公立初级保健诊疗会转诊,私立部门的比例是5%~10%。

4.2 初级保健体系的产出

塞浦路斯的卫生保健体系整体来说效率不高,大量家庭从私立部门购买的医疗保健,实际上国家的初级保健已经覆盖,这是卫生保健服务的大量重复浪费。而且,塞浦路斯的初级保健并没有承担看门人的角色,全科医生并没有充当协调者。此外,初级保健的系列活动是受到限制的,这主要是有大量专科医生的存在,而全科医生并非是一个受尊敬的职业,新的合格医生没有多少会进入初级保健行业。

在塞浦路斯,公立初级保健医生不会提供上门服务而私人初级保健医生也很少,所以当务之急要制定一些措施促进他们提供上门服务。目前在公立初级保健机构一般不提供电话问诊,私立部门的全科医生中70%提供电话问诊服务(2009年),这么高的数据估计是由于塞浦路斯人具有某种地中海气质(需要紧密接触)所致,当然,病人直接就诊需要资费也是造成这种需求很大的原因之一。

致谢

感谢医学博士、哲学博士Alexis Samoutis医生为本章所做的贡献。

参考文献

[1] Dobrev A et al. (2008). Benchmarking ICT use among general practitioners in Europe. Bonn, Empirica.

[2] ESAC(2009). [web site]. Antwerp, European Surveillance of Antimicrobial Consumption

(http://app. esac. ua. ac. be/public/index. php/en_gb/home, accessed 9 December 2009).

[3] Eurostat(2009). Eurostat statistics 2009. Luxembourg, Eurostat(http://epp. eurostat. ec. europa. eu/portal/page/portal/eurostat/home/, accessed April 2010).

[4] Eurostat(2010). Eurostat statistics 2010. Luxembourg, Eurostat(http://epp. eurostat. ec. europa. eu/portal/page/portal/statistics/themes, accessed April 2011).

[5] IMF(2010). World Economic Outlook Database[online database]. Washington, DC, International Monetary Fund(http://www. imf. org/external/pubs/ft/weo/2010/02/index. htm, accessed April 2011).

[6] Ministry of Health of the Republic of Cyprus(2010). [web site]. Nicosia, Ministry of Health of the Republic of Cyprus(http://www. moh. gov. cy/Moh/moh. nsf/index_en/index_en? OpenDocument, accessed April 2011).

[7] Samoutis G et al. (2007). Implementation of an electronic medical record system in previously computer-naïve primary care centres: a pilot study from Cyprus. Informatics in Primary Care, 15(4):207-216.

[8] Samoutis G et al. (2010). Effectiveness of a quality improvement intervention in diabetic hypertensive patients in primary care of Cyprus. Family Practice, 27(3):263-270.

[9] UNDP(2009). Human development report 2009. Overcoming barriers: human mobility and development. New York, United Nations Development Programme.

[10] WHO Regional Office for Europe(2010). European Health for All database(HFA-DB) [online database]. Copenhagen, WHO Regional Office for Europe(http://data. euro. who. int/hfadb/, accessed 13 April 2010).

5 捷克

A. Windak, M. Oleszczyk, B. Seifert

1. 初级保健的背景

1.1 国家与人口

捷克共和国位于中欧,国土面积 78866 平方公里,2008 年人口为 1047 万,其中女性占 50.1%,15 岁以下人口占 14.2%,65 岁以上人口占 14.7%。2008 年人口自然增长率为 1.4‰ (Czech Statistical Office,2009;Ústav zdravotnickych informacía statistiky ČR,2009)。

1.2 经济与发展

捷克共和国实行议会制,议会采取普选。议会下院每隔四年选举一次,参议院议员任期六年,其中三分之一每隔两年进行换届。总统由议会选举,任期五年。捷克从 2004 年成为欧盟成员国。2010 捷克人力发展指数为 0.821,世界排名 28 位。2008 年人均 GDP 以 PPP 计算为 24630.6 美元。2007 年对外移民占总人口的 3%,主要目的地是西欧国家。2010 年第三季度,登记失业率为 8.6%(Czech Statistical Office,2009;Klugman,2010;OECD,2009)。

1.3 人口健康

2008 年,捷克男性人均期望寿命为 74 岁,女性为 80.1 岁,65 岁期望生存时间男性为 15.1 岁,女性为 18.4 岁。2008 年婴儿死亡率为 2.8‰。心血管疾病导致了男性 45% 的标准化死亡率和女性一半以上的死亡率,肿瘤导致了 27.5% 的标准化死亡率。其他死因包括外部原因(伤害和中毒)和呼吸系统疾病。主要的疾病负担为高血压,冠心病和精神障碍(主要是神经官能症和情感疾病),过敏症和糖尿病(Czech Statistical Office,2009;Ústav zdravotnickych informací a statistiky ČR,2009)。

1.4 卫生保健体系的特征

所有的捷克居民都享有普通健康保险。健康保险公司参与部分竞争,主要是争夺服务提供资源。全科医生可以同多个健康保险公司签约提供服务。从 2008 年开始,病人就诊必须自费部分费用,如果住院,会设置封顶线。全科门诊服务同欧盟其他国家一样,在 2008 年设置自费费用后呈现显著下降趋势,具体见表 5.1。全科医生占医生的比例从 2000 年后一直比较稳定

(OECD,2010;Ústav zdravotnickych informací a statistiky ČR,2001,2006,2009;WHO Regional Office for Europe,2010)。

表 5.1 卫生保健资源的发展与利用

	健康总支出占 GDP 的百分比（%）		人均健康总支出（以购买力平价计，美元）		医院床位（每 10 万人口）		医生（每 10 万人口）		全科医生占医生的百分比（%）	
	捷克共和国	欧盟[1]	捷克共和国	欧盟[1]	捷克共和国	欧盟[1]	捷克共和国	欧盟[1]	捷克共和国	欧盟
1995	n.a.	7.6	n.a.	1275.9	n.a.	740.9	n.a.	292.7	21.1	27.5[6]
2000	6.5	7.9	980	1608.0	780	669.0	337	295.1	20.0	28.3[5]
2005	7.2	8.5	1477	2150.9	760	604.6	356	316.0	22.1	26.3[4]
2009	6.8	8.8	1626	2788.2	730	564.8	357	321.6	21.8	25.5[3]
			(2007)	(2007)	(2007)	(2007)			(2008)	

	护士（每 10 万人口）		医院平均住院时间（天数）		医院急诊接诊（每百人）		每人每年门诊次数	
	捷克共和国	欧盟[2]	捷克共和国	欧盟[1]	捷克共和国	欧盟[1]	捷克共和国	欧盟[1]
1995	n.a.	575.1	n.a.	12.5	n.a.	15.7	7.4	6.6
2000	759	655.9	8.7	10.3	19.1	17.7	6.6	6.8
2005	810	682.7	8	9.5	21.0	16.2	6.3	6.8
2009	801	745.5	7.7	8.8	20.3	15.6	5.1	6.9
		(2007)		(2007)		(2007)		(2008)

来源：欧盟的平均值来源于欧洲人人享有健康数据库（WHO Regional Office for Europe,2010）；捷克的数据来源于Ústav zdravotnickych informací a statistiky ČR(2000,2005,2008);OECD(2009,2010)。

注释：[1] 1992、1997、2002、2007 年。[2] 1991、1996、2001、2006 年。[3] 除了西班牙、塞浦路斯、希腊、马耳他、波兰、罗马尼亚、斯洛伐克和英国之外 2005 年欧盟的平均值。[4] 除了塞浦路斯、西班牙、希腊、马耳他、波兰和罗马尼亚之外 2002 年的欧盟平均值。[5] 除了保加利亚、塞浦路斯、西班牙、希腊、马耳他、荷兰、波兰、罗马尼亚和斯洛伐克之外 1997 年的欧盟平均值。[6] 除了塞浦路斯、西班牙、希腊、马耳他、荷兰、波兰和罗马尼亚之外 1993 年的欧盟平均值。

2. 初级保健体系的架构

2.1 初级保健的治理

捷克目前没有明确的政策来规划当前和未来初级保健的定位。同样，初级保健资源的公平配置也没有公开的政府文件支持。在卫生部，也没有专门的部门处理初级保健事务。初级保健服务的责任主要在于地方当局（Krajski Uřad）。保险公司、医疗团体等初级保健利益相关者通过政策咨询的形式共同负责相关政策的开发。初级保健机构主要为地方当局所有,这种产权形式允许地方政府影响初级保健服务的组织和提供,即初级保健的控制是地方当局的责任,州政府没有专门的机构处理类似问题。医生必须完成全科医学培养并且同保险公司签约之后才可以在初级保健机构行医。经营初级保健机构也需要签订合同。对于初级保健服务,不断更新的临床指南是改善质量的最好工具。多数指南都是由捷克全科医学会发布。病人的权利受到法律保护,包括知情同意权、病历的使用权、医疗记录的机密使用权和初级保健服务的申诉权等(Haskovcová,1992;Nys et al.,2007)。

2.2 初级保健的经济背景

捷克初级保健支出大概占卫生总预算的4.7%,但是门诊服务的支出大概占卫生总费用的24.4%。此外,2007年2.2%的卫生总费用用于预防和公共卫生服务(OECD,2009)。按照法律规定,所有的捷克公民都享有健康保险,包括全科服务(Sbírka zákonů ČR(Parliament of the Czech Republic),1992a,1992b,1997)。捷克规定病人必须自费部分医疗服务费用,包括全科医生的服务和处方。成人每次看病需要支付30 CZK(1.20欧元),如果病人在65岁以下,每年支付上限为5000 CZK(205欧元),如果65岁以上,支付上限为5500 CZK(225欧元)(Sbírka zákonů ČR,1997)。超过95%的全科医生都是同健康保险公司签约的个体医生,大概另有5%受雇于其他医生并拿固定薪酬,剩下不到1%为卫生当局工作,通常也是拿固定工资。个体全科医生的工资通常都是复合形式,包括人头费和付费服务。据捷克相关专家估计,中等职业生涯的全科医生年收入大概在25000欧元(不包括服务成本)。但是OECD认为2006年私立全科医生的收入至少高于51512美元(以购买力平价计算)(OECD,2009)。目前还没有拿固定工资全科医生的具体收入情况。全科医生的收入同神经科医生、耳鼻喉科医生或者眼科医生的工资相当,高于内科医生、儿科医生或其他医务人员,但是低于心血管或妇科医生的收入,具体见图5.1。

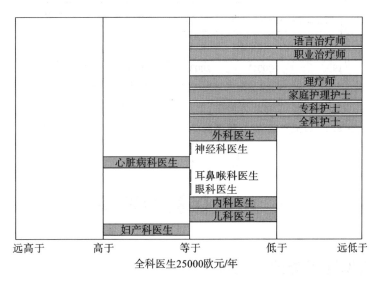

图5.1 中等职业生涯医务人员与中等职业生涯全科医生平均收入的关系

2.3 初级保健人力资源的发展

在捷克,病人可以直接找初级保健机构的全科医生、护士或者理疗师就诊。找妇科、儿科、眼科、耳鼻喉科或外科医生看病也不需要转诊。2007年,执业的全科医生平均年龄为53.4岁,全科医生每周工作40小时,包括25小时的坐诊。全科医生的职责没有法律或政策文件明文规定。2009年,10%的医学毕业生选择家庭医学作为其未来的专业并已经登记在案。从2003到

2007年,全科医生的数量减少了1.9%,见图5.2。捷克的全科医生分为两种,他们不可能联合工作,一种是成人全科医生,一种是儿童全科医生(他们为18岁以下的人群服务),这两类我们都称为全科医生。

2008年,这两类全科医生总数为7663人,占捷克医生总数的21%,见图5.2(OECD,2009,2010;Ústav zdravotnickych informací a statistiky ČR,1996,2003,2008)。目前没有捷克今后劳动力需求和发展的数据。家庭医学的职业培养1978年开始实施,主要由专门的机构负责,跟大学没有联系。家庭医学研究生培养项目持续三年,其中一半的实践要在初级保健机构实习。捷克的八所大学都提供本科家庭医学课程,其中有三所大学还有专门的家庭医学系。初级保健护士没有专门的职业培养。捷克全科服务学会有4000名会员,在浦肯野捷克医疗协会的指导下工作,主要负责全科医生的教育、科研、职业发展等事务。在捷克还有成人和儿童全科医师联盟,主要是保护全科医生的既得利益。捷克有一本全科医生的科学和教育杂志《全科医学》(*Practicus*),每年发行10期,每期刊印6000份。还有一本纯科学月刊《全科医生》(*Prakticky lekar*),主要刊登学术文章。《研究生医学》(*Medicina po Promoci*)为双月刊,主要刊登相关的教育文章。《医学论坛报》偶尔发行,主要包括新闻和法律信息等内容。初级保健护士没有相关全国性的组织,也没有专业期刊。

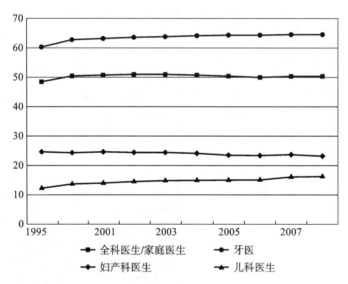

图5.2 近五年每10万居民拥有的初级保健专业人员的供给变化

3. 初级保健的过程

3.1 初级保健服务的可及性

2007年大概每10万捷克居民拥有70名全科医生(20名儿童全科医生和50名成人捷克医生),如图5.2所示(OECD,2009,2010;Ústav zdravotnickych informací a statistiky ČR,2008;WHO Regional Office for Europe,2010)。各地和城乡之间医疗资源分布的差异目前没有精确的数据,专家认为某些地区确实存在全科医生的短缺。不过社区药剂师还未见短缺的现象。全科医生每周工作5天,每天工作5小时,具体的工作时间要依全科医生与保险公司的合同以及该医生服务的病人数量而定。全科医生出诊的情况没有官方数据,专家估计农村地区全科医生每周出诊5~10次,城市为每周1~5次。多数全科医生会提供电话问诊,见图5.3。2007年,

32%的全科医生都有自己的网页为病人提供相关信息。同年,6.9%的全科医生报告称会使用电子邮件与病人沟通健康相关问题。捷克很少有或者没有集体诊疗(Dobrev et al.,2008)。多数病人并不通过预约,或者说预约的情况偶尔才会发生。加班服务由地方当局组织,全科医生必须强制性提供这些服务。每个地区加班服务的提供方式不同,主要是通过轮流排班或找替代医生。病人一般会支付诊疗的部分费用。2007年,只有5%的病人认为全科医生的服务无法负担,83%的病人认为比较容易获得全科医生的服务。

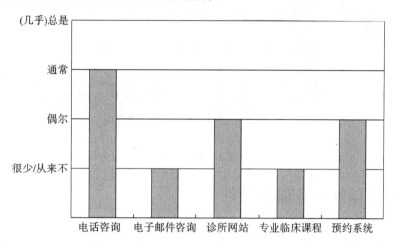

图5.3 初级保健机构或初级保健中心通常存在的工作方式及范围

3.2 初级保健服务的连续性

所有的捷克居民都在初级保健医生的病人清单上。2007年,每位成年全科医生病人清单有1613名病人,儿童全科医生有952名病人,妇科医生有3397人,牙医有1700人(Ústav zdravotnickych informací a statistiky ČR,2008)。据估计,90%~95%的病人碰到一般健康问题都会到他们常去的初级保健机构就诊。所有的全科医生必须例行为病人保存病历,2007年,80%的医生报告会使用计算机服务。一般来讲,计算机主要用于保存病历(66%)、开处方(67%)以及处理管理问题(67%)。但是计算机很少用来预约(3%),上网寻找专家(26%),与专科医生沟通信息(5%~6%)或者与药剂师沟通(Dobrev et al.,2008)。如果需要,全科医生会为病人开具转诊单,上面会提供他们的诊断和治疗信息。一般来讲,病人在加班时间就诊的信息会在24小时内反馈给全科医生。专科医生在给病人治疗后,也会给转诊过来的全科医生反馈信息。病人可以自由选择任何同保险公司签约的医生。不过,目前没有病人满意度的数据。

3.3 初级保健服务的合作

病人找妇科医生、儿科医生、眼科医生、心血管医生、全科护士或牙医就诊不需要转诊,但是找理疗师、专业护士或家庭保健护士需要转诊单。其他专科医生也要转诊,除非病人自费看病。多数全科医生都是独立行医,如图5.4所示。为两人或两人以上的集体行医只占4%。极少(1%)的初级保健机构有专科医生。全科医生会定期与全科护士、家庭保健护士以及药剂师开碰头会。偶尔也会同社工讨论问题,不过很少或几乎不同理疗师和心理健康社工讨论。护士一般不单独承担糖尿病门诊或健康教育活动。专科医生也不会找全科医生提供联合诊疗服务。但专科医生会给全科医生提供讲座或临床教学。病人的病历一般不用来确定当地的卫生需求,也不会为政策制定提供依据。社区健康调查偶尔才会有,主要是用于改善某地区初级保健的反应性和服务质量。

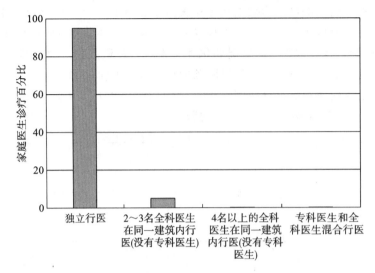

图 5.4 共享的服务

3.4 初级保健服务的复杂性

据估计 80%~90% 的病人诊疗都是由全科医生独立完成而不经转诊。这些服务主要是首诊,不复杂的内科问题,预防性活动(成人接种,心血管疾病和性传播疾病的筛查等),以及部分心理健康问题(如酒精滥用),具体见表 5.2。外科服务通常由专科医生提供。常规儿科服务和儿童健康监测,以及儿童接种主要由儿童全科医生完成。个体咨询主要由全科医生承担,常见问题包括缺乏锻炼、吸烟、肥胖以及酗酒。专科医生也会提供此类咨询,包括内分泌专科医生、胸腔科医生、内科医生或心理医生等。捷克的全科医生不会参与任何集体健康教育活动。

表 5.2 全科医生参与不同初级保健服务的程度*

全科医生可能参与的服务	全科医生"总是"参与的服务	全科医生"从不"或"很少"参与的服务
首诊(共 10 项)	• 年满 28 岁男性伴首次惊厥	• 儿童伴剧烈咳嗽
		• 年满 8 岁儿童伴听力问题
		• 年满 18 周岁女性口服避孕药咨询
		• 年满 20 岁女性妊娠确认
		• 年满 35 岁女性月经不规则情况
疾病的治疗和随访(共 9 项)	—	—
医疗技术规程(共 10 项,包括全科医生或全科护士)	—	• 宫内节育器植入
		• 眼底检查
		• 关节内注射

续表

全科医生可能参与的服务	全科医生"总是"参与的服务	全科医生"从不"或"很少"参与的服务
预防性保健(共8项)	・破伤风疫苗接种 ・流感疫苗接种 ・HIV/AIDS筛查 ・胆固醇水平检测	・宫颈癌筛检 ・乳腺癌筛检
健康促进(共4项)	・4年岁前儿童常规儿科检查 (由全科医生面向儿童和青少年)	—

来源:专家访谈。

注释:* 回答全科医生参与的程度:(几乎)总是;通常;偶尔;很少或从不。

4. 初级保健体系的产出

4.1 初级保健的质量

每年捷克全科医生开出的处方数量没有可靠的数据。不过,2007年门诊机构每千人每天开出的抗生素平均为16.8 DDD(OECD,2009)。每10万人可避免的住院率见图5.5。2008年,糖尿病人群$HbA_1C > 7.0\%$的比例为44.7%(Cebolla & Björnberg,2008)。更多的关于年龄和风险的指标还无法获取。关于慢阻肺或哮喘病人的肺功能测量指标也是缺失的。几乎所有的婴儿都会接种百白破、乙肝、腮腺炎、麻疹疫苗(接种率高于97%)(OECD,2009,2010)。2007年,42%的年龄在50~69岁的女性至少接受过1次乳房放射检查(OECD,2009;Von arsa et al.,2008),38.8%的45~69岁女性在过去的两年做过巴氏涂片筛查(宫颈细胞学检查)(Institute of Biostatistics and Analyses,2010;OECD,2009)。多数这些预防性活动由妇科医生而不是全科医生来完成。

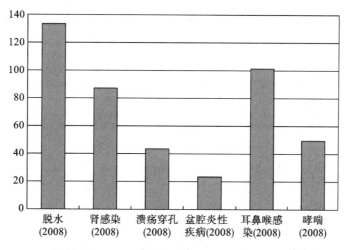

图5.5 近年来每10万人群中因对初级保健诊断敏感而住院的人数

5. 初级保健的效率

2008年,捷克的全科医生每年人均提供5.1次诊疗(Ústav zdravotnických informací a statistiky ČR,2009)。转诊和出诊没有官方数据可用。估计2008年病人通过电话问诊的比例为20%。

▶▶ 致谢

感谢所有为捷克初级保健提供信息的专家。感谢捷克全科医生学会主席,全科医生Svatopluk Byma博士,他的临床经验及其所担任的职务,在收集相关信息方面起到了极其重要的作用。

我们也非常感谢全科医学系的助教Norbert Kral博士对本研究所做的贡献。另外还要特别感谢捷克联合保险公司战略与发展部的Pavel Vepřek博士,他为我们厘清了一些我国卫生保健体系有关的法律和财务问题。还要感谢捷克外交部和卫生部欧盟代表处提供的热情和富有成效的合作。同样感谢Vlasta Vrchotová博士、Helena Sajdlová博士、Ing. Michaela Průchova和Ing. Ivan Popovič非常友好地提供了十分专业的关键信息。

▶▶ 参考文献

[1] Cebolla B,Björnberg A(2008). Health Consumer Powerhouse:Euro Consumer Diabetes Index Health. Täby,Sweden,Health Consumer Powerhouse.

[2] Czech Statistical Office(2009). Statistical Yearbook of the Czech Republic 2009. Prague,Czech Statistical Office(http://www.czso.cz/csu/2009edicniplan.nsf/engp/0001-09,accessed 8 December 2009).

[3] Dobrev A et al. (2008). Benchmarking ICT use among general practitioners in Europe. Bonn,Empirica.

[4] Haskovcová H(1992). Patients' rights in the Czech Republic[in Czech]. Cas Lek Cesk,13(131):385-387.

[5] Institute of Biostatistics and Analyses(2010). Cervix,official web site of the project Cervical Cancer Screening Programme in the Czech Republic. Prague,Institute of Biostatistics and Analyses(http://www.cervix.cz/index-en.php,accessed September 2010).

[6] Klugman J(2010). The real wealth of nations:pathways to human development. New York,Palgrave Macmillan.

[7] Nys H et al. (2007). Patient rights in the EU:Czech Republic. European Ethical-Legal Papers 1:1-57.

[8] OECD(2009). Health Data 2009. Paris,Organisation for Economic Co-operation and Development.

[9] OECD(2010). StatExtracts. Health Data 2010-selected data. Paris,Organisation for Economic Co-operation and Development.

[10] Sbírka zákonů ČR[Parliament of the Czech Republic](1992a). 280/1992 Sb. ZÁKON. České národní rady ze dne 28. dubna 1992 o resortních, oborových, podnikových a

dalších zdravotních pojišťovnách[Act 280/1992 on health insurance]. 58,1579-1582. Prague,Parliament of the Czech Republic.

[11] Sbírka zákonů ČR[Parliament of the Czech Republic](1992b). Zákon č. 592/1992 Sb. o pojistném na všeobecné zdravotní pojištění[592/1992 Sb. Act of the Czech National Council dated 20 November 1992 on insurance premiums for the general health insurance]. 592. Prague,Parliament of the Czech Republic.

[12] Sbírka zákonů ČR[Parliament of the Czech Republic](1997). Zákon o veřejném zdravotním pojištění[Act 48/1997 on public health insurance and on amendments to some related acts]. Prague,Parliament of the Czech Republic.

[13] Ústav zdravotnických informací a statistiky ČR(1996). Zdravotnická ročenka České republiky 1995[Health statistics yearbook 1995]. Prague,Czech Statistical Office.

[14] Ústav zdravotnických informací a statistiky ČR(2001). Zdravotnická ročenka České republiky 2000[Health statistics yearbook of the Czech Republic 2000]. Prague,Czech Statistical Office.

[15] Ústav zdravotnických informací a statistiky ČR(2003). Zdravotnická ročenka České republiky 2002[Health statistics yearbook 2002]. Prague,Czech Statistical Office.

[16] Ústav zdravotnických informací a statistiky ČR(2006). Zdravotnická ročenka České republiky 2005[Health statistics yearbook of the Czech Republic 2005]. Prague,Czech Statistical Office.

[17] Ústav zdravotnických informací a statistiky ČR(2008). Zdravotnická ročenka České republiky 2007[Health statistics yearbook 2007]. Prague,Czech Statistical Office.

[18] Ústav zdravotnických informací a statistiky ČR(2009). Zdravotnická ročenka České republiky 2008[Health statistics yearbook of the Czech Republic 2008]. Prague,Czech Statistical Office.

[19] Von Karsa L et al. (2008). Cancer screening in the European Union. Lyon, International Agency for Research on Cancer.

[20] WHO Regional Office for Europe(2010). European Health for All database(HFA-DB) [online database]. Copenhagen,WHO Regional Office for Europe(http://www.euro.who.int/hfadb,accessed 13 April 2010).

6 丹麦

T. Hasvold

1. 初级保健的背景

1.1 国家与人口

丹麦是北欧最小的国家,丹麦由一个相对较大的半岛和基座小岛组成,在南部陆地上与德国接壤。

丹麦是一个君主立宪制国家,实行议会制,政府首脑是首相。丹麦由中央政府、5个大区的地方政府和98个自治市组成。1973年丹麦加入欧盟,国土面积43098平方公里,多数属于肥沃的平原地带。到2010年,丹麦居住人口为550万,人口密度约为每平方公里127.6人。

丹麦每千人口净移民数为2.48人。其人口结构如下:0~14岁占18.1%,15~64岁占65.8%,65岁及以上占16.1%。人口增长率为0.28%,87%的人口居住在城市地区。

1.2 经济与发展

丹麦2009年人均GDP为36000美元,人力发展指数为0.955,世界排名16位,过去25年间增速为0.29%(UNDP,2009)。

所有的儿童全部接受基础教育,成人平均入学时间为9.7年。2009年失业率为3.6%。

1.3 人口健康

丹麦全人群期望寿命是78.3岁(男性75.9,女性80.7)。2008年生育率是每千人口1.89,出生率为11.96(WHO Regional Office for Europe,2010)。2006年每千人口死亡率为10.16(WHO-HFA),当年婴儿死亡率为3.6‰(WHO Regional Office for Europe,2010)。

死亡率构成中,循环系统疾病占193.47‰。根据丹麦2007年健康报告,主要的公共卫生问题为吸烟、饮酒和青年人群缺乏运动(Kjoller,Juel & Kamper-Jörgensen,2007)。在青年人中,10%患有慢性疾病。在成年和老年人群中,肥胖、高血压及其他长期慢病人数还有可能增加。

丹麦2008年产妇死亡率为7.69/10万(WHO欧洲区,2010)。2002年,心血管疾病和肿瘤是主要的死因,2007年丹麦人患肿瘤比例为3.73%,和芬兰、挪威和捷克共和国属于欧盟国家患病率最高的(WHO欧洲区,2010)。2008年,每十万人口结核病例为6人,2007年艾滋病感染率为 5.6/10 万,2006 年死亡率为 0.4/10 万(WHO 欧洲区,2010;OECD,2010)。

1.4 卫生保健体系的特征

丹麦的卫生保健体系从 20 世纪 70 年代开始就一直保持了现有的基本框架。内务和健康部(2010 年 2 月成立)负责处理医院和个体健康事务,初级保健机构、健康保险和社区保健属于社会事务部管理,成本由政府当局承担,主要来源于高税收。与欧盟平均水平相比,丹麦每 10 万人口拥有医生和床位数都较低(见表 6.1)。医院床位数与欧盟其他国家一样,呈现下降的趋势,精神疾病人群的去机构化是导致这种趋势的主要原因。不过相对而言,医生与人口之比在这一阶段是上升的。

表 6.1 卫生保健资源的发展与利用

	健康总支出占 GDP 的百分比(%)		人均健康总支出(以购买力平价计,美元)		医院床位(每 10 万人口)		医生(每 10 万人口)		全科医生占医生的百分比(%)	
	丹麦	欧盟[1]	丹麦	欧盟[1]	丹麦	欧盟[1]	丹麦	欧盟[1]	丹麦	欧盟
1995	8.1	7.6	1869	1275.9	490	740.9	268	292.7	16.9	27.56[6]
2000	8.3	7.9	2383	1608.0	430	669.0	291	295.1	22.2	28.35[5]
2005	9.5	8.5	3152	2150.9	400[8]	604.6	332	316.0	20.8	26.34[4]
2009	9.8[7]	8.8	3540[7]	2788.2	317[9]	564.8	342[7]	321.6	20.0[7]	25.53[3]

	护士(每 10 万人口)		医院平均住院时间(天数)		医院急诊接诊(每百人)		每人每年门诊次数	
	丹麦	欧盟[2]	丹麦	欧盟[1]	丹麦	欧盟[1]	丹麦	欧盟[1]
1995	654	575.1	6.1	12.5	n.a	15.7	n.a.	6.6
2000	1011	655.9	5.4	10.3	n.a	17.7	n.a.	6.8
2005	782	682.7	4.5	9.5	n.a	16.2	n.a.	6.8
2009	789[7]	745.5	n.a	8.8	n.a	15.6	n.a.	6.9

来源:欧盟的平均值来源于欧洲人人享有健康数据库(WHO Regional Office for Europe,2010)。丹麦的数据来源于欧洲人人享有健康数据库(WHO Regional Office for Europe,2010)和 Nomesco/Nososco 数据库(医院床位,2007)(2011)。

注释:[1] 1992、1997、2002、2007 年。[2] 1991、1996、2001、2006 年。[3] 除了西班牙、塞浦路斯、希腊、马耳他、波兰、罗马尼亚、斯洛伐克和英国之外 2005 年欧盟的平均值。[4] 除了塞浦路斯、西班牙、希腊、马耳他、波兰和罗马尼亚之外 2002 年的欧盟平均值。[5] 除了保加利亚、塞浦路斯、西班牙、希腊、马耳他、荷兰、波兰、罗马尼亚和斯洛伐克之外 1997 年的欧盟平均值。[6] 除了塞浦路斯、西班牙、希腊、马耳他、荷兰、波兰和罗马尼亚之外 1993 年的欧盟平均值。[7] 2007 年。[8] 2003 年。[9] 2007 年。

丹麦的卫生保健体系主要是由税收支持的公立机构所支撑。只有一小部分(2002 年为 5%,目前仍在不断增加)是由补充私人健康保险支持,如药物和牙科服务的共付部分。

丹麦公民可以选择不同的两套初级保健,一种是每年免费的卫生保健,看专科医生可以转诊;或者是病人完全自由选择医生或者专科医生,国家只报销其看病三分之二的费用。大多数人会选择前一系统。一些药物由国家进行补贴。公立医院的责任主要由地方当局负责,每个地区一般有 1~2 所大型专科医院,2~4 所小型医院,在这些医疗机构的治疗都是免费的。国家任命的卫生官员直接对国家卫生当局负责,他们对地方政府的健康事务提出相关建议。政府卫生当局采取了大规模的行动来对付结核病、性病、白喉和脊髓灰质炎。由于政府推动了护士对母婴的免费指导和支持行动,才会有婴儿死亡率降至4‰的结果(2006)。医疗问诊服务是免费的,但是药物治疗只对学生免费。1999年,一岁以上儿童均接种了白喉、百日咳、破伤风和麻疹疫苗(Encyclopedia of the Nations,2010)。

2. 初级保健体系的框架

2.1 初级保健的治理

丹麦的卫生体系由中央政府、大区政府和市政当局共同管理,三级都有民主选举的程序。传统上丹麦就有分散管理的习俗,主要由地方和市政当局负责承担更多的责任。国家水平层面的机构包括议会、政府及其组成部门。国家负责卫生保健的法定框架,监督、监测大区和市政当局的服务提供。5个大区负责初级和二级保健的服务提供。大多数医院由地区所有并负责运作,医院医生的薪酬由地方政府开支。私立医院和诊所从20世纪90年代以来开始增加,但规模很小,只有500张床位多一点的规模,不到全国整体规模的2%(Department of Health and Prerention,2008b)。

医生完全是私立的,但他们服务的报酬主要由地方政府提供(Strandberg-Larsen et al.,2007)。地方政府还负责急诊服务,这也是全科医生的部分责任(Strandberg-Larsen et al.,2007)。全科医生的责任受到2005年健康法的约束。

很多医生为国家卫生行政部门工作,但同时也是医师协会的成员,这无疑会强化政府和协会的关系。

2.2 初级保健的经济环境

丹麦所有的卫生保健都是免费的。大多数的地方和市政卫生保健支出来源于收入税,中央政府只通过卫生保健预算来进行控制。丹麦的全科医生是个体营业的医生,只同地方行政当局签约。全科医生的收入有几个部分,一个是人头费,大概占收入的三分之一,一个是服务项目收费,还有就是非工作时间的问诊费,如电话问诊和上门出诊服务等。全科医生都有自己的诊室及相应的设备设施,他们自己为其雇员提供工资(Strandberg-Larsen et al.,2007)。在哥本哈根,按项目收费的机制提高了服务能力但是降低了专科服务的转诊(Krasnik et al.,1990)。该系统主要在于通过增加付费行为来促进优先健康行动。由市政当局雇佣的卫生保健人员(疗养院工作人员、家庭护士、健康随访员以及市属牙医)拿固定薪酬。全科医生雇佣的人员由全科医生负责提供工资,通常也是固定薪酬(Strandberg-Larsen et al.,2007)。

据丹麦全科医生组织(PLO)估计,全科医生2010年的净收入(除开办公费用)大约是100万丹麦克朗(135000欧元),比专科医生的收入要低很多(见图6.1)。

2.3 初级保健人力资源发展

丹麦的全科医生地位相对较高,劳动力成本很高,因此医生的规模几乎没有回旋的余地。2009年全科医生的平均年龄为53.6岁,82.8%年龄都在46岁以上。一般全科医生每周工作44小时(Brondt,Vedsted & Olesen,2007)。

2009年,丹麦27%的全科医生都接受了研究生培养(Department of Health and Prevention,2008a)。根据国家卫生当局的数据,2006年在岗全科医生与专科医生的比值为0.66(4172/6301)。丹麦的四所大学里,有三所提供全科医学研究生培养项目。在本科阶段,全

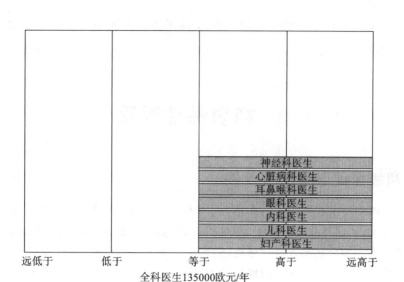

图 6.1 中等职业生涯医务人员与中等职业生涯全科医生平均收入的关系

科医学是强制性的主要课程。对社区和执业护士,都有相应的职业培养。

丹麦全科医生学会(DSAM)有 2500 名成员,大约占全科医生的 60%。主要的任务是开展职业发展、教育和科研活动。丹麦全科医生学会的主要任务是保障医生的工资福利,与新执业者谈判等,共有 3715 名成员,大概占全科医生的 89%。

丹麦有一本同行评阅的全科医学杂志《全科医学月刊》(*Månedsskrift for Praktisk Lægegerning*)。

丹麦的护士由 DS(Dansk Sykepleraad)统一组织管理,主要职责是保障护士的收益和职业发展。丹麦大概有 11000 名初级保健护士,但是不清楚有多少是 DS 的成员。丹麦也有初级保健护理学会(Faglig Selskap for Sykepleiere i Primarsektoren),有 300 名成员。另外,丹麦有一本家庭护理的杂志。

总体而言,丹麦每千人拥有的护士为 7.9 人,医生是 3.4 人,护士与医生之比为 2.3。2003 年丹麦有 11000 名医院雇佣的医生。2002—2006 年,专科医生呈小幅上涨趋势。图 6.2 显示了近五年来初级保健服务人员供给的变化(Eurostat,2011)。

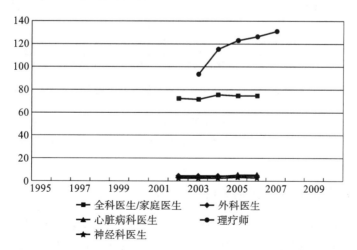

图 6.2 近五年每 10 万居民拥有的初级保健专业人员的供给变化

资料来源:Eurostat,2011。

目前丹麦约有 3680 名全科医生,每人平均负责 1575 名居民。2004 年,每千人拥有 3.6 名医生和 9.8 名护士。不过农村和偏远地区现在越来越难招聘到医生和护士了(Strandberg-Larsen et al.,2007)。

3. 初级保健过程

3.1 初级保健服务的可及性

丹麦的全科医生扮演有限的看门人角色,病人可以直接找眼科、耳鼻喉科、心脏病科、神经科以及外科医生就医,但是找全科护士、专科护士、家庭保健护士、牙医、助产士、执业医师和语言治疗师需要转诊。如果是私人自费服务,病人可以直接找妇产科、儿科及其他内科专家。

丹麦全国的全科医生密度在不同地区的差距很小。但是在农村地区很难招聘并留住相应的医生。

丹麦的全科医生每天必须保证 8 小时营业,每周工作 5 天,周一到周五,早上 8 点到下午 4 点(Sygesikringens Forhandlingsudvalg and Praktiserende Laegers Organisation,2006)。

病人无须为全科医生支付问诊费,经全科医生转诊后也不用为专科医生支付问诊费。病人也不用为全科医生上门出诊服务支付费用,但是他们要支付药品和注射的成本费用。

根据 2007 年的调查,丹麦有 82% 的病人认为找全科医生比较方便(European Commission,2007)。几乎所有的全科医生都有预约系统,而且都提供电话和电子邮件咨询(见图 6.3)。

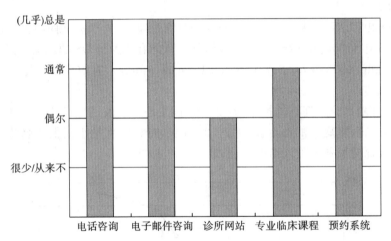

图 6.3 初级保健机构或初级保健中心通常存在的工作方式及范围

在丹麦,初级保健合作社提供加班初级保健服务。每个合作社由不同团队的不同全科医生组成,他们是非营利性的大型组织,提供包括电话分诊、建议、面对面现场服务以及出诊等服务等。

3.2 初级保健服务的连续性

丹麦的初级保健服务以病人清单为基础。几乎所有丹麦人会在不同的全科医生清单上。每个全科医生的清单平均拥有 1583 名病人(Ministry of Interior and Health,2008)。

全科医生必须保留所有的临床病历,所有的全科医生都有计算机记录病历。多数全科医生会采用计算机和网络进行预约,收费,开处方,在网上搜索专家信息,转诊病人以及向药剂师发送处方等。所有需要转诊的病人必须拿转诊单到专科医生那里。全科医生推荐转诊的专科医生和医院,必须给病人相应的回执单。

在丹麦,病人可以自由选择全科医生,大约82%的病人对全科医生的服务感到满意(见图6.4)(European Commission,2007)。

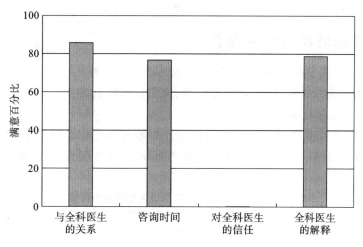

图6.4 病人对服务的满意度

注释:该指标为多个项目的平均值,范围从94%(病人对医生尊重病人的隐私感到满意)到77%(病人对参与诊疗决策满意)之间(对全科医生的评估中,性别和年龄有显著性差异)。

3.3 初级保健服务的合作

全科医生是初级保健通向卫生保健的大门,他们处理病人的所有常见病情。丹麦的看门服务功能比较弱,病人一般可以直接接触各类专科医生(见3.1部分)。2007年,丹麦共有3850万次全科诊疗服务,相当于每年每人找全科医生7次。每位丹麦居民都有资格找全科医生或者全科服务团队注册,如图6.5所示,36%的全科医生是单独执业,更多的人倾向于集体行医(Organisation of General Practitioners,2009)。全科医生雇佣大约3100名辅助人员(2008年)。每位医生都为其诊所的营业状况负责,但根据相应的协议条款,他们必须提供全科医学服务。

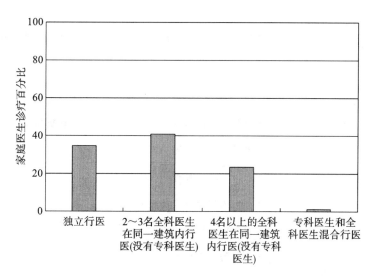

图6.5 共享的服务

多数专科医生和全科医生的合作主要靠转诊单或者医院/医生开具的回执单,除了电话确认专业问题,他们之间没有正式的合作。专科医生和初级保健之间的一体化合作目前还缺乏组织化和制度化的安排。专科医生几乎不会找全科医生,但是他们经常会在各类会议中为全科医生授课。

全科医生的临床数据一般只会偶尔用于公共卫生领域。

3.4 初级保健服务的复杂性

大概10%找全科医生就诊的病人会转诊寻求其他健康服务。

多数全科服务有标准的设备如耳镜、小便条、窥阴器和峰值流量计,而丹麦的全科医生很少用到ECG或者伤口缝合设施。

一般来讲,儿童严重咳嗽和听力问题,女性关于口服避孕药的咨询、确认是否怀孕等问题都会找全科医生首诊。月经不规律的女性,有自杀倾向的男性通常也会找全科医生咨询(见表6.2)。

表6.2 全科医生参与不同初级保健服务的程度*

全科医生可能参与的服务	全科医生"总是"参与的服务	全科医生"从不"或"很少"参与的服务
首诊(共10项)	・儿童伴剧烈咳嗽 ・年满8岁儿童伴听力问题 ・年满18周岁女性口服避孕药咨询 ・年满20岁女性妊娠确认 ・年满35岁女性月经不规则咨询 ・35岁女性伴乳房肿块	—
疾病的治疗和随访(共9项)	・消化性溃疡 ・被养老院和疗养院接收的病人	—
医疗技术规程(共10项,包括全科医生或全科护士)	・踝关节(固定)包扎	・嵌脚趾甲楔形切除 ・眼底检查 ・静脉输液
预防性保健(共8项)	・破伤风疫苗接种 ・性传播疾病检测 ・HIV/AIDS筛查 ・高危人群流感疫苗接种 ・宫颈癌筛检 ・胆固醇水平检测	・乳腺癌筛检
健康促进(共4项)	—	—

注释:*回答全科医生参与的程度:(几乎)总是;通常;偶尔;很少或从不。

4. 初级保健体系的产出

4.1 初级保健的质量

2007年,初级保健机构的全科医生和少量专科医生开出的抗生素为16.03 DDD/(1000人/天)(ESAC,2010)。2007年,每10万居民中患有哮喘的居民住院比例为43人。

全科医生负责一般疫苗的接种,主要是由地方政府根据具体项目支付。包括白喉、破伤风、百日咳、脊髓灰质炎和Hib(乙型流感嗜血杆菌疫苗)等在内的疫苗的接种率比较高。但是麻疹、腮腺炎和风疹(MMR)疫苗的接种存在一定的问题,主要是父母担心疫苗可能引起的严重不良反应和并发症。1996年,丹麦85%的15个月以上儿童都接种了MMR,但是在哥本哈根,接种率不到80%。2003年,儿童接种疫苗的比例达到96%,哥本哈根也达到了95%(National Serum Institute,2005)。

丹麦逐步在各地引进乳腺癌筛查项目,主要是针对50~69岁妇女,一般每两年筛查一次。2006年,已经覆盖65.9%的适龄人群。宫颈涂片在丹麦由全科医生完成,系统筛查项目开始于1968—1969年,主要目标是23~59岁人群,一般要求女性每年做一次宫颈涂片。2005年,覆盖率达到69.4%。

4.2 初级保健的效率

在丹麦,在全科医生处登记的病人每年平均就医6.8次(2009)。2009年丹麦全科医生完成的诊疗中,出诊占1.2%,电话问诊占38.4%。每次面对面的问诊一般需要10~15分钟(全科医生的报告)(Danish Medicines Agency,2010)。2006年,丹麦全科医生每千名病人中有363人被转诊到专科医生,其中270人转诊到医院(Sundhedsstyrelsen,2010)。

参考文献

[1] Brøndt A, Vedsted P, Olesen F(2007). General practitioners' job satisfaction. Ugeskr Laeger,169:2521-2525.

[2] Danish Medicines Agency(2010). [web site]. Copenhagen, Danish Medicines Agency (www.dsm.dk,accessed April 2011).

[3] Department of Health and Prevention(2008a). Denmark's Health Act. Act No. 95. Copenhagen,Ministry of Health and Prevention.

[4] Encyclopedia of the Nations(2010). Denmark-health. (http://www.nationsencyclopedia.com/Europe/Denmark-HEALTH.html#ixzz10SPTl3S7,accessed 22 August 2010).

[5] ESAC(2010). [web site]. Antwerp, European Surveillance of Antimicrobial Consumption (http://app.esac.ua.ac.be/public/,accessed April 2011).

[6] European Commission(2007). Special Eurobarometer 283:Health and long-term care in the European Commission. Brussels,European Commission.

[7] Eurostat(2011). Eurostat statistics 2011. Luxembourg,Eurostat(http://epp.eurostat.ec.europa.eu/portal/page/portal/statistics/themes,accessed March 2012).

[8] Kjøller M,Juel K,Kamper-Jörgensen F(2007). Folkesundhedsrapporten, Danmark 2007 [Public health report,Denmark 2007]. Copenhagen,Statens Institut for Folkesundhed.

[9] Krasnik A et al. (1990). Changing remuneration systems: effects on activity in general practice. British Medical Journal,300:1698-1701.

[10] Ministry of Interior and Health(2008). Almenn praksis' rolle I fremtidens sundhetsvesen[The role of general practice in the future health care]. Copenhagen, Ministry of the Interior and Health.

[11] National Serum Institute(2005). EPI-News. National Surveillance of Communicable Diseases,14.

[12] Nomesco/Nososco databank(2011). Social and health indicators. Copenhagen, Nordic Medico-Statistical Committee-Nordic Social-Statistical Committee (http://indicators.nom-nos.dk/pxweb/Dialog/statfilel.asp,accessed 10 February 2011).

[13] OECD(2009). Health at glance 2009: OECD indicators. Paris, Organisation for Economic Co-operation and Development.

[14] OECD(2010). Health Data 2010. Paris, Organisation for Economic Co-operation and Development.

[15] Organisation of General Practitioners(2009). Statistics from the Organisation of General Practitioners. Copenhagen, Danish College of General Practitioners (http://www.laeger.dk/portal/page/portal/LAEGERDK/Laegerdk/P_L_O/Om%20PLO/Tal%20og%20publikationer/Statistik%20om%20almen%20praksis/praksist%C3%A6lling_2009.pdf,accessed September 2010).

[16] Strandberg-Larsen M et al. (2007). Denmark: health system review. Health Systems in Transition,9(6):1-164.

[17] Sundhedsstyrelsen(2010). Sygeskringsregisteret [Danish Health Service Register]. Copenhagen: Sundhedsstyrelsen (National Board of Health) (http://www.sst.dk/Indberetning%20og%20statistik/Sundhedsstyrelsens,accessed March 2011).

[18] Sygesikringens Forhandlingsudvalg and Praktiserende Laegers Organisation (2006). Landsoverenskomst om almen laegegerning[The Organisation of GPs contract with the Danish regions]. 55.10.1.

[19] UNDP(2009). Human development report 2009. Overcoming barriers: human mobility and development. New York, United Nations Development Programme.

[20] WHO Regional Office for Europe(2010). European Health for All Database(HFA-DB) [online database]. Copenhagen, WHO Regional Office for Europe.

7 爱沙尼亚

K. Polluste, M. Lember

1. 初级保健背景

1.1 国家与人口

爱沙尼亚是巴尔干半岛最小的，国土面积45227平方公里。由于移民和人口自然增长，直到1990年，其人口一直保持增长态势。从1990年起，外来移民逐渐减少，移居海外的逐渐增多，而且出生人数在不断减少，死亡人数不断增加。2010年1月，爱沙尼亚总人口数为134万，其中男性为46%，女性为54%，平均人口密度约为每平方公里29.6人，城市人口占总人口的65%。近年来，老龄人口有逐渐增加的趋势。0~14岁儿童占总人口比例由1990年的22.3%下降到2009年的15%，65岁及以上老年人占总人口比例由1990年的11.6%增加到2009年的17.1%。从1991年起，人口自然增长率为负数，但是从1994年开始，由于出生人数增加，人口增长率呈上升趋势。2009年，每千人口出生、死亡的比例分别为11.8和12.0（Statistics Estonia，2010）。因此，爱沙尼亚目前的主要人口问题同欧洲其他国家一样，表现为人口老龄化。

1.2 经济与发展

爱沙尼亚是议会制共和国。议会（Riigikogu）101名议员由每四年一次的选举产生。国家由15个行政区域（县）组成，包含226个自治市。在20世纪90年代早期，爱沙尼亚转向市场经济，整个社会也发生了深刻的变化。除了经济改革，社会和健康领域也发生了改革。在1995年至2007年这一段时间内，人均GDP增加了2倍多，从1995年的6278美元增加到2007年的20350美元（OECD，2009）。从20世纪90年代中期开始，爱沙尼亚经济就开始向好的方面转化，就业增加，工资和养老金增加，失业率和生活在贫困线以下的人数减少。不过，在2008年，爱沙尼亚劳动市场发生了显著的改变，失业率在仅半年内上升了2倍（Ministry of Social Affairs，2009a）。2009年，失业率为13.8%。

爱沙尼亚的人力发展指数一直不断在上升，由1990年的0.817上升到2007年的0.883，每年平均增长0.46%，2007年人力发展指数排名中在182个国家和地区中排名40位（UNDP，2010）。

1.3 人口健康

正如其他中东欧国家一样,伴随着社会的巨变,爱沙尼亚经历了20世纪90年代早期公共卫生指标的急速下滑。如人均期望寿命开始下降,到1994年达到谷值,为66.5岁(男性60.5岁,女性72.8岁)。1995年开始,人均期望寿命不断增加,2008年达到74.1岁(男性68.6岁,女性79.2岁)(Statistics Estonia,2010)。2008年出生健康期望寿命为55.2年(男性52.9年,女性57.3年)(WHO,2010b)。每千名活产婴儿死亡率在过去的18年间下降明显,由1992年的15.8下降到2009年的3.6(Statistics Estonia,2010)。同出生率一样,爱沙尼亚的生育率也在不断上升,由2001年的1.34上升到2008年的1.65(Eurostat,2010;Statistics Estonia,2010)。

心血管疾病、恶性肿瘤和意外事故排名爱沙尼亚死因前三位。2008年死因顺位前五位分别为(每10万人群):①缺血性心脏病342.2;②恶性肿瘤264.3;③脑血管疾病117.4;④高血压心脏病114.9;⑤意外事故和中毒101.3(Statistics Estonia,2010)。

2004年每10万人群疾病负担(根据年龄标化的DALY值)前五的是:①精神疾病3501;②心血管疾病3045,其中缺血性心脏病1538,脑血管病719;③非有意伤害2314;④恶性肿瘤1638,其中气管、支气管和肺部肿瘤296;⑤感觉器官疾病888(WHO,2010a)。

1.4 卫生保健体系的特征

爱沙尼亚健康总支出占GDP的比重几年来一直徘徊在5%~6%,不过人均健康总支出保持增长的趋势(见表7.1)。爱沙尼亚卫生保健体系主要是由社会保险提供的公共支出体系,筹资来源于指定的就业税,大概占全部筹资的60%,一般税收收入占10%~11%。指定的税收由爱沙尼亚健康保险基金(EHIF)统一安排,该基金是保健服务的唯一购买人。社会事务部负责未保险人群的急救和急诊保健,是最大的公共卫生项目。市政当局在卫生保健筹资中扮演的作用有限。私人支出占健康支出的四分之一左右,主要是共付部分。由于实施社会保险模式,被覆盖人群大概占爱沙尼亚全国人口的94%。未被覆盖的人群,虽然急诊和急救服务由国家负担,但是需要常见健康服务时还是需要自己付费(Koppel et al.,2008)。EHIF负责与卫生保健提供者谈判并支付相应的服务费用,还包括药物支出、病假和产假期相应的费用。2009年,69%的健康保险预算用于健康服务,包括初级保健服务,11%用于药物支出,20%用于病、产假。

健康服务的提供分为两种水平,初级保健属于一级,由独立签约的全科医生根据其病人清单提供。二级保健,指专业的门诊和住院保健,主要由医院和门诊部提供。不过,有些急诊专科服务也由健康中心和专科医生独立提供。

爱沙尼亚卫生保健服务者的数量,尤其是护士的数量,从1992年开始下降,但是从2000年早期开始,医生和护士的数量开始缓慢增加,到2008年增加到每10万人拥有335.3名和685.9名。在1998—2008年间,全科医生的数量由从每10万人拥有22名增加到62.1名,这种显著增加的现象主要是由于将区属内科医生和儿科医生再培训成为家庭医生所致。人均门诊数量由1990年的7.1次下降到1992年的4.8次,随后缓慢增加到2008年的6.5次。1992年,爱沙尼亚共有118所医院,2008年下降到57所。医院床位数由1992年每10万人口968.2张下降到2008年的571.6张。每百人急诊住院率大概在17人,人均住院时间由1990年的17.4天下降到2008年的7.9天(National Institute for Health Development,2010)。

药物支出占健康总支出的比例由1997年的17%上升到2007年的24.8%。2009年,由EHIF提供补偿的全部药物处方为644万张,平均每个保险人5张处方。2008年的处方量为664万,其中63.7%由全科医生开出(EHIF,2010)。

表7.1 卫生保健资源的发展与利用

	健康总支出占GDP的百分比（%）		人均健康总支出（以购买力平价计，美元）		医院床位（每10万人口）		医生（每10万人口）		全科医生占医生的百分比（%）	
	爱沙尼亚	欧盟[1]	爱沙尼亚	欧盟[1]	爱沙尼亚	欧盟[1]	爱沙尼亚	欧盟[1]	爱沙尼亚	欧盟
1995	n. a.	7.6	239.7	1275.9	834.9	740.9	319.2	292.7	14.3	27.5[6]
2000	5.3	7.9	543.6	1608.0	717.6	669.0	309.6	295.1	18.8	28.3[5]
2005	5.0	8.5	789.4	2150.9	547.8	604.6	320.2	316.0	19.6	26.3[4]
2009	6.1	8.8	1263	2788.2	571.4	564.8	334.9	321.6	25.6	25.5[3]

	护士（每10万人口）		医院平均住院时间[7]（天数）		医院急诊接诊（每百人）		每人每年门诊次数	
	爱沙尼亚	欧盟[2]	爱沙尼亚	欧盟[1]	爱沙尼亚	欧盟[1]	爱沙尼亚	欧盟[1]
1995	673.9	575.1	12.7	12.5	17.2	15.7	5.9	6.6
2000	621.9	655.9	9.2	10.3	18.7	17.7	6.7	6.8
2005	657.1	682.7	7.9	9.5	16.4	16.2	6.9	6.8
2009	640.2	745.5	7.8	8.8	15.9	15.6	7.1	6.9

来源：欧盟的平均值来源于欧洲人人享有健康数据库（WHO Regional Office for Europe，2010）。

注释：[1] 1992、1997、2002、2007年。[2] 1991、1996、2001、2006年。[3] 除了西班牙、塞浦路斯、希腊、马耳他、波兰、罗马尼亚、斯洛伐克和英国之外2005年欧盟的平均值。[4] 除了塞浦路斯、西班牙、希腊、马耳他、波兰和罗马尼亚之外2002年的欧盟平均值。[5] 除了保加利亚、塞浦路斯、西班牙、希腊、马耳他、荷兰、波兰、罗马尼亚和斯洛伐克之外1997年的欧盟平均值。[6] 除了塞浦路斯、西班牙、希腊、马耳他、荷兰、波兰和罗马尼亚之外1993年的欧盟平均值。[7] 除了平均住院时间、急诊入院和门诊诊疗是2009年的数据，其他爱沙尼亚的数据都是指2008年。

2. 初级保健体系的框架

2.1 初级保健的治理

爱沙尼亚初级保健体系的重塑开始于20世纪90年代早期，1997年完成的初级保健改革的目标和任务包括：①创建病人清单，让所有人都能选择一位初级保健医生注册；②引进部分看门人系统；③引进针对全科医生的复合支付系统；④给予全科医生独立签约的地位（Lember，2002）。到2000年早期，上述任务已经完成；2009年，由政府批准，社会事务部会同利益相关方代表、学术机构同时启动并完成了新的"初级保健发展规划"。该计划的核心在于理解初级保健是人群接触卫生保健体系的第一环，大多数的服务都可以在初级保健机构提供，包括健康促进和疾病预防。如果需要，病人可以转诊到专科医生那里（包括护理保健）。初级保健医生负责必要健康服务的提供以及保健的连续性。根据发展计划的愿景，期望2015年多数常见的初级保健服务由初级保健团队及其他初级保健网络的专科医生提供，并保证这些服务就近可及（家庭和工作场所附近）。

爱沙尼亚每个县的地理分布根据人口数量来计划，在农村地区，传统的服务位置、人群交通条件等条件会被加以考虑。由社会事务部和EHIF批准的该计划只同合格的服务提供方签约。

健康服务提供的检查（包括初级保健服务）由健康当局来协调开展。对于健康服务从业人员的房屋和设备都是根据法律来安排。在初级保健行业执业,要像其他医学专业一样(医生、护士、助产士),必须要完成家庭医学硕士阶段的培养后在卫生行政部门注册。全科医生自助认证系统目前已经运行。对于初级保健的设施和设备,需要社会事务部批准。至于初级保健开业,对房屋(要求的房屋清单、房屋面积、医生工作环境等)和设备都有必要的要求(要求的医疗等设备清单)。爱沙尼亚家庭医生协会引进了针对初级保健的同行自愿评议机制,有众多针对全科医生和护士的临床指南,主要是由全科医生和家庭护士以及其他临床专家在EHIF的资助下完成。

从全国来看,每年卫生保健(包括初级保健)的满意度调查能反映社区的影响力。社区影响也可以在市政当局层面体现,毕竟市政当局是初级保健机构的拥有者。一些市政当局也会资助初级保健服务。病人的权利主要由《强制行动法案》保护(2001):包括知情同意权、病人病历的使用权、医疗记录的机密使用权,以及保证病人申诉的过程的有效处理。所有这些不是专门针对初级保健,也针对其他专科保健服务。

2.2 初级保健的经济背景

在2006年,爱沙尼亚门诊支出(包括初级保健和专科门诊)占健康总支出的22.6%(Eurostat,2010)。在EHIF的卫生服务总预算中,初级保健占13%。2009年1月,共有128万被保险人在EHIF注册登记,占到爱沙尼亚全部居民(134万)的95.6%。所有被保险人的医疗费用全部由初级保健费用支出(除了医生开具的药品费用;病人的贡献依赖于诊断)。

全科医生的法律地位通过2002年的《健康保险法案》确定下来。根据该法,所有的全科医生可以独立签约。多数全科医生会与EHIF签约并通过综合的补偿方式获得相应收入(EHIF,2010)。大约5%的全科医生由其他医生给予固定薪酬。平均下来全科医生的预算一般由以下几个方面构成:①基本的食宿和交通补贴占11%;②人头支付占66.5%;③实验室检测费用占20.3%;④绩效支付(质量奖金)占1.7%;⑤远离最近医院20公里以上的补贴占0.5%(大概24%的全科医生)。人头支付依赖于全科医生病人清单的年龄结构。2010年,每人每月的人头支付大约如下:0~2岁幼儿,6.85欧元;2~70岁,2.85欧元;70岁以上,3.45欧元(EHIF,2010)。2008年,全科医生平均毛收入为86790欧元,这包括了其营业的成本(如房屋、设备、保健及雇员成本等)。全科医生的收入(2009年为17500欧元)低于其他专科医生,但是比护理人员、助产士、心理治疗师和其他治疗师还是要高很多(National Institute for Health Development,2010)(见图7.1)。

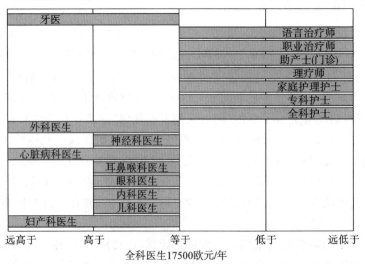

图7.1 中等职业生涯医务人员与中等职业生涯全科医生平均收入的关系

2.3 初级保健人力资源发展

全科医生的任务和责任在"初级保健发展规划"中有明确描述,由社会事务部批准,具有法律约束力。全科医生提供不分年龄、性别和健康状况的综合服务。全科医生平均每周工作40小时,包括至少20小时在办公场所内与病人直接诊疗。

爱沙尼亚的全科医生在全国唯一一所拥有医学系的塔尔图大学进行培养。该大学提供三年的家庭医学研究生培养(其中18个月针对初级保健),家庭医学也是本科阶段医学教育的主要课程(Maaroos,2004)。20世纪90年代初,全科医生的培养主要通过两种办法:如果已经是初级保健医生(儿科医生、内科医生),需要经过三年的在职培养;如果从医学系毕业并且已经完成了实习,可以完成三年的全脱产学习。第一个家庭医学的培养项目1991年才开始,并于1993年发放结业证(Lember,1996)。2009年,85名学生中的11名(12.9%)开始家庭医学的研究生培养。

至于未来初级保健能力需求和发展,在初级保健发展规划中关于医疗和护理专业发展计划中有专门的预测(Ministry of Social Affairs,2009b)。在2004—2008年期间,医疗和护理专业直接的供给(全科医生、妇产科医生、口腔科医生、皮肤科医生、性传播疾病专科医生、心理医生、临床护士和助产士等),与其他专科医生一样,没有太大的改变(见图7.2)(National Institute for Health Development,2010)。2010年初,在所有健康行政部门注册的998名全科医生中,平均年龄为51.4岁,37%处于45~54岁,37%为55岁及以上(Health Board,2011)。

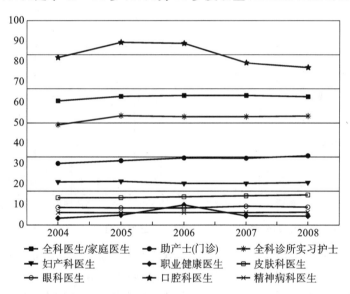

图7.2 近五年每10万居民拥有的初级保健专业人员的供给变化

在三年的护理培养之后,还有专门针对全科护士的一年期专业培训,主要由塔林卫生保健学院提供。

爱沙尼亚家庭医生协会大约有900名成员,其活动包括为全科医生提供经济支持,应对职业发展(包括开发业务指南)和教育,也包括科研活动(如组织年会等)。《家庭医学杂志》(*Perearst*)每年刊发四期,主要内容包括:新闻10%,点评10%,通俗文章20%,综述文章30%,研究报道30%。该杂志并非同行评阅的杂志,也没有英语文摘。

家庭护士联谊会是爱沙尼亚护士协会下属的组织,与爱沙尼亚家庭医生协会的作用一样,负责其成员的财务和实物利益、职业发展、教育以及科研活动等,该联谊会有166名成员。

3. 初级保健过程

3.1 初级保健服务的可及性

在1991年到2004年期间,共有979名医生成为再培训后合格的全科医生,也是真正能为爱沙尼亚人服务的全科医生。每名全科医生服务1600±400名居民(Maaroos & Meiesaar,2004)。病人清单的数量基本上是稳定的,但是不同的县、不同的乡村和城镇还是有所不同,这主要是由于各个地区的人口密度不同。2008年,每10万居民平均拥有62.1名全科医生,各地的全科医生密度也不同,密度最高的为每10万居民77名全科医生,最低的少于每10万居民43名全科医生。不过,城市和农村的牙医数量差别不大,2009年每10万居民城市拥有61名牙科医生,农村有58名。但在某些偏远地区,全科医生的数量仍然短缺(Ministry of Social Affairs,2009b)。

所有全科服务和初级保健中心都必须每工作日(周一到周五)开业至少8小时。出诊的数量还是很少,平均每位全科医生每周2.2次。加班服务一般在合同中不会规定,如果病人在全科医生下班后确实有需要,将由医疗急诊(急救)中心提供服务。电话问诊的数量每年都在增加,一些服务机构都有自己相应的网站,不过电子邮件咨询的方式还不常见(见图7.3)。

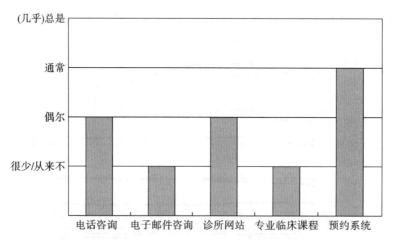

图7.3 初级保健机构或初级保健中心通常存在的工作方式及范围

病人找全科医生看病不用支付费用,但是全科医生出诊需要付费(每次出诊50爱沙尼亚克朗或者3.2欧元,2岁以下婴幼儿和12周以上的孕妇除外),病人找专科医生看病同样需要支付费用(每次50爱沙尼亚克朗或者3.2欧元,2岁以下婴幼儿和12周以上的孕妇除外)。全科医生或者专科医生开具的药品还是需要付费的(Health Insurance Act,2002)。

2007年,6%的病人认为不能负担全科保健服务,但是89%的人认为找全科医生看病比较方便且可及(Health Insurance Act,2002)。

3.2 初级保健服务的连续性

爱沙尼亚所有的全科医生都有病人清单,平均服务人口1600±400人(Ministry of Social Affairs,2009b)。近年来,大约70%的病人碰到健康问题时会去找全科医生看病(Polluste, Kalda & Lember,2004,2007,2009)。为确保服务的连续性,全科医生必须保存病人的病历。所有的医生使用计算机来保存病历,同时也使用计算机开具处方、管理财务以及日常文件等。临床记录系统可以通过诊断产生病人清单,但不一定总是通过健康风险进行分类。当全科医生将病人转诊到专科医生那里,他们总是会使用转诊单,通常包括相关诊断和已经完成的治疗信息,专科医生通常也会在治疗后向全科医生反馈。多数情况下,如果病人在规定的8小时之外就诊,全科医生会在24小时内接收其诊疗信息。

病人可以自由选择全科医生进行注册,但是在农村地区,这种选择是有限的,因为人口密度太低,可能该地区只有一名全科医生可供选择。病人对全科医生的满意度很高,其中90%对全科医生的各类服务感到满意,病人也相信他们的全科医生(见图7.4)(Polluste, Kalda & Lember,2004,2007,2009)。但是关于全科医生提供问诊时间的满意度还没有研究。

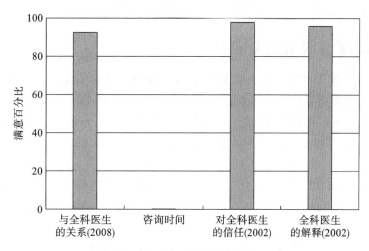

图7.4 病人对服务的满意度

3.3 初级保健服务的合作

爱沙尼亚的存在部分看门人系统(Ministry of Social Affairs,2009b)。一般来说,如果病人需要找专科医生看病需要全科医生的转诊,否则EHIF不会支付专科医生的服务费用,病人需要全额付款。如果病人是由于创伤、结核病、眼部疾病、皮肤疾病、性传播疾病或者心理服务,也包括妇产科服务在内,他们可以不经转诊直接找专科医生。如果由病人自费,也可以直接找专科医生看病(Lember,2002)。

多数全科服务(77%)都是独立开业,15%由2~3名全科医生联合开业,有8%为4名及以上全科医生(没有专科医生)在同一座大楼内共同营业(EHIF,2010)。在爱沙尼亚,还没有全科医生和专科医生联合开业的情况(见图7.5)。虽然全科医生与专科医生的合作不是很紧密(如

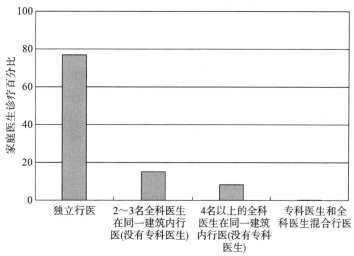

图7.5 共享的服务

联合问诊或者专科替换治疗等），但是专科医生为全科医生授课的情况还是很普遍的。初级保健全科医生之间，或者全科医生与全科护士之间还是存在紧密合作的，这种紧密合作也存在于全科医生和家庭护士、社工之间。由护士主导的行动，如健康教育或者糖尿病保健在初级保健中不太常见（Ministry of Social Affairs，2009b）。

全科医生保管的病人临床记录一般用于全国或者地区实施健康政策时的统计分析，每年全国范围的健康调查，主要目的在于提高初级保健的质量和反应性（Polluste，Kalda & Lember，2004，2007，2009）。

3.4 初级保健服务的复杂性

根据社会事务部发布的第116条管制措施，全科服务开业必须要有相应最低限度的设备支持。一般全科医生那里会有以下的基本配置：婴儿秤、糖试、敷料/绷带、耳镜、ECG以及小便测试条。当然，伤口缝合、窥阴器和峰值流量计一般条件下都会有（Ministry of Social Affairs，2001）。

全科医生的工作现在变得更加多样化（见表7.2）。2008年，91.5%的病人完全由全科医生处理而不经转诊（EHIF，2010）。病人找全科医生看病的范围很广，如肺部疾病、心脏病、Ⅱ型糖尿病、风湿性关节炎、精神健康或者心理问题，以及儿童健康问题等。这导致全科医生的工作量不断增加（Maaroos & Meiesaar，2004）。此外，有精神健康问题的病人也可以找心理治疗师，妇女有妇科疾病或者怀孕时更倾向于找妇科医生或者助产士。不过不满四周岁儿童的常规健康调查总是由全科医生完成，包括接种疫苗。譬如破伤风、流感和过敏免疫接种，以及血脂检查等，也都是由全科医生完成。但宫内节育器植入、眼底锈斑去除、关节腔注射、踝关节固定或者眼底检查这些项目，全科医生只会偶尔参与。而且，乳腺或者宫颈癌筛查，或者性传播疾病检测在全科服务中并不常见（Lember，Kosunen & Boerma，1998）。不同风险下的个体辅导也不多见，而团体性健康教育活动更少见。譬如，关于戒烟辅导可以由经过特别训练的医生和护士提供，并且有专门的办公室提供此类辅导。这些专科医生通常在医院工作。而群体性健康教育由专门的健康促进专科医师负责（Lember，Kosunen & Boerma，1998）。

表7.2 全科医生参与不同初级保健服务的程度*

全科医生可能参与的服务	全科医生"总是"参与的服务	全科医生"从不"或"很少"参与的服务
首诊（共10项）	—	—
疾病的治疗和随访（共9项）	·慢性支气管炎 ·肺炎 ·单纯Ⅱ型糖尿病 ·被养老院和疗养院接收的病人	—
医疗技术规程（共10项，包括全科医生或全科护士）	—	·眼底检查
预防性保健（共8项）	·破伤风疫苗接种 ·过敏接种 ·高危人群流感疫苗接种 ·胆固醇水平检测	—
健康促进（共4项）	—	—

注释：* 回答全科医生参与的程度：(几乎)总是；通常；偶尔；很少或从不。

4. 初级保健体系的产出

4.1 初级保健的质量

2008年全科医生提供的处方量为每千次诊疗1050张(444万次诊疗中提供423张处方),每千名登记病人有3300张(每1.28个登记病人4.23张处方)。目前,没有数据表明每天每千病人在门诊使用抗生素的数据。

诊断和治疗质量见图7.6,图中也给出了每10万人群中因对初级保健诊断敏感而住院的人数(EHIF,2010)。

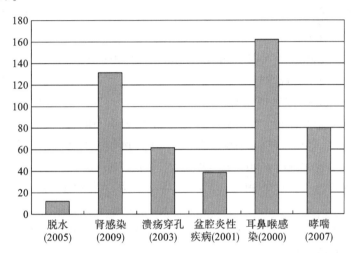

图7.6 每10万人群中因对初级保健诊断敏感而住院的人数

目前,关于糖尿病、COPD和哮喘服务的数据缺乏。2008年每10万人群中发现有哮喘的病人住院人数为79.5人(EHIF,2010)。

爱沙尼亚1周岁婴儿在初级保健机构接受接种的比例分别如下:①白喉95%;②破伤风95.1%;③百日咳95.1%;④麻疹89.8%;⑤乙肝94.1%;⑥腮腺炎89.8%;⑦风疹89.8%。2008年,65岁以上老年人接种流感疫苗的比例为1.16%(Health Board,2011)。

乳腺癌和宫颈癌筛查不在初级保健范围内,由全国性的项目提供该服务,50~69岁妇女每两年针对乳腺癌筛查一次,30~59岁女性每5年针对宫颈癌筛查一次。2004年乳腺癌筛查覆盖率为37%,2006年宫颈癌筛查率为12.7%(National Institute for Health Development,2007;Von Karsa et al.,2007)。

4.2 初级保健的效率

2008年,爱沙尼亚全科服务的问诊量为人均3.2次,出诊服务的比例为2.24%(EHIF,2010;National Institute for Health Development,2010),平均问诊时间为9.0±4.9分钟(Tähepold et al.,2003)。2008年每千名病人中全科医生转诊人数为328.55人(EHIF,2010)。目前,没有关于电话问诊比例的数据。

4.3 结论

1997年爱沙尼亚制定的初级保健战略及其目标目前已经实现。关于改革的首要条件也在医生的培养中得到了改变:如设立家庭医学课程并使之专业化,引进专门的规范化培训,并在1991—2004年开展大规模的初级保健医生再培训。病人清单系统和部分看门人体系得到了实施,全科医生能够独立于专科医生开展营业并能获得稳定的支付。全科医生的工作变得更加多样化,全科医生完全接手了儿童健康的监测,并处理大多数人的慢病健康问题。接受的初级保健服务效果良好也获得了大多数人的满意。因此,基于全科医生的新体系已成功实施,下一步初级保健的发展需要集中解决某些加入初级保健团队的专科医生(助产士、心理治疗师、社工)服务范围的问题。

致谢

作者非常感谢爱沙尼亚健康委员会和健康保险基金的所有专家为完成本项目提供的必要数据。

参考文献

[1] EHIF(2010). [web site]. Tallinn, Estonian Health Insurance Fund (http://www.haigekassa.ee/, accessed 25 June 2011).

[2] European Commission(2007). Special Eurobarometer 283: Health and long-term care in the European Commission. Brussels, European Commission.

[3] Eurostat(2010). Eurostat statistics 2010. Luxembourg, Eurostat (http://epp.eurostat.ec.europa.eu/portal/page/portal/statistics/themes, accessed 25 June 2010).

[4] Health Board(2011). [web site]. Tallinn, Health Board (http://www.terviseamet.ee/, 25 June 2011).

[5] Health Insurance Act(2002). Tallinn (http://www.legaltext.ee/et/andmebaas/ava.asp?m=022, accessed 25 June 2010).

[6] Health Services Organization Act(2001). Tallinn (http://www.legaltext.ee/et/andmebaas/ava.asp?m=022, accessed 25 June 2010).

[7] Koppel A et al. (2008). Estonia: health system review. Health Systems in Transition, 10(1):1-230.

[8] Law of Obligations Act(2010) Tallinn (http://www.legaltext.ee/et/andmebaas/ava.asp?m=022, accessed 25 June 2010).

[9] Lember M(1996). Family practice training in Estonia. Family Medicine, 28:282-286.

[10] Lember M(2002). A policy of introducing a new contract and funding system of general practice in Estonia. International Journal of Health Planning Management, 17:41-53.

[11] Lember M, Kosunen E, Boerma W(1998). Task profiles of district doctors in Estonia and general practitioners in Finland. Scandinavian Journal of Primary Health Care, 16:56-62.

[12] Maaroos HI(2004). Family medicine as a model of transition from academic medicine to academic health care: Estonia's experience. Croatian Medical Journal, 45:563-566.

[13] Maaroos HI, Meiesaar K(2004). Does equal availability of geographical and human resources guarantee access to family doctors in Estonia?", Croatian Medical Journal, 45:567-572.

[14] Ministry of Social Affairs(2001). The requirements for facilities and equipment for PC practices. Regulation No. 116. Tallinn, Ministry of Social Affairs of Estonia.

[15] Ministry of Social Affairs(2009a). Health,labour and social life in Estonia 2000-2008. Tallinn,Ministry of Social Affairs of Estonia.

[16] Ministry of Social Affairs(2009b). The development plan of primary health care for 2009-2015. Tallinn,Ministry of Social Affairs.

[17] National Institute for Health Development(2007). Report of EUROCHIP-2 action in Estonia. EUROCHIP final scientific report Annex 08: Impact of implementing a nationwide cervical cancer screening programme on population coverage by Pap-tests and on proportion of primarily detected cervical cancer in early stages. Tallinn,National Institute for Health Development.

[18] National Institute for Health Development (2010). [web site]. Tallinn, National Institute of Health Development(http://www.tai.ee/,accessed 25 June 2010).

[19] OECD(2009). Health Data 2009. Paris,Organisation for Economic Co-operation and Development/IRDES(http://www.eco-sante.fr/index2.php? base=OCDE&langh=ENG&langs=ENG&sessionid=,accessed April 2010).

[20] Polluste K,Kalda R,Lember M(2004). Evaluation of the primary health care reform in Estonia from patients' perspective: acceptability and satisfaction. Croatian Medical Journal,45:582-587.

[21] Polluste K,Kalda R, Lember M (2007). Satisfaction with the access to the health services of the people with chronic conditions in Estonia. Health Policy(Amsterdam, Netherlands),82:51-61.

[22] Polluste K,Kalda R,Lember M(2009). Accessibility and use of health services among older Estonian population. Central European Journal of Public Health,17:64-70.

[23] Statistics Estonia(2010). [web site]. Tallinn,Statistics Estonia(http://www.stat.ee/, 25 June 2010).

[24] Tähepold H et al. (2003). Structure and duration of consultations in Estonian family practice. Scandinavian Journal of Primary Health Care,21:167-170.

[25] UNDP(2010). Human development report 2009. New York, United Nations Development Programme.

[26] Von Karsa L et al. (2007). Cancer screening in the European Union. Report on the implementation of the Council Recommendation on cancer screening. First Report, European Commission,Luxembourg.

[27] WHO(2010a). WHO global burden of disease. Geneva,World Health Organization (http://www.who.int/healthinfo/global_burden_disease/en/, accessed 25 June 2010).

[28] WHO(2010b). World health statistics 2009. Geneva,World Health Organization.

[29] WHO Regional Office for Europe (2010). European Health for All database [online database]. Copenhagen,WHO Regional Office for Europe(http://data.euro.who.int/hfadb/,accessed 13 April 2010).

8 芬兰

K. Winell, T. Dedeu

1. 初级保健的背景

1.1 国家与人口

芬兰是北欧国家,与瑞典、挪威和俄罗斯接壤。国土面积 338424 平方公里,是欧盟人口最稀少的国家,人口密度约为每平方公里 16 人,目前全国有 540 万人生活在 336 个自治市,年均增长率为 0.5%,52.5% 为女性,男性为 47.5%。2009 年,0~14 岁人口比例为 16.7%,66.4% 为 15~64 岁,65 岁及以上人口比例为 16.9%(OECD,2010)。

1.2 经济与发展

芬兰是一个共和国,总统任期 6 年,议会每 4 年选举 1 次。芬兰在过去的 10 年中是欧盟国家经济增长较快的国家之一。但从 2008 年开始的经济衰退导致了当前的低水平预期。2008 年 GDP 为人均 37381 欧元(WHO Regional Office for Europe,2010),2010 年 1 月失业率为 9.5%。

在芬兰劳动人口中,59% 受过中等以上水平的教育。2010 年芬兰人力发展指数为 0.871,排名世界第 16 位(UNDP,2009)。

1.3 人口健康

2008 年芬兰全人群人均期望寿命:男性为 76.5 岁,女性为 83.8 岁(OECD,2010)。2005 年,出生时健康期望寿命:男性为 51.7 岁,女性为 52.4 岁(Eurostat,2010)。每年大约出生新生儿 60000 名,2008 年婴儿死亡率为 2.6‰(OECD,2010)。

芬兰劳动人口前五位死因分别为:酒精相关疾病、冠心病、意外事故、自杀和肺部疾病。65 岁以上死因为:冠心病、老年痴呆、中风和肺部疾病。总的来讲,疾病的前五位病因包括:关节疾病、精神疾病、糖尿病、冠心病和高血压(Statistics Finland,2009)。

1.4 卫生保健体系的特征

芬兰卫生保健体系的筹资主要来源于税收,由市政当局负责管理。健康中心是初级保健服务的基本单位,每个中心最少覆盖 20000 名居民,一些职业健康中心也提供初级保健服务。二级专科服务由医院负责,共有21家。三级保健服务由五所大学医院提供。

22%的芬兰医生在健康中心工作,47%在医院,2%在其他公立医疗中心,6%从事职业健康服务,剩下的11%提供私立服务(2007)(Finnish Medical Association,2010)

表8.1显示,2008年芬兰健康总支出占GDP的8.4%,表面上接近于欧盟平均水平,但实际上人均支出要高于欧盟平均水平。医院床位数量在过去几十年急剧减少,平均住院天数也是如此,急诊住院人数更少。与欧盟平均水平相比,芬兰全科医生和护士的数量相对较多,但是医生的总数相对较少。2008年,每千名居民拥有医生2.7人,当年欧盟平均水平为3.0人。芬兰人均门诊数量相当低。

表8.1 卫生保健资源的发展与利用

	健康总支出占GDP的百分比(%)		人均健康总支出(以购买力平价计,美元)		医院床位(每10万人口)		医生(每10万人口)		全科医生占医生的百分比(%)	
	芬兰	欧盟[1]	芬兰	欧盟[1]	芬兰	欧盟[1]	芬兰	欧盟[1]	芬兰	欧盟
1995	7.9	7.6	1479	1275.9	812.2	740.9	219.1	292.7	n.a.	27.5[6]
2000	7.2	7.9	1855	1608.0	754.1	669.0	249.9	295.1	n.a.	28.3[5]
2005	8.4	8.5	2590	2150.9	705.2	604.6	263.4	316.0	38.2	26.3[4]
2009	8.4[7]	8.8	3008[7]	2788.2	652.3[7]	564.8	272.1[7]	321.6	37.7[7]	25.5[3]

	护士(每10万人口)		医院平均住院时间(天数)		医院急诊接诊(每百人)		每人每年门诊次数	
	芬兰	欧盟[2]	芬兰	欧盟[1]	芬兰	欧盟[1]	芬兰	欧盟[1]
1995	n.a.	575.1	12.1	12.5	19.9	15.7	4.1	6.6
2000	n.a.	655.9	10.3	10.3	20.3	17.7	4.3	6.8
2005	1522.7	682.7	9.9	9.5	20.1	16.2	4.3	6.8
2009	1547.2[8]	745.5	9.7	8.8	18.6	15.6	4.2	6.9

来源:欧盟和芬兰的平均值来源于欧洲人人享有健康数据库(WHO Regional Office for Europe,2010)。

注释:[1] 1992、1997、2002、2007年。[2] 1991、1996、2001、2006年。[3] 除了西班牙、塞浦路斯、希腊、马耳他、波兰、罗马尼亚、斯洛伐克和英国之外2005年欧盟的平均值。[4] 除了塞浦路斯、西班牙、希腊、马耳他、波兰和罗马尼亚之外2002年的欧盟平均值。[5] 除了保加利亚、塞浦路斯、西班牙、希腊、马耳他、荷兰、波兰、罗马尼亚和斯洛伐克之外1997年的欧盟平均值。[6] 除了塞浦路斯、西班牙、希腊、马耳他、荷兰、波兰和罗马尼亚之外1993年的欧盟平均值。[7] 2008年。[8] 2007年。

2. 初级保健体系的架构

2.1 初级保健的治理

近年来,针对卫生保健的好几个政府项目被重新改造。譬如,一些从事初级保健的健康中心试图扩建,这导致很多地区全科医生的短缺。社会事务和健康部为此启动了新的项目以支持初级保健的发展。2008年,启动了2009—2010年"有效健康中心"计划,主要目的是提高慢病保健服务水平(Ministry of Social Affairs and Health,2010)。

初级保健由健康中心和职业健康单位提供。健康中心由不同医学专业的团队组成(如全科医生、家庭保健护士、心理治疗师、职业治疗师和语言治疗师),接受共同的管理。根据法律规定,市政当局负责工作时间内健康中心的运作。病人是否需要就医,要在三天内进行评估并决定是否在必要的时候接受服务,且最迟不得迟于三个月。目前,卫生保健服务的差异很大,主要是部分地区全科服务人力资源的缺乏。初级保健和其他卫生保健(包括社会和精神卫生保健)的合作是受到法律保护的。

社会事务与健康部目前没有单独的部门来负责统一的初级保健服务规划,但是有相关部门负责整个的卫生与健康规划。政府可以通过法律和法规来进行调控服务。从21世纪早期开始,就已经出现了大量的政府发展基金。社会事务与健康部主要集中考虑专项资金的使用。市政当局负责卫生保健服务的具体操作,国家对服务的影响力有限。当然,自治市的大小千差万别,从数百人到数十万人不等,其解决问题的能力也是完全不同的。国家一般强制要求小的市政当局在其机构内组织提供初级保健服务并覆盖至少20000名居民。

在芬兰,完成职业培养并合格的医生可以在初级保健部门工作。行政主管部门也会考虑到例外的情况,主要是由于面临初级保健医生短缺的问题。

此外,初级保健质量管理没有特别的要求。Duodecim是医生的科学协会,负责制定临床指南,不过目前还没有关于初级保健的指南。但全国健康和福利研究所(THL)会负责指导初级保健理性地使用药物。实际上,在芬兰质量网络框架内,健康中心自发承担了组织其系统质量控制的问题。这种自愿行动覆盖了半数以上的芬兰人口。

芬兰的相关法律保护了病人在初级保健中的权利。病人可以自由查询医疗记录,可以影响治疗决策或者拒绝治疗。病人申诉首先由初级保健部门处理,也可以转移到更高层级去处理。

2.2 初级保健的经济背景

目前没有初级保健总支出的官方统计数据。根据OECD的数据,芬兰29.5%的卫生支出用于门诊保健(包括医院门诊服务),5.4%用于预防与公共卫生(2008)。

在芬兰,每个公民都能享受金卡保健,初级保健中的自付比例非常小,通常病人每年全科服务花费不到50欧元。初级保健处方药的成本在0~60%,要依照诊断结果和药物的种类而定,不过多数严重慢性疾病药物仍然由健康保险支付。芬兰每年医疗支出自费金额个人不超过675.39欧元。

总体来讲,芬兰人平均支付24%的卫生保健成本。一项2007年的调查显示,17%的受访者认为全科服务负担不太重或者完全能负担(European Commission,2007)。

多数全科医生都是由市政当局雇佣并负责发放薪酬,但是每个地方开支的方式不一样,工资一般都分为几个部分,如服务人群的规模和每个月固定的薪酬。工资一般不会跟绩效挂钩。

在职业健康中心工作的医生由国家健康保险和雇佣的老板各支付一半的薪酬。此外,提供初级保健服务的私人医生(包括全科专家及其他领域),其工资包括病人自费部分和国家健康保险公司的补偿,这部分大概占到其成本的30%。

每年全科医生的收入平均为64254欧元(2007)(OECD,2010)。专科医生的收入(妇产科医生、眼科医生、心脏病专家)比全科医生的收入要高很多。当然,如果专科医生(如儿科医生、内科医生、神经科医生)只固定在某一个医院而推辞掉正常上班时间之外的工作,那么他们和全科医生的收入就差不多了。护士比全科医生的收入要低一些(见图8.1)。

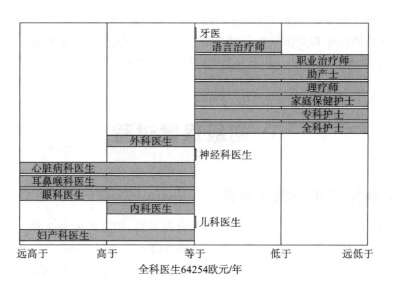

图8.1 中等职业生涯医务人员与中等职业生涯全科医生平均收入的关系

2.3 初级保健人力资源的发展

通常,病人去健康中心会先找全科医生,不过很多健康中心现在都安排了护士分诊,她们根据病人的需要及相关的协议找医生商量。采取这种模式的主要原因是由于全科医生的数量存在一定的短缺(见图8.2)。短缺的原因一部分是由于年轻医生希望缩短工作时间,另一个原因是专科服务的重组导致年轻医生的需求增加。

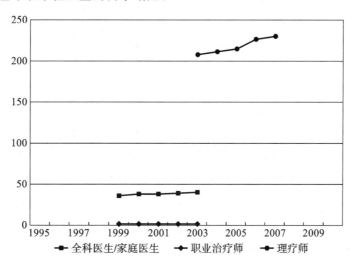

图8.2 近五年每10万居民拥有的初级保健专业人员的供给变化

资料来源:Eurostat,2010。

健康中心的人力资源主要包括:全科医生、牙医、护士、理疗师、心理治疗师和语言治疗师。病人还可以直接找医疗服务的辅助人员。不过,家庭保健护士、理疗师、职业医师和语言治疗师的服务还是需要通过转诊实现。

目前,芬兰全科医生的平均年龄为45岁。在很多健康中心,由他们和市政当局共同决定全科医生和护士的招聘数量,这使得很多地方的工作进行了重新组合。

全科医学研究生培养开始于1961年,并在1970年成为固定的专业。该专业包括6年的课程学习,到2010年止,共有2806名毕业生完成培养。不过,这些毕业生中只有一半在健康中心退休(其他通常在职业健康中心、康复中心,或者从事管理工作),因此,很多地方不得不使用那些没有完成基本课程的年轻医生(Finnish Medical Association,2010)。

芬兰绝大多数的医生都是医学协会的会员(95%)。三分之二在健康中心工作的医生是芬兰全科医学协会的会员,三分之一是全科医生科学团体的会员。

3. 初级保健过程

3.1 初级保健服务的可及性

近年来芬兰全科医生出现了5%~10%范围内的短缺,但各地差异非常大,每10万人拥有46~65名全科医生,城乡差异或许是其中的一个原因(Finnish Medical Association,2010)。

欧洲晴雨表公司一项2007年的调查显示,芬兰几乎所有的受访者(92%)认为比较容易找全科医生看病(European Commission,2007)。全科医生工作时间一般由早上8:00到下午3:00或4:00,法律没有相关规定。城市健康中心一般会营业到晚上8:00。多数全科医生会使用预约系统,同时为病人提供专业临床咨询课程、电话问诊以及网络服务(图8.3)。但健康中心很少提供电子邮件咨询(Dobrev et al.,2008)。

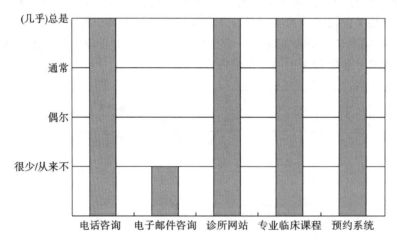

图8.3 初级保健机构或初级保健中心通常存在的工作方式及范围

芬兰全科医生每周平均工作39.7小时,每次问诊时间20分钟,但全科医生很少出诊。

正常上班时间之外,病人可以自费购买服务,不过提供加班服务的机构开始更多地与医院进行合作。目前,一般情况下由健康中心的全科医生在中心内提供服务,时间是下午4:00到晚上10:00。有些服务可能外包(由专业训练的人员担任),他们首先会采取分诊并对病人的需要进行评估,以决定病人是否需要急诊或者第二天看普通全科服务。

3.2 初级保健服务的连续性

在芬兰,会根据病人所在的区域分配给不同的健康中心,但病人可以自由选择不同的全科医生。目前一项新的变化是,病人可以自由选择健康中心内部的任意保健科室为其服务(Ministry of Social Affairs and Health,2011)。职业健康服务一般包含初级保健,提供者覆盖大多数的社区工作人员。

芬兰一半以上的人口有自己相对固定的全科医生,另一半不一定每次都找同一位医生。由于很多健康中心人力资源的短缺,因此他们不一定采用病人清单系统,病人可以找任何医生看病。

芬兰平均每位全科医生服务人数为1900人,不过,不同地区还是有很大差异。病人对全科医生的满意度还有提高的空间(图8.4)。

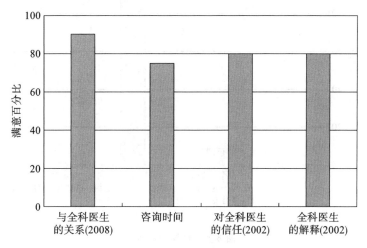

图8.4 病人对服务的满意度

根据法律要求,为了保证服务的连续性,所有的全科医生必须保存所有病人诊疗的全部记录。芬兰所有的健康中心都有计算机系统。全科医生可以使用计算机进行预约、财务管理、开具处方、保存病历、搜索专家信息,以及与专科医生沟通信息等(Dobrev et al., 2008)。一般情况下通过这些诊疗病历或记录中的诊断来对病人进行分类并生成病人清单,但是不会直接根据人群的健康风险来分类。

全科医生要转诊病人时会使用转诊单,治疗完成后,专科医生与全科医生会进行沟通,但各地沟通方式和程度有一定的差异。一般来讲,专科医生会与全科医生沟通或反馈病人的必要信息。

3.3 初级保健服务的合作

除了急诊,病人找专科医生需要转诊。2008年,每个居民平均找全科医生1.6次,到健康中心找其他医务人员3.2次,找专科医生1.4次。

全科医生可以将病人交给健康中心内的护士、职业治疗师和理疗师处理,病人也可以自己决定是否找非全科医生就医。

在芬兰,病人可以直接在私营机构那里直接找专科医生就诊,但是需要自费(见2.2)。在这些私营健康中心,很多专科医生可以随时看病,基本上同全科医生一样。但实际上在健康中心很少见到专科医生(图8.5)。目前芬兰健康中心的规模不断提升,单独或者小规模的服务一般只在农村才能见到,也可能这些机构在不久的将来就不存在了。

全科医生、实习护士以及全科护士通常会在一起开会讨论专业问题,但全科医生很少与家庭保健护士、理疗师、社工和社区心理健康工作者一起开会,与助产士基本上没有什么合作。

护士通常是健康中心最先与病人接触的,他们通常也会提供护士主导的健康教育。不过一些特定的门诊服务,如护士主导的糖尿病保健,很少在初级保健机构完成。

医疗专家到健康中心代替其他专科医生或者与全科医生的合作服务并不常见,但是数量还是在逐步增长的,行政管理部门还特别肯定了这种发展趋势。在芬兰,专科医生一般会为全科医生提供授课,但全科医生很少会咨询专科医生,主要是没有时间。

公共卫生相关信息一般不会通过病人的病历收集,一些健康中心会开展此项工作,不过也只是少数。

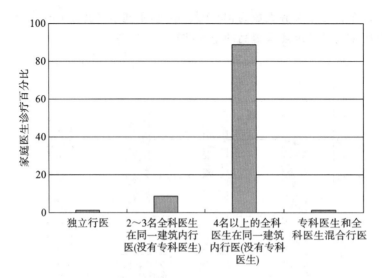

图 8.5 共享的服务

注：该指标主要指公立部门。在私立机构，全科医生和医学专家多数时候与其他众多医生共同在大型中心工作。

3.4 初级保健服务的复杂性

芬兰健康中心的设备还是不错的。一般来讲，芬兰人去健康中心主要还是解决医疗问题，在农村尤其如此。但是在城市，还有很多私立健康服务可供选择，病人可以直接找专家解决相关问题。一些功能完善的职业健康中心也会解决这些问题。在芬兰，病人多数的健康问题通常情况下还是会选择全科医生首诊（表 8.2）。

表 8.2 全科医生参与不同初级保健服务的程度*

全科医生可能参与的服务	全科医生"总是"参与的服务	全科医生"从不"或"很少"参与的服务
首诊（共 10 项）	—	—
疾病的治疗和随访（共 9 项）	· 慢性支气管炎 · 肺炎 · 单纯 II 型糖尿病 · 被养老院和疗养院接收的病人	—
医疗技术规程（共 10 项，包括全科医生或全科护士）	· 嵌脚趾甲楔形切除 · 头皮皮脂腺囊肿手术 · 伤口缝合 · 疣切除术 · 角膜锈斑剔除 · 关节内注射 · 踝关节（固定）包扎	—

续表

全科医生可能参与的服务	全科医生"总是"参与的服务	全科医生"从不"或"很少"参与的服务
预防性保健（共8项）	·静脉输液 ·胆固醇水平检测 ·计划生育/避孕指导 ·常规产前保健和儿科监测	·破伤风疫苗接种 ·性传播疾病检测 ·高危人群流感疫苗接种 ·宫颈癌筛检 ·乳腺癌筛检
健康促进（共4项）	—	—

注释：* 回答全科医生参与的程度：（几乎）总是；通常；偶尔；很少或从不。

芬兰的很多女性会直接找专业的妇科医生。病人碰到眼科急诊情况才去找全科医生，多数情况下还是去找私人眼科医生。很多家庭都为孩子购买了私立保险，他们也可以直接去找私立的儿科医生。

在芬兰，多数慢病情况都是由全科医生处理。当然，像急性类风湿性关节炎以及多发性硬化症这种情况就需要一些新的昂贵的专科服务了。

一些"小"的医疗操作一般都是由全科医生完成。

一些预防性的工作，如巴氏涂片和接种，一般由健康中心的全科护士完成。全科医生也承担妇幼保健相关的任务，这要根据相应的协议决定医生提供哪些连续性的服务。

全科医生在健康促进方面一般都会扮演积极的角色。据估计，全科医生三分之一的工作时间都用来开展健康促进和预防性的工作。

4. 初级保健体系的产出

4.1 初级保健的质量

芬兰每位全科医生平均每年为病人开出1.2张处方（Kela，2010），目前数字还在缓慢增长。抗生素及安眠药的使用与其他北欧国家相比处于中等水平。门诊抗生素使用剂量为每千人每天23.1 DDD（National Agency for Medicines and Social Insurance Institution，2009）。

至于慢病管理质量，结果显示还有提高的空间。如2009年成人糖尿病人群指标如下：
- 30%的病人胆固醇水平高于5 mmol/L（Conmedic，2009）；
- 52%的病人伴有高血压且血压高于140/90 mmHg（Conmedic，2009）；
- 41%的Ⅱ型糖尿病病人HbA_1C高于6.9%（Cebolla & Bjornberg，2008）；
- 65%的病人根据建议在过去36个月接受过眼底检查（Conmedic，2009）。

而且，在过去12个月有过喘息或者诊断为哮喘的病人中，估计其中的65%接受过初级保健机构提供的随访。

图8.6显示了医院住院数量和初级保健的质量的相关数据。脱水、溃疡穿孔和盆腔炎性疾病住院的比例比较低，不过，因肾脏感染、耳鼻喉感染和哮喘住院的比例相对较高。

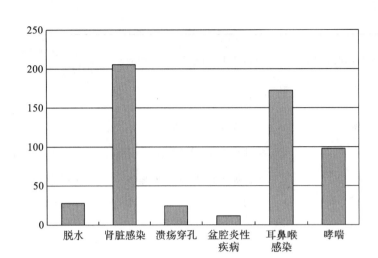

图 8.6　2008 年每 10 万人群中因对初级保健诊断敏感而住院的人数

资料来源：THL(National Institute of Health and Welfare)个人沟通，Kaypa hoito，2010。

4.2　初级保健的效率

全科医生通常不会出诊，唯一的例外，就是根据治疗计划这些病人确实需要医生上门服务。多数出诊由护士完成，主要针对老年人和新生婴儿。

目前在芬兰越来越多的病人接受电话问诊服务。

全科服务问诊时间正逐渐增加，因为很多病人有多重症状同时出现，都希望一次就医就能尽量解决所有的问题。2010 年，芬兰全科服务平均问诊时间为 20 分钟。

2009 年，每位医生每年开具的处方数量为 442 张，全科医生为 535 张，每位医生的医药成本为 46043 欧元，比上一年度下降了 4.3%。

致谢

感谢芬兰医学会的 Hannu Halila 博士，感谢国家健康和福利研究所的 Simo Pelttari 博士和芬兰质量联盟的 Pertti Soveri 博士所提供的信息和建议。

参考文献

[1] Cebolla B, Bjornberg A(2008). Health Consumer Powerhouse: Euro Consumer Diabetes Index 2008. Täby, Sweden, Health Consumer Powerhouse.

[2] Conmedic(2009). [web site]. Espoo, Finland, The Finnish Quality Network (http://www.conmedic.fi, accessed September 2011).

[3] Dobrev A et al. (2008). Benchmarking ICT use among general practitioners in Europe. Bonn, Empirica.

[4] European Commission(2007). Special Eurobarometer 283: Health and long-term care in the European Commission. Brussels, European Commission.

[5] Eurostat(2010). Eurostat Statistics 2010. Luxembourg, Eurostat(http://epp.eurostat.ec.europa.eu/portal/page/portal/statistics/themes, accessed September 2011).

[6] Finnish Medical Association(2010). [web site]. Helsinki, Finnish Medical Association (http://www.laakariliitto.fi/e/, accessed September 2011).

[7] Kaypa hoito(2010). Web site of current care. Helsinki, The Finnish Medical Society

Duodecim(http://www.kaypahoito.fi/web/kh/etusivu,accessed September 2011).

[8] Kela(2010).[web site]. Helsinki,Kansaneläkelaitos,The Social Insurance Institution of Finland(http://www.kela.fi/in/internet/english.nsf/NET/080501120048HP? Open Document,accessed September 2011).

[9] Ministry of Social Affairs and Health (2010). [web site]. Helsinki, Ministry of Social Affairs and Health (http://www.stm.fi/en/frontpage; jsessionid = 21c5be0b214657361f2b5ad1767f,accessed September 2011).

[10] Ministry of Social Affairs and Health(2011). Health Care Law(1 May 2011). Helsinki, Ministry of Social Affairs and Health.

[11] National Agency for Medicines and Social Insurance Institution (2009). Finnish statistics on medicines. Helsinki,Prima Oy.

[12] OECD(2010). OECD Health Data 2010. Paris,Organisation for Economic Co-operation and Development/IRDES (http://www.eco-sante.fr/index2.php? base = OCDE&langh=ENG&langs=ENG&sessionid=,accessed September 2011).

[13] Statistics Finland(2009). Statistical yearbook on social welfare and health care. Helsinki,Multiprint Oy.

[14] UNDP(2009). Human development report 2009. Overcoming barriers:human mobility and development. New York,United Nations Development Programme.

[15] WHO Regional Office for Europe(2010). European Health for All database(HFA-DB) [online database]. Copenhagen,WHO Regional Office for Europe(http://www.euro.who.int/HFADB,accessed September 2011).

9 法国

T. Cartier, Y. Bourgueil

1. 初级保健的背景

1.1 国家与人口

法国位于欧洲西部,人口 6435 万(Eurostat,2010),国土面积 632759 平方公里(人口密度约为每平方公里 100 人)(INSEE,2008)。国家由 22 个大区和 96 个位于欧洲的省,以及 12 个海外领地组成(有 4 个既是地区也是省)。2009 年法国人口增长率为 0.57%,生育率是欧洲最高的,每个妇女生育两个孩子。目前,24.8% 的法国人年龄在 20 岁以下,16.5% 在 65 岁以上,女性占 51.6%(Eurostat,2010)。由于二战后的婴儿潮,估计到 2050 年三分之一的法国人口将在 60 岁以上(Brutel and Omalek,2006)。不同大区之间的人口密度不同,科西嘉为每平方公里 34.7 人,首都巴黎大区的密度为每平方公里 968.6 人(Eurostat,2010)。

1.2 经济与发展

法国属于世俗化的民主共和国,实行国民议会和参议院两院制,政府由总统和总理负责。中央政府对地方政权在各个领域都有特权,但是在大区和省级层面都有不同程度的去集权化,尤其表现在社会政策方面。

法国在 2007 年是世界第八大经济体,主要依靠服务业。人均 GDP 以 PPP 计算为 33564 美元(世界排名第 24 位)(IMF,2010)。法国在人力发展指数方面排名世界第 8 位,为 0.961 (UNDP,2010)。对于一个发达国家而言,法国失业率相当高,2010 年初失业人数占可就业人口的 9.5%(Eurostat,2010)。法国 69.6% 的人接受过中等或以上教育,但是在 18~65 岁人群中,仍然有 9% 为文盲(ANLCI,2009)。

1.3 人口健康

法国人均期望寿命较高,女性达到 84.8 岁,男性为 77.6 岁;65 岁健康期望生存期女性和男性分别为 9.9 年和 9.4 年。婴儿死亡率 2007 年为 3.7‰,在欧洲国家是较低的之一。死因:男女有所不同,男性主要死因为肿瘤(33.1%)、心血管疾病(25.5%),而女性相反(分别为 23.9% 和 30.5%)。其他主要死因为外部原因(7.1%),如自杀或事故、呼吸道疾病(占 6.1%)、神经系统疾病(占 5.4%)(Eurostat,2010)。

1.4 卫生保健体系的特征

法国卫生保健体系的历史中有两个主要的事件。一个是作为社会保险一部分,国家健康保险在二战后的创立,其主要目标在于为工人提供广覆盖、高质量、一致性的强制性服务(CNAM,2008)。到 2000 年,法国已经实现了广覆盖,这主要得益于普通医疗保险(CMU)的实施(*Ministere de l'Emploi et de la Solidarité* [*AubryM*],1999)。第二个事件是 1958 年教学医院的成立,主要由大区政府负责管理,这是法国卫生保健体系的二元特征。这种模式的主要特点是,无论是专科医生还是全科医生,无论是门诊还是高度专业化的专科医院,都必须以付费服务为基础。如表 9.1 所示,与同等规模和财富水平的国家相比,法国的卫生保健消费水平很高(包括医院、门诊和药物等),这在 20 世纪 90 年代就开始成为一个备受关注的问题。随后,关于脆弱的一体化保健和卫生保健服务过度供给的讨论就开始了。自此,法国开始考虑全球都面临的成本控制管理问题,并开始了理性平衡健康服务供需的改革。

表 9.1 卫生保健资源的发展与利用

	健康总支出占GDP 的百分比(%)		人均健康总支出(以购买力平价计,美元)		医院床位(每 10 万人口)		医生(每 10 万人口)		全科医生[8]占医生的百分比(%)	
	法国	欧盟[1]	法国	欧盟[1]	法国	欧盟[1]	法国	欧盟[1]	法国	欧盟
1995	10.4	7.6	2101	1275.9	892.6	740.9	323.3	292.7	28.8	27.5[6]
2000	10.2	7.9	2542	1608.0	805.1	669.0	329.6	295.1	28.0	28.3[5]
2005	11.1	8.5	3303	2150.9	725.3	604.6	337.7	316.0	26.4	26.3[4]
2009	11.03[7]	8.8	3601[7]	2788.2	692.9[7]	564.8	334.8	321.6	25.9[7]	25.5[3]

	护士(每 10 万人口)		医院平均住院时间(天数)		医院急诊接诊(每百人)		每人每年门诊次数	
	法国	欧盟[2]	法国	欧盟[1]	法国	欧盟[1]	法国	欧盟[1]
1995	590.6	575.1	11.5	12.5	22.9	15.7	6.4	6.6
2000	650.6	655.9	10.8	10.3	22.3	17.8	6.9	6.8
2005	742.2	682.7	10.4	9.5	20.9	16.2	6.6	6.8
2009	793.7	745.5	10.0[7]	8.8	20.8[7]	15.6	6.3[9]	6.9

来源:欧盟的平均值来源于欧洲人人享有健康数据库(WHO Regional Office for Europe,2010)。法国的数值来源于 Eco-Santé 数据(Eco-Santé,2010),INSEE、DREES、IRDES、CNAM。

注释:[1] 1992、1997、2002、2007 年。[2] 1991、1996、2001、2006 年。[3] 除了西班牙、塞浦路斯、希腊、马耳他、波兰、罗马尼亚、斯洛伐克和英国之外 2005 年欧盟的平均值。[4] 除了塞浦路斯、西班牙、希腊、马耳他、波兰和罗马尼亚之外 2002 年的欧盟平均值。[5] 除了保加利亚、塞浦路斯、西班牙、希腊、马耳他、荷兰、罗马尼亚和斯洛伐克之外 1997 年的欧盟平均值。[6] 除了塞浦路斯、西班牙、希腊、马耳他、荷兰、波兰和罗马尼亚之外 1993 年的欧盟平均值。[7] 2008 而非 2009 年。[8] 执业的全科医生(以及非注册的全科医生)。[9] 2007 年而非 2009 年。

2. 初级保健体系的架构

2.1 初级保健的治理

直到 2009 年实施《医院、病人、健康和领地法案》之前,法国对初级保健一直没有一个明确的目标(Ministere de la Santé et des Sports [Bachelot R],2009),该法案试图在大区水平上重塑卫生保健体系,包括初级保健。而且,不管全科服务采取什么服务模式,该法案都明确了全科医生和初级保健的任务。初级保健管理的责任不再通过中央政府统一组织和预算,也不设预算线。以前初级保健的政府干预主要集中于可及性基础上的平等,主要措施依赖于人力资源配置政策的调整,而且这些政策都有明确的激励机制。在法国,不同卫生与健康职业之间的跨学科合作在门诊部门才刚刚起步,主要原因在于缺乏立法支持,这种现象直到最近才有所改观。同时,按项目收费的模式也开始实施。不过上述的合作模式,如同20世纪90年代众多健康网络的兴起一样,慢慢开始呈现增长的趋势。

目前法国的初级保健的治理框架主要是以国民公会为基础。通常是国家疾病基金和健康职业工会之间(被拆分)签订相关合同,通过一致性的条款来约束和调控各种门诊保健行为。(UNCAM等,2005)。法国最近的一项五年计划在2005年签署,主要目的在于改善卫生保健的合作和质量,保持门诊医生的高水平数量和质量。2010年初,本来国民议会要通过一项新的法案,不过最后没有达成一致,只能形成一项裁决条款,后来经大会反复磋商,才促成两党达成一致并签署相关协定(Ministere de la Santé et des Sports,2010)。目前可以观察到的初级保健管理,其相应职责的解释都来源于国家疾病基金。社区层面的初级保健行动并不会经常发生,更多的是由省来承担,如筹资成立妇幼保健中心(République Française,2007)。市政当局主要负责管理家庭保健服务及健康中心或私营卫生保健专业机构的资金筹集。

如果要在卫生保健行业执业,医生需要拿到相应的文凭和执照(European, Moroccan or Tunisian),并在Ordre des Médecins注册(负责医师执照发放和相关纪律等问题的全国医师协会)。

要成为私营全科医生,必须在URSSAF(Unions de Recouvrement des Cotisations de Sécurité Sociale et d'Allocations Familiales)和地方疾病基金注册以便收取社会税(Conseil National de l'Ordre des Médecins,2008)。

为了提高保健质量,法国采取了一些重要的激励机制,如强制性继续医学教育,使用临床指南(由卫生与健康权威制定),签订慢病协议(国家疾病基金全额补偿)以及同行审计制度(AFFSAPS & HAS,2006;République Française,2005)等。目前,法国还没能实现全科医生执业知识和能力的系统性和周期性评估。社区对初级保健服务的影响体现在地区层面,主要是少数自治市政府对当地初级保健机构拥有所有权。自从2002年《Kouchner法》实施以来,病人的权利得到极大的改善,如强制性知情同意权、自身病历的获取权、病历的机密使用和申诉程序的保护等(Ministere délégué a la Santé [Kouchner B],2002)。病人一般都是根据全国的行政区划进行划分,他们在全国和地方议会都有其代表。

2.2 初级保健的经济背景

法国初级保健预算同专科服务共同纳入门诊预算管理。据估计,初级保健支出成本大概占卫生总费用的19%(Eco-Santé,2010),预防和健康促进大概占2.6%。

法国的初级保健实行广覆盖的政策。自从采取CMU广覆盖措施后,99.9%的法国人都享有健康保险,至少承担部分初级保健的费用。非法移民可以通过"国家医疗救助(Aide Médicale d'Etat [AME])"措施得到相应的补偿(Ministere de l'Emploi et de la Solidarité [Aubry],1999)。在法国,共付机制的具体实施要依服务的性质和内容而定。譬如,全科诊疗由国家疾病基金补偿70%的基础费用,但是有些第二类全科医生[1](大概占全科医生的13%)可以收取更高的费用。药物补偿从0到100%不等(多数情况下为35%或者65%),取决于药物本身的有效性。因此,为了使强制性保险计划更完整,88.4%的法国人都有自己的补充保险(Garnero &

Rattier,2009),其中94%都是个人购买,另有6%的穷人享有相应的补充险补贴[1]。

大概70%拥有全科服务执照的医生都在门诊工作,他们都是与国家疾病基金签约的个体医生。另有22%受雇于卫生行政部门工作,多数都是在医院,他们一般不再从事初级保健工作(Sicart,2009)。个体医生的工资体系主要以付费机制为主(UNCAM et al.,2005)。但是最近国家疾病基金做了一点微调,引进了一种叫作"改善个体行医合同"的自愿机制,即每年全科医生的收入包括管理慢病病人的固定费用加上绩效工资(UNCAM,2009)。

2006年法国私营全科医生的净收入为63900欧元。图9.1显示,专科医生和牙医通常要比中等职业年限私营全科医生的收入高很多。全科医生的收入与儿科医生相当,但是其他医务人员要比全科医生的收入低(Fréchou & Guillaumat-Tailliet,2009)。

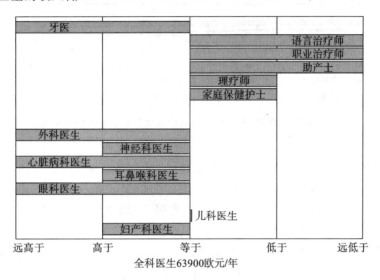

图9.1 中等职业生涯医务人员与中等职业生涯全科医生平均收入的关系

2.3 初级保健人力资源的发展

法国初级保健行业劳动力的核心是与国家疾病基金签约的私立全科医生。初级保健护理没有高等级业务人员,护士提供的护理一般都是在病人家里,尤其是老年人和失能人群。其他初级保健工作人员还包括牙医(不需转诊)、药剂师、理疗师和助产士。门诊专科医生也属于初级保健的一部分,他们只从事部分初级保健服务[2]。不需要转诊的专科医生还包括儿科医生(服务低于16岁的青少年儿童)、妇产科医生、眼科医生和精神病科医生(服务25岁以下人群)。由于近年来法国引入了看门人体系,其他专科医生也可能会提供一些初级保健服务,具体要依财务状况而定(République Française,2004;UNCAM et al.,2005)。一些私立门诊全科医生不提供初级保健服务,他们主要从事运动、脉管学(如血管医学)、针灸等服务。图9.2显示了大多数初级保健专业人员近年来缓慢减少的趋势。只有家庭保健护士是个明显的例外,还有理疗师,其人数明显增加[2]。

法国全科医生的平均年龄为49.2岁,69.5%都在45岁以上。拿固定工资的全科医生年龄相对比较年轻而私立全科医生年龄偏大(Sicart,2009)。

如果除开呼叫服务,私立全科医生一般每周工作48小时(Le Fur, Bourgueil & Cases,

---

[1] 1990年以前,全科医生可以在两种类型间选择,第一种强制收取固定费用,但其付给病人的约定费用税率更低;第二种类型的行医价格自定但税率没有折扣。1990年后,全科医生只能选择第一种而专科医生仍然能选择第二种。

[2] 专科医生虽然有一些初级保健的职能,如直接接诊病人,偶尔参与保健等,但他们并不参与初级保健的整个过程,尤其针对疾病。直到最近这种现象才开始普遍,譬如心脏病科医生也会治疗其病人的糖尿病,尽管目前这类例子还不占多数。

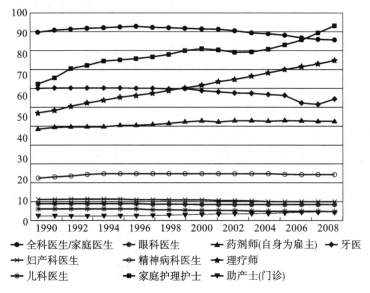

图 9.2 近五年每 10 万居民拥有的初级保健专业人员的供给变化

资料来源:SNIR,精神病科医生除外(ADELI)。

2009)。从 2004 年起,全科医学成为独立的医学专业,学生可以在完成第一、第二学期的学习之后选择该专业(研究生培养阶段),并参加国家等级考试(Ministere de l'Education Nationale, 2004)。他们选择的专业和服务地区按照"先分类先服务"的原则进行,家庭医学一般不是第一选择。2009 年有 49.3% 的学生选择全科医学,但全国却只有 612 个空缺职位(Fauvet,2010)。新的住院医师中,相当一部分(尽管没有被精确估计)偏好在医院工作而不是从事初级保健。全科医生的学术地位还处于发展阶段,同其他专业比较还很弱。

医疗协会是主要的联盟形式,全科医生协会有两个,即 MG-France 和 Union Généraliste,还有一个认证的继续医学教育协会。《家庭医学杂志》只有法语版,对国际初级保健研究的影响有限。

3. 初级保健过程

3.1 初级保健服务的可及性

由于医生,尤其是全科医生数量的减少,法国初级保健服务的可及性已经成为一个棘手的问题,见图 9.2 所示。大巴黎地区和普罗旺斯-阿尔卑斯-蓝色海岸地区,每 10 万居民拥有的全科医生数目分别为 71.09 和 110.60 名,差异还是比较大的(Eco-Santé,2010)。但是数字背后另有原因,巴黎地区的医院密度最高,服务业高度专业化,而其他农村地区却大不相同。从全国来看,城乡之间全科医生的差距是巨大的,分别为每 10 万居民拥有 78 名和 202 名全科医生(Sicart,2009)。根据某一地区的全科医生密度和他们的活动,就可以判断该地区全科医生是否短缺(Ministere de la Santé-Direction de l'Hospitalisation et de l'Organisation des Soins, 2005),因此,通常会给予某些地区工作的全科医生适当的激励,譬如多付出高达 20% 的费用(Ministere de la Santé et des Sports,2010;UNCAM et al.,2005)。

关于初级保健的营业时间法律上没有规定。初级保健机构往往会使用预约系统,也提供电话问诊,如图 9.3 所示(Dobrev et al.,2008;Levasseur,Bataillon & Samzun,2004)。加班服务一般有三种方式,包括以全科服务为基础的全科医生自愿服务、初级合作的 SOS 服务以及医院急诊服务(République Française,2006)。目前法国全科服务的负担还不是问题,但是医疗服务却令人担忧。

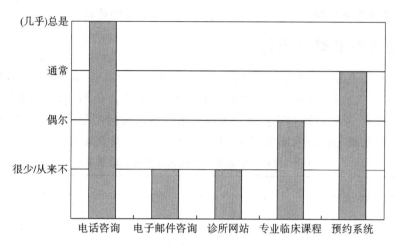

图 9.3 初级保健机构或初级保健中心通常存在的工作方式及范围

3.2 初级保健服务的连续性

目前全科医生并没有完全采用病人清单系统。病人注册到全科医生名下主要是可以获得门诊服务的全额补偿,其实病人可以选择任何类型的医生,当然也包括全科医生,同样,他们也可以随时更换医生。大概 90% 的病人认为他们最近一次就诊的全科医生也是他们平时喜欢的医生(Allonier,Dourgnon & Rochereau,2010)。病人对目前医生提供的诊疗时间比较满意(平均为 16 分钟),对医生的解释也比较满意(Allonier,Dourgnon & Rochereau,2010;Breuil-Genier & Goffette,2006)。

法国全科医生利用 IT 的频率越来越高,85% 的全科医生会利用计算机保存临床病历,87% 都能上网(ORS & URML Pays de la Loire,2008),但是全科医生很少通过网络与医院或药剂师保持联系。如果病人转诊,调查发现 95% 的病人都使用了转诊单(Bournot,Goupil & Tuffreau,2008),但是病人治疗之后全科医生却不一定能够得到反馈信息,当然,专科医生通常会有反馈,但是加班服务几乎不会给全科医生反馈信息。

3.3 初级保健服务的合作

法国从 2005 年开始实施看门人体系(République Française,2004;UNCAM et al.,2005)。如果病人不经由他们指定的全科医生转诊,那么他们看专科医生的时候可能不会获得全额补偿,或者说可能要另交费用(Dourgnon & Naiditch,2009)。

补充保险不允许用来补偿普通报销的差额。以下个别情况例外,如:急诊服务,更换新的全科医生,或者指定的医生距离非常远。在法国,找妇科医生、眼科医生、牙医或口腔医生不需要转诊;如果小于 16 岁,找儿科医生也不用转诊;同样,如果小于 25 岁找心理医生可以不转诊。

初级保健中正规的综合技术不太常见。与过去单一的诊疗模式不同,目前法国多数全科服务都是集体行医(54%),这些全科医生在同一地点工作,共享财务管理,虽然他们服务的病人不同(Baudier et al.,2010)。在健康中心的综合服务(全科医生拿工资提供服务),或者升级为目前的多学科团队服务(Maisons de Santé)模式只占全科医生的 1.2% 和 0.4%(Sicart,2009)。此外,常规的碰头会也不太常见,但是电话沟通还是很普遍(Bournot,Goupil & Tuffreau,2008)。护士主导的替代服务,如健康教育和预防服务很有限,法国有 60 个提供健康教育和糖尿病服务的门诊(Haute Autorité de Santé,2008;Saout et al.,2008)。门诊护士唯一不需要医生处方就可以采取的医疗措施,是目标人群的流感疫苗接种。初级保健与二级预防及其他服务之间的合作不太常见。联合诊疗或者替代专科服务极少发生,全科医生一般也不会打电话找专科医生问诊。全科服务机构的病历一般只用于当地服务需求的确认。

3.4 初级保健服务的复杂性

法国大概81%的诊疗都是全科医生独立处理而不用转诊(Allonier,Dourgnon & Rochereau,2010)。法国全科医生提供的服务范围很广(详见表9.2),包括慢病诊断和随访、妇科检查、心电图或者小手术,不过这些服务看起来似乎技术含量不是很高。服务方式要看当地专科服务的环境,如果专科医生越多,全科医生需要的技术含量就相对不那么高了。

表9.2 全科医生参与不同初级保健服务的程度*

全科医生可能参与的服务	全科医生"总是"参与的服务	全科医生"从不"或"很少"参与的服务
首诊(共10项)	• 儿童伴剧烈咳嗽 • 年满20岁女性妊娠确认 • 35岁以上女性伴心理-社会问题 • 50岁以上女性伴乳房肿块 • 52岁以上酒精成瘾的男性	• 年满28岁男性伴首次惊厥
疾病的治疗和随访(共9项)	• 慢性支气管炎 • 消化性溃疡 • 肺炎 • 单纯Ⅱ型糖尿病 • 轻度抑郁症	• 被养老院和疗养院接收的病人
医疗技术规程(共10项,包括全科医生或全科护士)	• 疣切除术	• 角膜锈斑剔除 • 眼底检查 • 静脉输液
预防性保健(共8项)	• 破伤风疫苗接种 • 性传播疾病检测 • HIV/AIDS筛查 • 高危人群流感疫苗接种	• 宫颈癌筛查 • 乳腺癌筛查
健康促进(共4项)	• 肥胖咨询 • 运动(缺乏)咨询 • 戒烟咨询	—

注释:* 回答全科医生参与的程度:(几乎)总是;通常;偶尔;很少或从不。

全科医生一般会积极参与一些特殊疾病的筛查,如乳腺癌、性传播疾病或心血管风险因素的筛查。全科医生还会同母婴保健中心以及儿科医生一道完成多数的接种任务。

至于健康教育和健康促进,一般都是医生一对一为病人服务。一些健康网络、健康中心或多学科团队可能会做一些集体健康教育。但是正如我们已经知道的那样,这些初级保健的形式其实很少见。多数健康教育都是在医院内开展,全科医生都无法参与。

4. 初级保健体系的产出

4.1 初级保健的质量

在法国,初级保健体系产出质量的指标由 PHAMEU 项目确认。

法国全科医生开出的处方量是很多的,全科医生约 75% 的诊疗会开具药物处方(Allonier, Dourgnon & Rochereau, 2010; Gallais, 1994; Labarthe, 2004)。门诊医生(包括但不局限于全科医生)2007 年每千人每天开出的抗生素为 28.7 DDD(Muller et al., 2007)。

慢病质量的管理比较复杂,2007 年糖尿病人群的管理指标如下:

- 39% 的病人超重,41% 的病人肥胖;
- 50% 的病人在过去 12 个月做过眼底检查;
- 41% 的病人 $HbA_1C>7\%$;
- 38% 的病人血压高于 140/90 mmHg;
- 18% 的病人 LDL-胆固醇血浆水平高于 3.35 mmol/L(Institut National de Veille Sanitaire, 2010)。

据估计,哮喘病人每年平均找全科医生就诊 2.1 次(Com-Ruelle, Da Ooian & Le Guen, 2010),慢阻肺病人大约 10 次。

法国的接种覆盖率较高但仍有提高的空间,百白破接种率为 90.6%,麻腮风为 74.2%,10 岁儿童乙肝疫苗接种率为 38.9%(Fonteneau et al., 2008)。2008 年,64% 的 64 岁以上人群接种了流感疫苗(UNCAM, 2008)。

初级保健无法治疗而住院的病人数量反映了初级保健的质量。图 9.4 显示,2008 年法国患肾脏感染、脱水和哮喘的病人住院率较高。

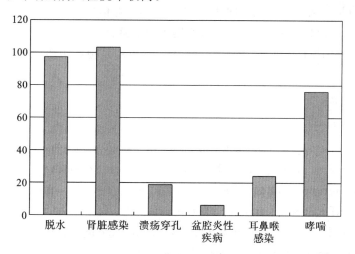

图 9.4 近年来每 10 万人群中因对初级保健诊断敏感而住院的人数

资料来源:Marcoux 和 ATIH,2010。

4.2 初级保健的效率

谈及法国全科医生的工作场景,往往是非常忙碌、迅速和独立,同时做两件以上的事情司空见惯,譬如同时接电话或者预约服务,但是现实情况是怎样的呢?

在法国,全科医生提供的出诊服务一般占其诊疗总数的12.6%(Eco-Santé,2010)。从2000年开始,出诊服务所占比例迅速下降,因为国家疾病基金对此类服务的补偿进行了严格的限制(前提是一定要有确定的医疗需求才行)。这种趋势实际上同时反映在病人和医生身上。在法国,电话问诊非常少,只占总数的3.6%(Le Fur,Bourgueil & Cases,2009)。全科医生坐诊服务平均为16分钟,家庭出诊服务平均为18分钟(Breuil-Genier & Goffette,2006)。不过,涉及具体的疾病,差异还是非常大的,普通感冒往往10分钟内就可以解决,但是涉及一些生理、心理和社会问题,可能半个小时都不止,尤其是慢病病人。法国每年人均诊疗4.2次(Eco-Santé,2010),同诊疗时间一样,数字往往掩盖了很多背后的事实,比如年轻人可能五年都看不了一次病,而有多种疾病的人可能每个月都要去找一次全科医生。

通常,法国5%~19.9%的诊疗服务需要转诊(Allonier,Dourgnon & Rochereau,2010;Gallais,1994;Labarthe,2004)。

致谢

本文感谢以下专家:

感谢Philippe Boisnault、Didier Duhot和Philippe Szidon针对初级保健的复杂性和卫生保健的组织架构方面提供的专业帮助;

感谢Magali Coldefy、Véronique Lucas-Gabrielli对地理分布和图形表达所提出的专业意见;

感谢Laure Com-Ruelle对哮喘相关指标提出的建议;

感谢Paul Dourgnon和Philippe Le Fur对使用ESPS调查的建议;

感谢Marc Perronnin和Aurélie Pierre针对保险范围提出的建议;

感谢Sylvain Pichetti和Catherine Sermet对初级保健中药物消费提供的信息;

感谢Marie-Odile Safon对医学和护理杂志提供的专业信息;

感谢Didier Sicart针对初级保健联合执业提供的信息;

还要感谢PROSPERE团队,尤其是Julien Mousques,是他在卫生经济信息研究所开始了PHAMEU项目。

参考文献

[1] AFFSAPS,HAS(2006). Traitement médicamenteux du diabète de type 2(Actualisation). Recommandation de bonne pratique. Paris,Haute Autorité de Santé.

[2] Allonier C,Dourgnon P,Rochereau T(2010). Enquête sur la santé et la protection sociale 2008. Paris,IRDES(Série statistiques-Rapport,1701).

[3] ANLCI(2009) Illiteracy:the statistics. National Agency against Illiteracy(ANCLI)(http://www.anlci.gouv.fr/,accessed June 2014).

[4] Baudier F et al.(2010). La dynamique de regroupement des médecins généralistes libéraux de 1998 à 2009. Questions d'Economie de la Santé,157.

[5] Bournot MC,Goupil MC,Tuffreau F(2008). Les médecins généralistes:un réseau professionnel étendu et varié. Etudes et Résultats,649.

[6] Breuil-Genier P,Goffette C(2006). La durée des séances des médecins généralistes. Etudes et Résultats,481(http://nvl003. nivel. nl/phameu/Ilib2/file. php? file = 398, accessed September 2010).

[7] Brutel C,Omalek L(2006). Projections démographiques pour la France,ses régions et ses départements en 2030. INSEE Première,1089.

[8] CNAM(2008). Histoire de l'Assurance-Maladie. Caisse nationale de l'assurance maladie (http://www. securite-sociale. fr/CNAMTS,accessed 3 October 2008).

[9] Com-Ruelle L,Da Poian MT, Le Guen N(2010). Les dépenses médicales de ville des asthmatiques en 2006. Questions d'Economie de la Santé,152(http://www. irdes. fr/Publications/2010/Qes152. pdf,accessed September 2010).

[10] Conseil National de l'Ordre des Médecins(2008). Conditions d'exercice de la médecine en France. Paris,Conseil National de l'Ordre des Médecins.

[11] Dobrev A et al. (2008). Benchmarking ICT use among general practitioners in Europe. Bonn,Empirica.

[12] Dourgnon P,Naiditch M(2009). The preferred doctor scheme:a political reading of a French experiment of gate-keeping. Health Policy,94(2):129-134.

[13] Eco-Santé(2010). Eco-Santé 2010:France,National Sickness Fund and OECD databases [online database]. Paris, IRDES(http://www. irdes. fr/recherche/eco-sante/france. html,September 2010).

[14] Eurostat(2010). Eurostat database [online database]. Luxembourg, European Commission(http://epp. eurostat. ec. europa. eu/portal/page/portal/statistics/search_database,accessed 14 January 2010).

[15] Fauvet L(2010). Les affectations des étudiants en médecine à l'rissue des épreuves classantes nationales en 2009. Etudes et Résultats,720.

[16] Fenina A,Geffroy Y,Duee M(2008). Comptes nationaux de la Santé 2007. Paris,IRDES (Série statistiques-Working paper 126)(http://www. ecosante. fr/index2. php? base= FRAN&langh=FRA&langs=FRA&sessionid= ,accessed January 2010).

[17] Fonteneau L et al. (2008). Couverture vaccinale des enfants âgés de 11 ans scolarisés en CM2, France, 2004-2005. Bulletin épidémiologique hebdomadaire (BEH), 51-52: 493-497.

[18] Fournier M et al. (2005). Impact économique de la BPCO en France:étude SCOPE. Revue des Maladies Respiratoires,22:247-255.

[19] Fréchou H,Guillaumat-Tailliet F(2009). Les revenus libéraux des médecins en 2006 et 2007. Etudes et Résultats,686.

[20] Gallais JL(1997). Actes et fonctions du médecin généraliste dans leurs dimensions médicales et sociales. Documents de recherche en médecine générale 45.

[21] Garnero M, Rattier MO (2009). Les contrats les plus souscrits auprès des complémentaires santé en 2007. Etudes et Résultats,698.

[22] Haute Autorité de Santé(2008). L'éducation thérapeutique dans la prise en charge des maladies chroniques. Service évaluation médico-économique et santé publique. Paris, Haute Autorité de Santé.

[23] IMF(2010). World economic outlook database [online database]. Washington, DC, International Monetary Fund.

[24] INSEE(2008). Subdivisions, superficie et population de la République Française. Paris, Institut National de la statistique et des études économiques.

[25] Institut National de Veille Sanitaire (2010). Résultats épidémiologiques principaux d'Entred-métropole. Paris, Institut de veille sanitaire.

[26] Labarthe G(2004). Les consultations et visites des médecins généralistes: un essai de typologie. Etudes et Résultats, 315.

[27] Le Fur P, Bourgueil Y, Cases C(2009). Estimating French GPs' weekly working hours by activity: a summary of available data. Issues in Health Economics, 144.

[28] Levasseur G, Bataillon R, Samzun JL (2004). Baromètre des pratiques en médecine libérale-emploi du temps: une semaine en hiver en médecine générale. Rennes, URML Bretagne.

[29] Marcoux L, ATIH(2010). PMSI database extraction. Paris, IRDES.

[30] Ministère de l'Education Nationale (2004). Liste et réglementation des diplômes d'études spécialisées de médecine (annex V for general practice). Bulletin Officiel de l'Education Nationale, 39.

[31] Ministère de l'Emploi et de la Solidarité(Aubry M)(1999). LOI no. 99-641 du 27 juillet 1999 portant création d'rune couverture maladie universelle. Arrêté du 3 Février 2005, 172:11229.

[32] Ministère de la Santé-Direction de l'Hospitalisation et de l'Organisation des Soins (2005). Circulaire DHOS/O3/DSS/UNCAM no. 2005-63 du 14 janvier 2005 relative aux orientations propres à l'évolution de la répartition territoriale des professionnels de santé libéraux et aux modalités opérationnelles de définition des zones géographiques en vue de l'attribution d'aides aux médecins généralistes. Bulletin Officiel Santé-Protection Sociale-Solidarités, 63.

[33] Ministère de la Santé et des Sports(2010). Règlement arbitral organisant les rapports entre les médecins libéraux et l'Assurance-Maladie. Arrêté du 3 Février 2005(http://www.ameli.fr/fileadmin/user_upload/documents/joe_20100505_0025.pdf, accessed September 2010).

[34] Ministère de la Santé et des Sports(Bachelot R)(2009). LOI no. 2009-879 du 21 juillet 2009 portant réforme de l'hôpital et relative aux patients, à la santé et aux territoires. Arrêté du 3 Février 2005(http://www.legifrance.gouv.fr/jopdf/common/jo_pdf.jsp?numJO=0&dateJO=20090722&numTexte=1&pageDebut=12184&pageFin=12244;, accessed September 2009).

[35] Ministère délégué à la Santé(Kouchner B)(2002). LOI no. 2002-303 du 4 mars 2002 relative aux droits des malades et à la qualité du système de santé. Arrêté du 3 Février 2005.

[36] Muller A et al. (2007). European Surveillance of Antimicrobial Consumption(ESAC): outpatient antibiotic use in Europe, 1998-2005. Eurosurveillance, 12(41)(http://www.eurosurveillance.org/ViewArticle.aspx?ArticleId=3284, accessed 30 April 2014).

[37] ORS, URML Pays de la Loire(2008). Conditions d'exercice des médecins généralistes des Pays de la Loire en 2007. Nantes, IREPS Pays de la Loire.

[38] République Française(2004). LOI no. 2004-810 du 13 août 2004 relative à l'rassurance maladie. Arrêté du 3 Février 2005.

[39] République Française(2005). Article L4133 about CME. Code de la Santé Publique. Paris, République Française.

[40] République Française(2006). Article R4127-77 about the obligation for physicians to participate in after-hours care provision service. Code de la Santé Publique. Paris, République Française.

[41] République Française(2007). Article L2112 on centres for mother and child care. Code de la Santé Publique. Paris, République Française.

[42] Saout C et al. (2008). Pour une politique nationale d'éducation thérapeutique du patient. Paris, République Française.

[43] Sicart D(2009). Les médecins-estimations au 1er janvier 2009. Paris, Ministry of Social Affairs and Health, DREES(Série statistiques-Working paper 138).

[44] SNIR([date?]). Démographie des professions de santé libérales. Système national inter-régimes(http://www.ecosante.fr/FRANFRA/352.htm, accessed).

[45] UNCAM(2008). Chiffres et repères-edition 2008. Paris, Union Nationale des Caisses d'Assurance Maladie.

[46] UNCAM(2009). Décision du 9 mars 2009 de l'Union nationale des caisses d'assurance maladie relative à la création d'un contrat type d'amélioration des pratiques à destination des médecins libéraux conventionnés. Arrêté du 3 Février 2005.

[47] UNCAM, Alliance, CSMF, SML(2005). Convention nationale organisant les rapports entre les médecins libéraux et l'assurance-maladie. Arrêté du 3 Février 2005. (http://www.ameli.fr/fileadmin/user_upload/documents/Convention_gene_et_spe.pdf, accessed September 2010).

[48] UNDP(2010). Human development report 2009 statistical tables. New York, United Nations Development Programme.

[49] WHO Regional Office for Europe(2010). European Health for All database(HFA-DB) [online database]. Copenhagen, WHO Regional Office for Europe.

10 德国

D. Simic, S. Wilm, M. Redaelli

1. 初级保健的背景

1.1 国家与人口

德意志联邦的首都在柏林,由 16 个州组成,每个州都是一级行政区划,由自治市组成,这是最小的行政区划。

德国国土面积 357111.91 平方公里,北部边界位于(大西洋)北海,南部位于波罗的海和阿尔卑斯山。德国人口 8175 万,是欧洲人口最多的国家,人口密度大约为每平方公里 229 人。

同其他工业国家一样,德国也面临人口结构的改变——人口减少的同时老龄化社会的降临,德国生育率为 1.4,是欧洲国家中最低的。

1.2 经济与发展

德国属于社会市场国家,2008 年名义 GDP 为 36670 亿美元,人均 GDP 为 40875 美元。德国是欧洲最大的经济体,排名世界第四位。德国的人力发展指数为 0.885,排名世界第十位(UNDP,2009)。2010 年失业率为 6.8%,低于欧洲 9.6% 的平均水平。2007 年,德国 60% 的人口完成了高中水平教育(OECD,2010)。

1.3 人口健康

德国的年龄结构:0~14 岁占 13.8%,15~64 岁占 66.2%,65 岁及以上占 19.9%(2007),男、女性别比为 0.96∶1。

2007 年德国人出生期望寿命:女性为 82.7 岁,男性为 77.4 岁。婴儿死亡率是欧洲最低的,2007 年为 3.9‰(OECD,2010)。

冠心病、糖尿病和癌症在德国是主要的死因。

1.4 卫生保健体系的特征

大约 90% 的德国人通过全国 190 个法定健康保险公司购买保险。目前,会员支付比例占到税前收入的 15.5%,雇主和雇员分别支付一半。基于一致性的原则,没有固定收入的家庭成员可以免费享有相应的保险。

大约10%的德国人购买私人保险,其支付费率由保险公司根据受保人的年龄、性别和风险因素进行计算得出。由于没有法定的限制,费率以指数形式随年龄的增加而增长。

如表10.1所示,德国整体的健康消费(医院床位、住院时间、急诊入院、门诊诊疗)与欧洲平均水平相比是很高的。2008年,10.5%的GDP用于卫生保健。人均健康支出高于欧盟平均水平。虽然德国医生和护士的总供给比较高,但是全科医生占医生的比例(18.4%)低于欧盟平均水平(WHO Regional Office for Europe,2010)。

表10.1 卫生保健资源的发展与利用

	健康总支出占GDP的百分比(%)		人均健康总支出(以购买力平价计,美元)		医院床位(每10万人口)		医生(每10万人口)		全科医生占医生的百分比(%)	
	德国	欧盟[1]	德国	欧盟[1]	德国	欧盟[1]	德国	欧盟[1]	德国	欧盟
1995	10.1	7.6	2267	1276	968.3	740.9	306.5	292.7	21.7	27.5[6]
2000	10.3	7.9	2669	1608	911.9	669.0	326.0	295.1	20.3	28.3[5]
2005	10.7	8.5	3353	2151	846.8	604.6	341.1	316.0	19.5	26.3[4]
2009	10.5[7]	8.8	3737[7]	2788	821.3[7]	564.8	355.7[7]	321.6	18.4[7]	25.5[3]

	护士(每10万人口)		医院平均住院时间(天数)		医院急诊接诊(每百人)		每人每年门诊次数	
	德国	欧盟[2]	德国	欧盟[1]	德国	欧盟[1]	德国	欧盟[1]
1995	n.a.	575.1	13.5	12.5	19.2	15.7	6.4	6.6
2000	958.8	655.9	11.4	10.3	20.5	17.7	7.3	6.8
2005	1022.3	682.7	10.2	9.5	19.9	16.2	7.5	6.8
2009	1068.0[7]	745.5	9.9[7]	8.8	20.7[7]	15.6	7.8[7]	6.9

数据来源:欧盟和德国的数据来源于欧洲人人享有健康数据库(WHO Regional Office for Europe,2010)。

注释:[1] 1992、1997、2002、2007年。[2] 1991、1996、2001、2006年。[3] 除了西班牙、塞浦路斯、希腊、马耳他、波兰、罗马尼亚、斯洛伐克和英国之外2005年欧盟的平均值。[4] 除了塞浦路斯、西班牙、希腊、马耳他、波兰和罗马尼亚之外2002年的欧盟平均值。[5] 除了保加利亚、塞浦路斯、西班牙、希腊、马耳他、荷兰、波兰、罗马尼亚和斯洛伐克之外1997年的欧盟平均值。[6] 除了塞浦路斯、西班牙、希腊、马耳他、荷兰、波兰和罗马尼亚之外1993年的欧盟平均值。[7] 2008年。

2. 初级保健体系的架构

2.1 初级保健的治理

在德国,对初级保健所有在门诊机构给病人看病的专科医生或者医生的专业没有清晰的区分。因此,就医的可及性与病人的病情没有关系。譬如糖尿病病人可以找全科医生也可以找糖尿病专科医生看病(没有看门人系统)。每位病人可以自由选择医生。

因此,所谓卫生保健体系内门诊与住院的分离,专科与全科的分离主要是靠其支付系统来辨认,也就是不同的治疗和专业对应的支付是不同的。

另外一个卫生保健体系的激励机制因病人的病况不同而不同。如果临床问题比较复杂,病人会被转诊给专科医生就诊,也就是说那些需要特殊治疗的病人会立即转给专业领域的医生治疗。

为那些享有法定健康保险病人服务的医生,都会加入强制性健康保险地方医师协会。这些医生还负责提供所有的个体急诊服务(Sicherstellungsauftrag)。服务内容还包括：满足人群健康需求,州范围内的所有卫生与健康服务,从疾病基金获得适当调整的健康预算(这些预算将分摊到所有协会的成员)。全科医生提供的门诊全科服务是强制性的,包括加班服务。

从全国水平看,政府或者重要的团体都没有就德国初级保健未来的愿景出台过文件。这种发展目标的缺乏,还反映在卫生部的框架和卫生保健的监测工作上,也就是说初级保健还没有与其他工作相区别的专门预算(Federal Ministry of Health,2010)。

初级保健的责任被分散到各州。强制性健康保险地方医生协会(Kassenärztliche Vereinigung)负责本地计划的制订,计划需要明确当地私营医生的数量和具体分配。区域健康框架计划的制订和强制实施从1977年开始,1993年做过修改,包括每个州的初级保健计划(Kassenärztliche Vereinigung Baden Württemberg,2009)。

德国卫生保健体系针对医疗服务管理有一个明显的特征,即卫生保健服务自治机构、健康保险基金同立法机构一样,也扮演了非常重要的作用。立法机构制定立法框架,医疗服务自治机构由医师或牙医协会,以及德国医院联盟和健康保险基金联邦协会组成,他们负责提供不同情况下的具体服务。从2004年起,能够代表病人的国家团体有权共享病人的文件并参与联邦联合委员会(G-BA)的咨询服务,G-BA是德国最重要的自治决策团体,他们是受公法保护的制度化实体,其管辖权利广泛,主要是根据《社会规范书(Social Code Book)》之第五卷来管理德国的强制性健康保险(Federal Ministry of Health,2011)。

G-BA的一个重要职责是评估诊疗新方法,尤其是门诊技术,G-BA扮演了"针眼"的角色,只有通过了G-BA根据收益和效率做出的积极评价,强制性健康保险基金才会提供与他们评价相适应的补偿。

G-BA明确了医疗服务安全保障的方向,其目标在于确认强制性健康保险所补偿的医疗服务是必需、适宜和有效的。G-BA提供的指导包括筛查、牙科诊疗、心理咨询以及康复服务等。

G-BA在享有强制性健康保险病人的医疗服务中起到了主要的作用,但是不包括德国市场的执业药师问题,他们属于联邦药品和医疗设备研究所负责(BfArM)。G-BA负责根据效率原则制定调控药物补偿的限制性条款。

此外,G-BA的权力还包括对疾病管理项目相关内容提出建议和要求。这些项目的目标在于提高医疗服务和慢病治疗的质量。在德国,诊断和治疗都是基于国际国内(循证)认可的指南,他们应用于实践是有确定的质量保障措施的。例如,德国全科和家庭医学会(DEGAM)会专门为全科医生发布临床循证指南。

而且,考虑到卫生保健体系的质量保障,G-BA还被赋予了其他一系列的责任。譬如他们会提供门诊、住院和多部门合作的质量保障措施。所有G-BA发布的文件都需要联邦卫生部(BMG)的批准(DEGAM,2011;G-BA,2011;Schwartz,2000)。

病人的知情同意权,医疗档案的获取权,病历的机密使用权,以及病人针对初级保健机构的申诉流程和处理都受到法律的保护(NASHIP,2011)。

2.2 初级保健的经济背景

目前德国没有初级保健总支出的官方数据。只知道2008年15.3%的卫生总费用用于门诊保健,4.0%用于预防和公共卫生服务(Federal Statistical Office,2010)。

大概90%的德国人口都享有强制性健康保险,10%有私立健康保险(OECD,2009)。德国政府要求享有强制性健康保险的病人找全科医生或牙医首诊时需要支付10欧元,这些钱需要返给强制性健康保险。病人在同一季度找同一位医生多次就医不需要付费,但如果在一个季度内找其他医生看病,病人需要另支付10欧元。因此,如果病人一直找同一位医生看病,这个季度就只需要支付10欧元。

但预防性服务是个例外(如体检、肿瘤筛查和接种)(Schreyögg & Grabka,2010)。私人保险或者享受政府补助的个体可以免除共付部分,不到18岁的少年儿童也可以免除缴费。为了减少共付部分的负担,凡享有强制性健康保险的病人,如果每年自费超过了家庭收入的2%(包括药物在内),可以申请免除诊疗费。对于慢病病人,如果他们每年自费支付超过家庭收入的1%(所谓的1%准则),他们也可以享有这种优惠(Schreyögg & Grabka,2010)。

欧洲晴雨表公司2007年的一项调查显示,有10%的德国人认为全科服务不太或者完全不能负担(European Commission,2007)。

几乎所有的全科医生(87%)属于个体营业,他们同健康保险公司签约,收入来源于人头费和付费服务。只有13%的全科医生领固定薪酬(NASHIP,2010)。初级保健的工资结构有很大差异,牙医、心脏病科医生可能薪酬很高,其他医务人员工资相对较低,如图10.1所示,全科医生的平均收入(剔除营业成本后的收入为84300欧元)比专科医生要低。个体营业的全科医生,不仅病人数量对他们很重要,他们出诊访视的时间同样重要。因为全科医生的收入要根据每个季度病人的数量来定,如果病人在一个季度重复就诊,全科医生不会从该病人身上获取其他的收入(Vetter,2009)。

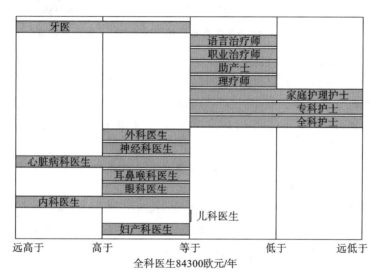

图 10.1 中等职业生涯医务人员与中等职业生涯全科医生平均收入的关系

2.3 初级保健人力资源的发展

德国的人口特征和慢病人口的增长,对全科医生的需求也相应增加,其服务量也会增加。此趋势必然导致全科医生的缺乏。可能其原因有多种,不过总体来说,职业本身缺乏吸引力是根本原因。这导致年轻一代医生很少愿意成为全科医生,2009年,只有不到10%的医学毕业生选择家庭医学的职业培养(NASHIP,2010)。

全科医生的缺乏,还有一个原因是德国全科医生的结构问题。2008年,2%的全科医生年龄在35岁以下,54.8%在35~49岁,31.7%在50~59岁,还有11%在60岁或以上(NASHIP,2010)。因此,目前多数在岗的全科医生可能在15年内就会退休。

当前招聘国外全科医生的行动只能说是小有成果,主要障碍包括语言障碍、较低的激励机制,以及个体医生缺乏吸引力的地位等。同时,在统一市场上还应该考虑到其他国家面临同样的问题而与德国处于竞争的位置。

图10.2显示,全科医生总体上呈现下降的趋势,而其他初级保健职业在最近五年内处于比较稳定的供给状态(Eurostat,2010)。如果年轻一代仍然不愿意涉足该行业,那么就会导致从

业人员的断档,其他专业领域也没有办法弥补。就德国而言,其他领域的专科医生某种程度上也存在短缺的现象。

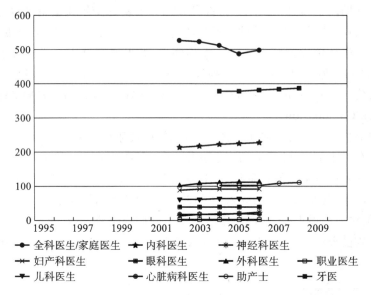

图 10.2 近五年每 10 万居民拥有的初级保健专业人员的供给变化

作为全科医生,职业培养需要长达 5 年的时间,包括 2 年的住院内科学习,18 个月的个体或团队医生培养,剩下的 18 个月可以跟随全科医生或者在内科住院部学习。

如果要成为儿科或者妇科医生,职业培养同样也需要至少 5 年。所有的门诊医生都需要接受强制性的继续医学教育并获得相应学分(每 5 年获得 250 学分)(German Medical Association,2008)。

德国全科医生联合会(Hausärzteverband)大概有 32000 名会员,3300 名全科医生还是德国全科医学和家庭医生学会(DEGAM)的会员。

目前德国有三本初级保健杂志:《医学杂志(Zeitschrift für Allgemeinmedizin)》(每年 12 期;3085 份订阅)、《家庭医生(Der Hausarzt)》(每年 20 期;订阅 54 500 份)以及《全科医生(Der Allgemeinarzt)》(每年 20 期,订阅 50 092 份)。

3. 初级保健过程

3.1 初级保健服务的可及性

在德国,不经转诊就可以直接找医生或者其他医务人员就诊。不过,如果没有全科医生的转诊,强制健康保险可以拒绝支付部分成本。德国各个地区全科医生的分布差别很大,从巴登符腾堡州每 10 万人拥有 73.2 名全科医生到萨克森州的 60.8 名。此外,城乡差异也存在差异,城市显然更多。譬如海德堡全科医生比例为全国平均水平的 166%,而在萨尔克雷斯市的农村地区,只有全国平均水平的 67%(Die Gesundheitsberichterstattung(GBE)des Bundes,2009)。劳动力预测研究显示,一些地区存在全科医师短缺的现象(Kopetsch,2010)。不过,欧洲晴雨表公司 2007 年的调查显示,94% 的德国人认为很容易获得全科医生的服务。

在德国,法律没有规定全科服务的最低工作时间(Bundesministeriums der Justiz & GmbH,1957),预约系统偶尔才会采用(图 10.3)。对于某些特殊疾病,如糖尿病,全科服务机构一般不会提供专门服务(少于 10%)。全科服务一般会提供电话问诊,但很少使用电子邮件咨询。2006 年全科医生每周平均工作 51 小时(Koch,Gehrmann & Sawicki,2007)。

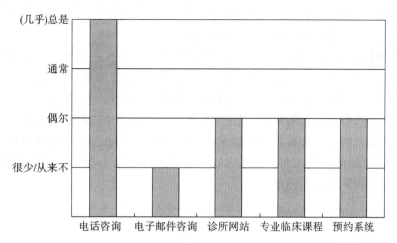

图 10.3　初级保健机构或初级保健中心通常存在的工作方式及范围

如果病人需要在医生正常下班后就医,他们可以去找健康保险机构的医生寻求急诊服务或者直接到医院看急诊。

3.2　初级保健服务的连续性

全科医生并没有病人清单系统,不过估计德国的全科医生平均服务人口为 2000 人。

在德国,病人可以自由选择医生,也可以任何时候更换全科医生。不过,德国的医患关系似乎比较稳定。2008 年,95% 的强制性健康保险病人报告,他们碰到一般健康问题都会去初级保健机构就诊(NASHIP,2008)。该调查显示,几乎所有的病人对初级保健服务的各个方面都满意(图 10.4)。大多数的病人甚至对问诊时间表示满意,通常问诊时间为 7~8 分钟(Deveugele et al.,2002)。

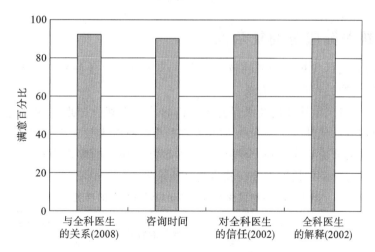

图 10.4　病人对服务的满意度

资料来源:NASHIP,2008。

目前,几乎所有的全科服务机构都使用计算机,不过多数情况下只用来记录病历、财务管理和开具处方。计算机几乎不用于同病人及其他医生沟通,也不会用于研究(Dobrev et al.,2008)。

病人需要转诊接受专科服务时,全科医生会提供转诊单;专科医生治疗后,或者在加班时间就医的病人,诊治的医生通常会将其治疗情况反馈给全科医生。

3.3 初级保健服务的合作

德国没有看门人系统,除了极少数例外,病人可以直接找各类医生直接看病。但是找家庭保健护士、理疗师、职业治疗师或语言治疗师需要病人自费。

在德国,全科医生主要还是个体行医,虽然多学科共同服务的趋势也越来越强,在图10.5中显示了全科服务的形式。造成这种趋势的主要原因在于财务激励,即大家共同营业可以减少经济风险,其他原因是次要的。医疗中心的护士合作现象在德国还未发现。

全科医生之间的沟通会偶尔发生,但是全科医生与专科医生之间的沟通几乎不会发生。全科医生和护理人员之间的沟通要看具体情况。全科医生与医院之间的沟通也存在问题。医院的下转(诊)不太常见,临床医生和全科医生之间的纵向沟通几乎看不到,在治疗病人时也几乎不见全科医生与其他职业之间的整合。

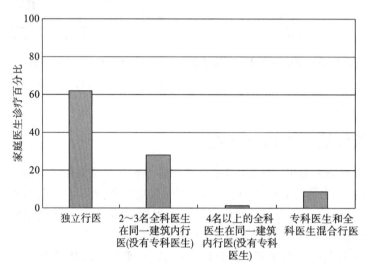

图 10.5　共享的服务

3.4 初级保健服务的复杂性

通常,全科服务只具备基本诊断的仪器设备。病人有眼科或妇科问题都会直接找专科医生,毕竟全科服务机构的设备十分有限。

表10.2显示全科医生涉及的初级保健服务内容。考虑到德国现有的系统,任何专科都可以提供这些全科服务。估计75%～80%的病人都是由全科医生独立诊疗而不经转诊。

除了类风湿性关节炎病人之外,全科医生在多数慢病病人的管理中扮演了主要的角色,一般只有严重疾病或并发症的情况下才会找专科医生求助。

表 10.2　全科医生参与不同初级保健服务的程度 *

全科医生可能参与的服务	全科医生"总是"参与的服务	全科医生"从不"或"很少"参与的服务
首诊(共10项)	· 35岁以上女性伴心理-社会问题	· 年满20岁女性妊娠确认
	· 有自杀倾向的男性	· 年满35岁女性月经不规则咨询
	· 52岁以上酒精成瘾的男性	· 50岁以上女性伴乳房肿块
		· 年满28岁男性伴首次惊厥

续表

全科医生可能参与的服务	全科医生"总是"参与的服务	全科医生"从不"或"很少"参与的服务
疾病的治疗和随访(共9项)	·慢性支气管炎 ·肺炎 ·单纯Ⅱ型糖尿病 ·被养老院和疗养院接收的病人	—
医疗技术规程(共10项,包括全科医生或全科护士)	·静脉输液	·宫内节育器植入 ·角膜锈斑剔除 ·眼底检查
预防性保健(共8项)	·破伤风疫苗接种 ·高危人群流感疫苗接种 ·胆固醇水平检测	·宫颈癌筛检 ·乳腺癌筛检 ·常规产前保健
健康促进(共4项)	·肥胖咨询 ·运动(缺乏)咨询 ·戒烟咨询 ·酒精成瘾咨询	—

注释:* 回答全科医生参与的程度:(几乎)总是;通常;偶尔;很少或从不。

4. 初级保健体系的产出

4.1 初级保健的质量

初级保健的质量是可变的,主要依赖于经济激励。德国自从引入疾病管理项目(DMP)之后,对慢病病人的服务质量明显改善,如Ⅱ型糖尿病。实际上,目前还需要进一步的优化。以下三个方面说明了德国初级保健的质量。

根据 EUPHIX2005 年调查(RIVM,2009),当时还没有开展 DMP,56%的糖尿病病人胆固醇水平较高,25%有高血压,54% HbA_1C 偏高,44%超重,32%的人群在过去12个月内去找过眼科医生做眼底检查。

婴儿接种情况不同,不过比例还是很高;除了乙肝疫苗接种之外,其他接种率都超过了90%。儿童接种基本上全部由儿科医生完成,全科医生只完成很少一部分。

第三个例子是乳腺和妇科筛查(由妇科医生安排)。大约54%的52~69岁女性在过去三年内做过乳腺放射检查,21~64岁女性在过去三年内接受巴氏涂片检查的比例占55.9%(Kooperationsgemeinschaft Mammographie,2010;Linos & Riza,2000;Schopper & De Wolf,2007;Von Karsa et al.,2007)。

最后,如图10.6所示,初级保健机构无法治疗而住院比例较高的是脱水、肾脏感染和耳鼻喉感染(2008),通常认为该指标是反映初级保健质量的风向标(Die Gesundheits berichters

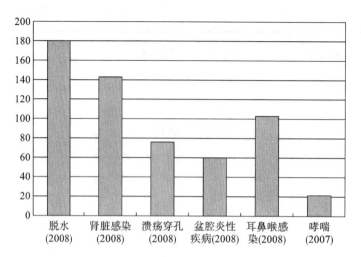

图 10.6 近年来每 10 万人群中因对初级保健诊断敏感而住院的人数

tattung(GBE)des Bundes,2009)。

4.2 初级保健的效率

每年每位德国人平均找全科医生就诊 18 次,这是相当高的数字(Grobe,Dörning & Schwartz,2010),全科医生平均诊疗时间为 7.6 分钟。一名全科医生平均每周诊治 242 名病人,大约耗费全科医生 70% 的就诊时间。每周全科医生平均出诊 25 次,有 12% 的病人每年至少需要全科医生出诊 1 次,绝大多数是女性或老年人(Deveugele et al.,2002)。

参考文献

[1] Bundesministeriums der Justiz & GmbH (1957). Zulassungsverordnung für Vertragsärzte (Ärzte-ZV). Bonn,Bundesregierung.

[2] DEGAM(2011). Leitlinien der DEGAM[Guidelines from the German College of General Practitioners and Family Physicians(DEGAM)]. Frankfurt,DEGAM(http://leitlinien.degam.de/index.php? id=fertiggestellteleitlinien,accessed October 2011).

[3] Deveugele M et al.(2002). Consultation length in general practice:cross-sectional study in six European countries. British Medical Journal,325:472-478.

[4] Die Gesundheitsberichterstattung (GBE) des Bundes (2009). [web site]. Information System of the Federal Health Monitoring(http://www.gbe-bund.de,accessed October 2011).

[5] Dobrev A et al.(2008). Benchmarking ICT use among general practitioners in Europe. Bonn,Empirica.

[6] European Commission(2007). Special Eurobarometer 283:Health and long-term care in the European Commission. Brussels,European Commission.

[7] Eurostat(2010). Eurostat statistics 2010. Luxembourg,Eurostat(http://epp.eurostat.ec.europa.eu/portal/page/portal/statistics/themes,accessed October 2011).

[8] Federal Ministry of Health (2010). Organigram of the German Federal Ministry of Health. Berlin,Federal Ministry of Health(http://www.bmg.bund.de/cln_178/nn_1168248/SharedDocs/Downloads/DE/Neu/BMG-Kurzportraet__OrgaPlan,templateId=raw,property=publicationFile.pdf/BMG-Kurzportraet_OrgaPlan.pdf,accessed October 2011).

[9] Federal Ministry of Health(2011). Social Code Book V-Sozialgesetzbuch Fünftes Buch Gesetzliche Krankenversicherung. Berlin, Federal Ministry of Health (http://www.sozialgesetzbuch.de/gesetze/05/index.php? norm_ID=0507300, accessed October 2011).

[10] Federal Statistical Office(2010). Gesundheitsausgaben in Deutschland. Berlin, Federal Statistical Office (http://www.destatis.de/jetspeed/portal/cms/Sites/destatis/Internet/DE/Content/Statistiken/Gesundheit/Gesundheitsausgaben/Tabellen/Content50/Leistungsarten,templateId=renderPrint.psml,accessed October 2011).

[11] G-BA(2011). [web site]., German Health Care System and the Federal Joint Committee(http://www.g-ba.de/institution/sys/english/,accessed October 2011).

[12] German Medical Association(2008). (Muster-)Weiterbildungsordnung. Berlin, German Medical Association.

[13] Grobe TG, Dörning H, Schwartz F (2010). Barmer GEK Arztreport. Berlin, Barmer GEK.

[14] Kassenärztliche Vereinigung Baden Württemberg (2009). Die Kassenärztliche Vereinigung zwischen Sicherstellungsauftrag und Ärztemangel-Wie funktioniert die Bedarfsplanung in der ambulanten medizinischen Versorgung? Baden Württemberg, Kassenärztliche Vereinigung Baden Württemberg(http://www.kvbawue.de/uploads/tx_userkvbwpdfdownload/Presse-Bedarfsplanung-ambulante-Versorgung.pdf,accessed October 2011).

[15] Koch K,Gehrmann U,Sawicki PT(2007). Primärärztliche Versorgung in Deutschland im internationalen Vergleich,Deutsches Ärzteblatt,104:A2584-2591.

[16] Kooperationsgemeinschaft Mammographie(2010). [web site]. Berlin, Mammography Screening Programme(http://www.mammo-programm.de/startseite/startseite.php, accessed October 2011).

[17] Kopetsch T(2010). Dem deutschen Gesundheitswesen gehen die Ärzte aus! Berlin, Bundesärztekammer und Kassenärztliche Bundesvereinigung.

[18] Linos A,Riza E(2000). Comparisons of cervical cancer screening programmes in the European Union. European Journal of Cancer,36:2260-2265.

[19] NASHIP(2008). Versichertenbefragung der Kassenärztlichen Bundesvereinigung 2008 [Survey of the National Association of Statutory Health Insurance Physicians for insured clients 2008]. Mannheim, National Association of Statutory Health Insurance Physicians(http://daris.kbv.de/daris/doccontent.dll? LibraryName=EXTDARIS^DMSSLAVE&SystemType=2&LogonId=650ed83737bec43f73338aeb960b767a&DocId=003757071&Page=1,accessed October 2011).

[20] NASHIP(2010). Ärztestatistik der Bundesärztekammer zum 31.12.2008. Mannheim, National Association of Statutory Health Insurance Physicians (http://www.bundesaerztekammer.de/downloads/Stat08Abbildungsteil.pdf, accessed October 2011).

[21] NASHIP(2011). Patientenrechte. Mannheim,National Association of Statutory Health Insurance Physicians(http://www,kbv.de/patienten information/103.html,accessed October 2011).

[22] OECD(2009). Health at a glance 2009(Summary). Paris, Organisation for Economic

Co-operation and Development(http://www.oecd-ilibrary.org/content/book/health_glance-2009-en,accessed October 2011).

[23] OECD(2010). Health Data 2010. Paris, Organisation for Economic Co-operation and Development/IRDES(http://www.eco-sante.fr/index2.php?base=OCDE&langh=ENG&langs=ENG&sessionid=,accessed October 2011).

[24] RIVM(2009). [web site] European Union Public Health Information System (EUPHIX). Bilthoven, RIVM(http://www.euphix.org/object_document/o458ln27010.html,accessed October 2011).

[25] Schopper D, De Wolf C(2007). Breast cancer screening by mammography: international evidence and the situation in Switzerland. Bern, Krebsliga Schweiz/Oncosuisse.

[26] Schreyögg J, Grabka MM(2010). Copayments for ambulatory care in Germany: a natural experiment using a difference-in-difference approach. European Journal of Health Economics,11:331-341.

[27] Schwartz FW(2000). Perspektiven des Sicherstellungsauftrages. Berlin, Kassenärztliche Bundesvereinigung, Kölm(KBV Kontext 14).

[28] Snijder EA et al. (2007). Home visits in German general practice: findings from routinely collected computer data of 158 000 patients. Gesundheitswesen,69:679-685.

[29] UNDP(2009). Human development report 2009. Overcoming barriers: human mobility and development. New York, United Nations Development Programme.

[30] Vetter M(2009). Was letztlich übrig bleibt. Deutsches Ärzteblatt,106:A1318-1319.

[31] Von Karsa L et al. (2007). Cancer screening in the European Union. Report on the implementation of the Council recommendation on cancer screening. First Report. Luxembourg, European Commission.

[32] WHO Regional Office for Europe(2010). European Health for All Database(HFA-DB) [online database]. Copenhagen, WHO Regional Office for Europe(http://www.euro.who.int/HFADB,accessed October 2011).

11 希腊

C. Lionis, P. Tedeschi, A. Saridaki

1. 初级保健的背景

1.1 国家与人口

希腊是南欧国家,国土面积131957平方公里,内陆多山,沿海平原与爱琴海、爱奥尼亚海和地中海相邻。位于爱琴海和爱奥尼亚海的多个岛屿占希腊五分之一的面积。希腊人口为1126万(男、女性别比为0.96∶1)(UNDP,2009),平均年龄为41.8岁(WHO Regional Office for Europe,2009)。全国人口密度约为每平方公里85.3人,最高的是雅典,即希腊首都。2007年人口增长率为0.3%,1~14岁儿童占总人口数的14.3%(男性788 722/女性742 270),65岁以上人口占18%(男性902 617/女性116 0000)(WHO,2009)。

1.2 经济与发展

希腊1981年加入欧盟。希腊是议会制共和国,政府首脑是首相,通过选举得到简单多数就可以当选并组阁政府(CIA,2010)。希腊全国分为51个州,雅典是首都。希腊人均GDP按照购买力平价计算为31000美元,世界排名第44位(CIA,2010)。根据2009年UNDP的排名,希腊失业率非常高。2010年6月更是高达12.2%(Eurostat,2010)。希腊成人识字率为97.1%(UNDP,2009)。

1.3 人口健康

希腊全人群出生期望寿命为79.7岁,男性为77.1岁,女性为82.4岁。男性出生健康期望寿命为71岁,女性为74岁(CIA,2010)。总生育率为1.37。2008年1岁以下婴儿死亡率为2.65‰(WHO Regional Office for Europe,2010)。在希腊,2002年五种主要死因为:脑血管疾病(20%),缺血性心脏病(15%),气管、支气管及肺部肿瘤(6%),结肠与直肠肿瘤(3%),上呼吸道感染(2%)。疾病负担排名前五的是:非传染性疾病,心血管疾病(主要是脑血管疾病),恶性肿瘤,缺血性心脏病,气管、支气管及肺部肿瘤(WHO Regional Office for Europe,2004)。

1.4 卫生保健体系的特征

在希腊,卫生保健的筹资主要来自中央政府预算的各州保险资金和私立保险资金。在

2000年后,私立机构的筹资在不断增加。希腊目前已经能做到药物保健的广覆盖。卫生和社会团结部在制定和实施药物政策方面扮演了主要角色,并负责为国民提供健康服务(National Health Service),以及贫困人口、老年人和失能人群的健康和社会救助服务。

希腊全境共有七个大区级卫生部门(DYPE)。其社会保险组织包括:①社会保险协会(IKA),服务50%人口;②农业保险组织(OGA),服务25%的人口;③公务员基金,占7%;④商人、制造商及小商人基金(TEVE-TAE)占13%;⑤剩下的2.5%是公用事业单位人员和银行职员(Gesundheit Österreich,2007)。

1983年,国民健康服务体系(Ethniko Systima Ygeias-ESY,此处称作国民健康服务体系)成立,其目的在于提供广覆盖的初级和二级保健,以及院前急诊保健服务(Tountas, Karnaki & Pavi,2002)。2006年,有报道称希腊全境共有8732个社区药房(Gesundheit Österreich,2007)。药剂师营业执照由希腊中央卫生委员会发放。表11.1反映了希腊卫生保健资源的发展与利用。一个显著的亮点是希腊医生数量较其他欧盟国家多,尽管其他方面与欧盟平均水平相当。

表11.1 卫生保健资源的发展与利用

	健康总支出占GDP的百分比(%)		人均健康总支出(以购买力平价计,美元)		医院床位(每10万人口)		医生(每10万人口)		全科医生占医生的百分比(%)	
	希腊	欧盟[1]	希腊	欧盟[1]	希腊	欧盟[1]	希腊	欧盟[1]	希腊	欧盟
1995	n.a.	7.6	16697*	1275.9	n.a.	740.9	398.1	292.7	n.a.	27.5[6]
2000	9.7	—	20939	1608.0	n.a.	669.0	n.a.	295.1	n.a.	28.3[5]
2005	10.10	8.5	29578	2150.9	481.7	604.6	534.6	316.0	n.a.	26.3[4]
2009	n.a.	8.8	31000	2788.2	n.a.	564.8	n.a.	321.6	37.2	25.5[3]

	护士(每10万人口)		医院平均住院时间(天数)		医院急诊接诊(每百人)		每人每年门诊次数	
	希腊	欧盟[2]	希腊	欧盟[1]	希腊	欧盟[1]	希腊	欧盟[1]
1995	n.a.	575.1	n.a.	12.5	n.a.	15.7	n.a.	6.6
2000	n.a.	655.9	n.a.	10.3	n.a.	17.7	n.a.	6.8
2005	n.a.	682.7	n.a.	9.5	n.a.	16.2	n.a.	6.8
2009	350**	745.5	n.a.	8.8	15.39**	15.6	n.a.	6.9

来源:除非有特别说明,欧盟的平均值来源于欧洲人人享有健康数据库(WHO Regional Office for Europe,2010)。希腊数据来源:WHO Regional Office for Europe,2010;Gesundheit Österreich,2007;WHO Regional Office for Europe,2009。

* 原文为16.697,译者修改。** Eurostat,2008。

注释:[1] 1992、1997、2002、2007年。[2] 1991、1996、2001、2006年。[3] 除了西班牙、塞浦路斯、希腊、马耳他、波兰、罗马尼亚、斯洛伐克和英国之外2005年的欧盟平均值。[4] 除了塞浦路斯、西班牙、希腊、马耳他、波兰和罗马尼亚之外2002年的欧盟平均值。[5] 除了保加利亚、塞浦路斯、西班牙、希腊、马耳他、荷兰、波兰、罗马尼亚和斯洛伐克之外1997年的欧盟平均值。[6] 除了塞浦路斯、西班牙、希腊、马耳他、荷兰、波兰和罗马尼亚之外1993年的欧盟平均值。

2. 初级保健体系的架构

2.1 初级保健的治理

1983年希腊才将初级保健引入国民健康体系《健康法案》(1397号)。该法案将健康中心描述为县医院的延伸单位。

2001年,希腊实施了新的《健康法案》(Tountas,Karnaki & Pavi,2002),主要目的在于通过任命各地的职业经理人来推行地区健康体系标准,从而改善卫生服务质量。2004年的《健康法案》(第53号)专门针对初级保健的服务内容进行了规定。

2008年,健康和社会团结部发布了"公共卫生全民行动计划",这是希腊首次将预防和健康促进纳入卫生保健的发展日程。实施全民行动计划的目的在于促进公共卫生的发展并确保全民政策能够改善疾病预防和公民的生活质量。《公共卫生全民行动计划2008—2012》包括以下优先领域:肿瘤,HIV/AIDS,生殖与性健康,药物,营养与饮食紊乱,酒精对健康的毒害,抑郁,心血管疾病,威胁健康的环境风险因素,吸烟,机动车事故,传播性疾病,旅行健康,口腔健康,罕见病,细菌耐药性和卫生保健服务地的内部感染等。全民行动计划在希腊第一次提出将初级和二级预防作为改善公民健康的重要工具。

目前有很多关于希腊初级保健的研究。Souliotis和Lionis认为初级保健的整合需要遵循以下原则:服务的连续性(由同一位医生提供服务),完整和合作的服务(就地解决病人的多数健康问题和常见病的管理),以及以病人家庭为中心提供服务(适当的转诊和流转)(Souliotis & Lionis,2004)。

在这种模式中,家庭医生的角色非常关键,必须明确每位家庭医生提供给病人的具体服务清单(Souliotis & Lionis,2004)。2004年,希腊开始在健康中心引入临床管理的概念。医院副总经理指导健康中心的主管开展临床管理和日常管理工作(Lionis et al.,2004)。一般来说,健康中心的主管在病人参与(初级保健服务)中扮演了关键角色,他们往往会通过发放问卷来收集和判断临床效果及病人的反应。

关于希腊初级保健的整合曾有过系统的论述(Lionis et al.,2009),不过研究者的发现不是很令人满意。当时作者提出初级保健的整合需要全希腊广泛的努力。有很多学术机构,如雅典公共卫生国立学院和克里特社会医学系都曾做过经验性的研究,不过都没能让政策制定者引起太多的思考。

2.2 初级保健的经济背景

2000年,希腊健康总支出占GDP的比例为9.1%,其中42%为私立支出。自费占筹资的主要部分,希腊自费卫生服务耗费大量的家庭收入。据估计,整个家庭的卫生支出中,有28%(245万欧元)用于初级保健服务(Souliotis & Lionis,2004)。2007年的一项调查显示,43%的受访者认为全科服务不太能或者完全不能负担(European Commission,2007)。

希腊国民健康体系为全体居民提供免费卫生保健服务。病人只需要支付少量费用,如全科医生开的药物或者注射费,转诊找专科医生就诊,或者全科医生到病人家里出诊等。由于社会保险基金与国民健康体系同时存在,希腊的健康保障实行的是混合体系。希腊同时存在公立和私立健康保险。多数人都有公立保险并以此可以到医院、私立门诊和私营医生那里就诊。希腊公民必须有全职或兼职工作才能在这样的保险机构注册。

希腊大约有220个隶属于全民健康体系的健康中心为郊区和农村居民服务，在城市有大概250个社会保险机构(SSI)的综合门诊提供服务。在希腊，一个典型的健康中心主要包括以下人员：全科医生、内科医生、护士、实验室人员以及其他辅助医务人员。社会保险机构覆盖大约55%的保险人群，其管辖的初级保健机构内拥有大概7500名专科医生、4000名护士以及其他医务人员(Souliotis & Lionis,2004)。中等职业生涯的全科医生的平均年收入为25000欧元，低于多数专科医生的平均水平，但是比护士高，详见图11.1。护士年收入通常比医生低。

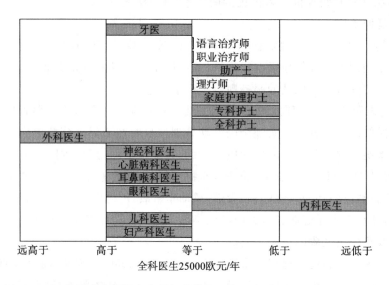

图11.1 中等职业生涯医务人员与中等职业生涯全科医生平均收入的关系？

2.3 初级保健人力资源的发展

希腊初级保健人力资源的数据非常有限，统计也不是很完整，因此，图11.2也由于缺乏某些信息而不完整。据说希腊初级保健人力资源存在短缺的现象，主要是缺乏全科医生和护士(Oikonomidou et al.,2010)。

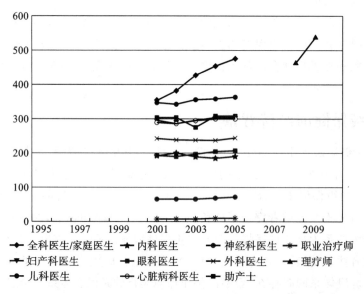

图11.2 近五年每10万居民拥有的初级保健专业人员的供给变化

3. 初级保健过程

3.1 初级保健服务的可及性

初级保健服务分散在希腊各地。在城市,社会保险服务机构和独立行医的全科医生为居民提供服务;在农村,初级保健服务网(健康中心及其分支)为辖区居民提供服务。因此,希腊居民可以非常容易、便捷地接触希腊强大的初级保健服务网络。在某些地区,全科医生存在一定的短缺。

2007年的调查显示,只有78%的受访者认为比较容易找到并获取全科医生的服务(European Commission,2007)。按照法律要求,初级保健机构必须保证最低限度的营业时间,农村和郊区初级保健中心从早上8:00到下午3:00开业。在希腊,全科服务机构下班后的服务仍然由辖区内的全科医生和护士负责,虽然各地在执行上会有些不同。

初级保健中心偶尔会使用预约系统或者提供电话问诊,详见图11.3所示。他们也通常会提供特别的临床研讨,但是这些中心几乎不使用电子邮件提供咨询,或者不提供网页服务。

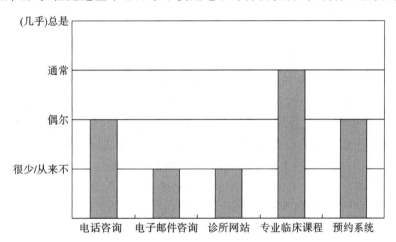

图 11.3 初级保健机构或初级保健中心通常存在的工作方式及范围

希腊全科医生每周平均工作50小时,每周5天,每天7小时,另外每月加上7天值班时间。全科医生诊疗时间平均在10~15分钟,具体要依病人的病情而定。如果病人只需要开药,一般时间不会超过10分钟,如果遇到新的问题,时间可能超过15分钟。平均而言,全科医生每天要诊疗26次(Oikonomidou et al.,2010),这对非专业医生来讲有点多。尽管多数农村地区的全科医生需要出诊,但全科医生出诊的数量近年来不断减少,当然,不同健康中心和全科医生之间的出诊差异很大(Oikonomidou et al.,2010)。

目前,初级保健的负担在希腊确实是一个需要引起注意的问题(Oikonomidou et al.,2010)。

3.2 初级保健服务的连续性

如上所述,希腊的初级保健需要根本性的变革,尽管图11.4告诉我们受访者对希腊保健服务的各个方面都很满意。

在希腊,慢性病变得日趋流行,这导致了医疗服务以及私人诊断的需求和利用也不断增长,就像药物使用的增长一样。

病人到哪个初级保健中心就医是根据其位置进行分配的,但是他们可以选择某中心内的任

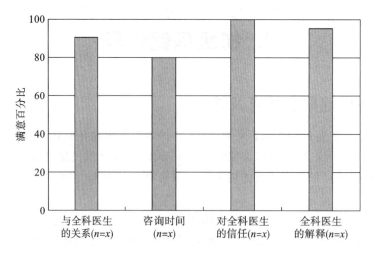

图 11.4 病人对服务的满意度

何全科医生。希腊不存在看门人体系，初级保健的诊疗多数都不是预定好的。正如 Koutis et al.(1991)所报道的，同瑞典初级保健中心比较，希腊初级保健中心预约的诊疗更少，大多数的农村初级保健中心都是如此。这看起来似乎会影响服务的连续性和慢病管理的质量，所以，希腊的初级保健还有很多方面需要改善，如疾病管理，完全可以通过电子档案系统的建立来改善疾病管理的质量。初级保健单位的质量改善和临床管制已经在克里特地区实施(Lionis et al.,2004)，但是这个改革在首次实施后的数年却被中断了。

目前，初级保健机构正在推行通过硬盘或网络来保存病人的病历。有人曾指出，全科医生比非专科医生更希望保存这些档案(Oikonomidou et al.,2010)。没有统一的国家电子病历系统似乎是服务质量和服务效率相关数据缺乏的原因。目前，采用初级保健国际分类体系(ICPC-2)的病人电子病历(EPR)得到了一定的发展并在小规模地试运行(Kounalakis et al.,2003)。病人电子病历系统的建立仅仅是个范例，这提示我们通过改善疾病管理和病人监测在提高初级保健的功能方面非常关键，其最终目的还是提高保健质量。

在希腊，病人如果要转诊到专科医生就诊，全科医生几乎不会使用转诊单。目前也没有官方记录表明病人经过专科医生治疗后是否向全科医生反馈信息。如果病人在加班时间接受诊疗，初级保健机构偶尔会在24小时内得到病人诊疗的信息。

3.3 初级保健服务的合作

希腊没有看门人体系，多数健康保险允许病人自由选择专科医生，完全不需要全科医生的转诊。农村地区的全科医生在220个健康中心及其站点服务。所有的健康中心都附属于县医院，其管理也由医院负责。在克里特地区，初级保健服务的合作曾在一段较短的时间内由省政府负责过(Lionis et al.,2004)。

40%的希腊全科医生都是独立行医，见图 11.5。但目前已经有更多的全科医生开始与其他全科医生和专科医生联合执业。在同一地点内联合执业的全科医生占总数的40%，另有20%的全科医生与专科医生联合执业。

联合执业会促使服务之间更加频繁的合作，全科医生与其他初级保健专业人员之间的合作似乎也确实在不断改善。全科医生之间，通常也会定期开碰头会，全科护士、助产士、理疗师、社区药剂师、社工和社区心理卫生工作者也会参加会议，他们都意识到了这种横向合作的价值。但是，全科医生与专科医生、家庭护理护士之间似乎并没有那么好的沟通。实际上，在现今的希腊不存在合作与整合的初级保健服务(Lionis et al.,2004)。

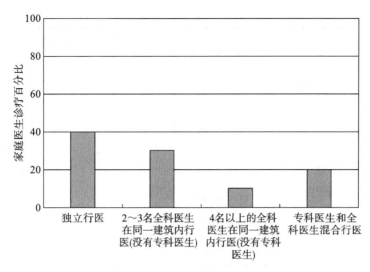

图 11.5 共享的服务

3.4 初级保健服务的复杂性

最近的研究表明,只有有限的机构有计算机和网络连接,曾经有段时间某些机构还缺乏一些关键的设备,如肺活量测量仪、除颤仪和心电图机(Oikonomidou et al.,2010)。

在希腊,常见健康问题的首诊一般由初级保健中心的全科医生提供,诊断后的治疗和随访也由全科医生完成,见表11.2所示。

由于初级保健中心没有高端的医疗设备,因此,有技术含量的医疗服务都是在国有医院进行。全科医生在预防和健康促进活动中扮演了主要的角色。

表 11.2 全科医生参与不同初级保健服务的程度 *

全科医生可能参与的服务	全科医生"总是"参与的服务	全科医生"从不"或"很少"参与的服务
首诊(共10项)	—	·儿童伴剧烈咳嗽
		·年满8岁儿童伴听力问题
		·年满20岁女性妊娠确认
		·年满35岁女性月经不规则咨询
		·年满28岁男性伴首次惊厥
		·有自杀倾向的男性
疾病的治疗和随访(共9项)	·单纯Ⅱ型糖尿病	·癌症(需要临终关怀)
		·被养老院和疗养院接收的病人
医疗技术规程(共10项,包括全科医生或全科护士)	—	·宫内节育器植入
		·角膜锈斑剔除

续表

全科医生可能参与的服务	全科医生"总是"参与的服务	全科医生"从不"或"很少"参与的服务
预防性保健(共8项)	• 胆固醇水平检测	• 眼底检查 • 过敏感染 • 性传播疾病检测 • 宫颈癌筛查
健康促进(共4项)	• 肥胖咨询 • 运动(缺乏)咨询 • 群体健康教育	—

注释:＊回答全科医生参与的程度:(几乎)总是;通常;偶尔;很少或从不。

4. 初级保健体系的产出

4.1 初级保健的质量

目前没有有关初级保健服务质量的官方数据可用。

2010 年 C. Lionis 曾提出健康中心短期内改善服务质量的十个步骤。总的来说,伴随着克里特地区 2004—2007 年的改革,更多的初级保健责任被转移到了地方机构,这十个步骤也描述了健康中心与医院整合的必要性。初级保健中心的组织与管理问题恰好是希腊忽视的问题。因此有必要提出一些监控效果和效率的质量指标来改善服务的质量和效率。同样,在现有指南的基础上,为健康中心重新修订多数常见病和健康问题的指南显得非常必要。通过电子档案记录最低的发病率数据,也是改善组织效率的一种办法。此外,每个健康中心都应该在地方政府有独立的预算,目的是帮助健康中心有能力购买合适的诊断设备。

4.2 初级保健服务的效率

如 Freund et al.(2010)所指出的那样,病例管理如果实施得当,对以循证为基础的病人初级保健非常关键,也会改善服务效率。病例管理的概念可以改善慢病管理的质量并满足病人自我管理的需求,对于诊断过程的循证建议、生活方式咨询以及病人监测都会得到改善。目前在希腊实施的多项研究都产出了很多适合于初级保健的疾病指南,这肯定会促进初级保健服务的一致性。

希腊采用了不同的方法来评估服务效率,譬如数据包络分析(DEA)。社会保险机构评估了 133 个初级保健中心以了解初级保健中心的效率,结果显示,有能力完成实验室和放射检查的保健中心,其效率评分更高,且服务人口从 10000 到 50000 的保健中心效率最高(Zavras et al.,2002)。目前,一项评估希腊农村地区初级保健服务效率的项目已经启动,该项目同时采用定量和定性评估的办法,现已经宣布了在希腊两个地区(Epirus and Crete)评估的结果。研究初步发现全科医生的意见可能是影响初级保健效率的主要因素,他们强调,不论是从地理位置还是从经济资源考虑,初级保健人员的数量不足以满足实际的需求。受访者还认为,生物医学装备往往由于没有专业培训人员而造成使用率过低,这些设备也经常发生故障;在希腊,对自由市场提供初级保健存在反对的声音,且多数受访者对初级保健的私有化存疑或保留负面意见。

参考文献

[1] CIA(2010). The World Factbook: Greece. Washington, DC, Central Intelligence Agency (https://www.cia.gov/library/publications/the-world-factbook/geos/gr.html, accessed November 2011).

[2] European Commission(2007). Special Eurobarometer 283: Health and long-term care in the European Commission. Brussels, European Commission.

[3] Eurostat(2010). Eurostat statistics 2010. Luxembourg, Eurostat (http://epp.eurostat.ec.europa.eu/portal/page/portal/statistics/themes, accessed November 2011).

[4] Freund T et al.(2010). Effectiveness and efficiency of primary care based case management for chronic diseases: rationale and design of a systematic review and meta-analysis of randomized and non-randomized trials. BMC Health Services Research, 10:112.

[5] Gesundheit Österreich(2007). Pharmaceutical pricing and reimbursement information (PPRI). (http://ppri.oebig.at/, accessed November 2011).

[6] Kounalakis D et al.(2003). Developing an appropriate EPR system for the Greek primary care setting. Journal of Medical Systems, 27:239-246.

[7] Koutis A et al.(1991). Use of primary health care in Spili, Crete and in Dalby, Sweden. Scandinavian Journal Primary Health Care, 9:297 302.

[8] Lionis C(2010). Ten steps to immediately improve the quality of services offered by health centres in Greece. Personal Editorial, University of Crete, Department of Family Medicine.

[9] Lionis C et al.(2004). Seeking quality improvement in primary care in Crete, Greece: the first actions. Croatian Medical Journal, 45:599-603.

[10] Lionis C et al.(2009). Integrated primary health care in Greece, a missing issue in the current health policy agenda: a systematic review. International Journal of Integrated Care, 9.

[11] Oikonomidou E et al.(2010). Rural primary care in Greece: working under limited resources. International Journal for Quality in Health Care, 22:333-337.

[12] Soulioutis K, Lionis C(2004). Creating an integrated health care system in Greece. Journal of Medical Systems, 28:187-196.

[13] Tountas Y, Karnaki P, Pavi E(2002). Reforming the reform: the Greek National Health System in transition. Health Policy, 62:15-29.

[14] UNDP(2009). Human development report 2009. Overcoming barriers: human mobility and development. New York, United Nations Development Programme.

[15] WHO Regional Office for Europe(2004). European Health for All database(HFA-DB) [online database]. Copenhagen, WHO Regional Office for Europe(http://data.euro.who.int/hfadb/, accessed November 2011).

[16] WHO Regional Office for Europe(2009). European Health for All database(HFA-DB) [online database]. Copenhagen, WHO Regional Office for Europe(http://data.euro.who.int/hfadb/, accessed November 2011).

[17] WHO Regional Office for Europe(2010). European Health for All database(HFA-DB)[online database]. Copenhagen, WHO Regional Office for Europe(http://data.euro.who.int/hfadb/, accessed November 2011).

[18] Zavras A et al. (2002). Using DEA to evaluate efficiency and formulate policy with the Greek national primary health care network: data envelopment analysis. Journal of Medical Systems, 26:285-292.

12 匈牙利

S. Wilm, P. Vajer, I. Rurik

1. 初级保健的背景

1.1 国家与人口

匈牙利位于中欧的心脏,人口 1000 万(2010 年估计值)(Hungarian Central Statistical Office,2010)。匈牙利国土面积 93030 平方公里,人口密度约为每平方公里 107.5 人。95% 的人口说匈牙利语,属于乌戈尔语系,与周边邻国语言完全没有任何联系。主要少数民族是罗马人(2.1%~3.0%)和德国人(1.2%)(Wikipedia,2010)。64 岁以上老年人从 2002 年起增长了 15%,15 岁以下的年轻人下降了 16%(Gaál,2004)。

1.2 经济与发展

匈牙利成立于 895 年,目前是一个多党制的议会共和国,总统是国家元首,自 1989 年 10 月开始进入第三共和国时代。匈牙利分为 7 个大区、19 个州和 173 个子区域。首都,也是最大的城市—布达佩斯是一个独立的区域。匈牙利 2004 年加入欧盟,实施社会市场经济。2009 年估计人均 GDP(以购买力平价计算)为 18566 美元(Hungarian Central Statistical Office,2010),与 2008 年相比略有下降。失业率从 2002 年的 5.8% 上升到 2005 年的 7.2%(Rurik & Kalabay,2009)。

1.3 人口健康

匈牙利人口出生期望寿命从 1980 年的 69.1 岁增长到 2005 年的 73.0 岁(Rurik & Kalabay,2009)。2002 年,男性期望寿命为 68.4 岁,女性为 76.6 岁(Gaál,2004)。心血管疾病占死因的一半,其次是肿瘤,占死因的四分之一,再次是消化系统疾病及意外伤害。不过从 20 世纪 90 年代开始这些数据都呈现下降的趋势(Gaál,2004)。

1.4 卫生保健体系的特征

匈牙利卫生保健体系的变化,从 20 世纪 80 年代社会主义时期的大规模卫生部门改革开始,就引进了社会健康保险框架。自此以后,改革的主要方向是去集权化和成本控制。服务提供的责任下放到地方政府,其相应的产权也由地方政府负责(Gaál,2004)。2007 年,匈牙利又启动了新的卫生改革,由当时的政党联盟发起,不过,当时的改革发动者与大众和从业人员之间沟通不够。改革原本设想引进共付机制,成立地方保险公司,替代原来单一的中央政府运作的健康保险基金,这些地方保险公司包括部分私营企业或社会资本。但是从全国范围看,公民投票反对此项改革。共付机制于2008年4月取消,私营健康保险基金也没能成立(Rurik,2009)。

2010年,政府卫生支出为27.55亿欧元。

匈牙利公民必须参加强制健康保险。

表12.1显示,匈牙利医院床位比例较高,医院急诊入院率、平均住院时间和人均门诊次数都高于欧盟平均水平。匈牙利用于卫生保健的支出低于欧盟平均水平。

表12.1 卫生保健资源的发展与利用

	健康总支出占GDP的百分比(%)		人均健康总支出(以购买力平价计,美元)		医院床位(每10万人口)		医生(每10万人口)		全科医生占医生的百分比(%)	
	匈牙利	欧盟[1]	匈牙利	欧盟[1]	匈牙利	欧盟[1]	匈牙利	欧盟[1]	匈牙利	欧盟
1995	7.3	7.6	658	1275.9	877.8	740.9	300.4	292.7	n.a.	27.5[6]
2000	7.0	7.9	853	1608.0	809.6	669.0	268.2	295.1	n.a.	28.3[5]
2005	8.3	8.5	1411	2150.9	785.4	604.6	278.1	316.0	n.a.	26.3[4]
2009	7.3[7]	8.8	1437[7]	2788.2	704.5[7]	564.8	309.1[7]	321.6	n.a.	25.5[3]

	护士(每10万人口)		医院平均住院时间(天数)		医院急诊接诊(每百人)		每人每年门诊次数	
	匈牙利[2]	欧盟[2]	匈牙利	欧盟[1]	匈牙利	欧盟[1]	匈牙利	欧盟[1]
1995	535.1	575.1	10.8	12.5	20.4	15.7	10.4	6.6
2000	527.7	655.9	8.9	10.3	21.8	17.7	11.1	6.8
2005	594.7	682.7	8.8	9.5	23.2	16.2	12.9	6.8
2009	615.5[7]	745.5	10.5[7]	8.8	17.9[7]	15.6	12.0	6.9

来源:欧盟的平均值来源于欧洲人人享有健康数据库(WHO Regional Office for Europe,2010)。

注释[1] 1992、1997、2002、2007年。[2] 1991、1996、2001、2006年。[3]除了西班牙、塞浦路斯、希腊、马耳他、波兰、罗马尼亚、斯洛伐克和英国之外2005年欧盟的平均值。[4]除了塞浦路斯、西班牙、希腊、马耳他、波兰和罗马尼亚之外2002年的欧盟平均值。[5]除了保加利亚、塞浦路斯、西班牙、希腊、马耳他、荷兰、波兰、罗马尼亚和斯洛伐克之外1997年的欧盟平均值。[6]除了塞浦路斯、西班牙、希腊、马耳他、荷兰、波兰和罗马尼亚之外1993年的欧盟平均值。

2. 初级保健体系的架构

2.1 初级保健的治理

匈牙利目前没有明确的文件来清晰地描述当前及未来的初级保健目标,也没有公开的政府政策来调控初级保健服务提供和机构的公平性。

从1990年起,匈牙利卫生部就设立了初级保健管理部门。2010年选举的新一届政府政策出台后,健康、教育、劳动和社会事务都并进了统一的国家事务部,健康相关事务的处理和协调由其中的一位部长协调。初级保健的预算被纳入国家卫生保健基金,数量取决于每年的政府财政预算(项目包括初级保健、二级保健、医院、应急服务等)。

其实,除了政府之外,其他利益相关者在初级保健中的作用不大。譬如家庭医生也会以某种监督的方式被咨询委员会选中(他们代表大学、科研机构及其他团体),有些成员直接由部长提名。虽然不勉强卫生行政部门向咨询委员会寻求意见,但是他们往往都会这样做。

社区对初级保健服务的影响,一直没有从国家或者地方政府的层面进行整合。卫生服务通常由首席健康官员(Chief Health Officer)办公室来负责检查监督,他们在州、市都有其分支机构,但是并没有专门针对初级保健的部门。

匈牙利的法律规定,如果从事家庭医生职业,必须是家庭医学专业(从1999年开始要进行三年的培养),或者一直以内科专业从事初级保健工作(2000年相关法律出台之前),或者在1999年之前从事初级保健工作25年,或者本身专业学习阶段就是学的初级保健专业。那些没有专长或者没有经过专业培养的医生,只能在没有家庭医生的情况下工作较长时间,这种情况下需要对这些医生进行连续的监督(Ministry of Health,2000)。从1987年开始,还有一些针对其他临床专业的再培训(2009年进行了修改)。

如果要从事初级保健,必须满足一些必要的基础设施和人员要求,这些都是根据法律要求所定(Ministry of Health,2003)。病人的权利受到卫生体系法案相应条款的保护(Act No. 154/1997),对所有卫生保健提供者都有效。

2.2　初级保健的经济背景

2010年,匈牙利全国初级保健的开支大概占整个健康支出的10.3%。从全科医生的职责来讲,预防是一项强制性的任务,但不会另外付酬,这些费用已经都记在人头费之中了。2010年全部预防和公共卫生的开支占健康总支出的2.4%。

所有的匈牙利人都用保险来支付初级保健以及部分全科医生的服务费用,如全科医生问诊和出诊服务等,但是不需要额外支付。同样,所有的人都可以享受初级保健服务提供的处方药,但需要病人自付50%~75%。有些慢病病人可以免费取药,也包括一些不具备社会经济条件的人,当然,这些免费药是很有限的。

90%~95%的全科医生是私营的,他们通常是同政府管理的健康保险基金签约;只有5%~10%是在国家、大区或者地方行政当局拿薪酬服务,这些薪酬通常是固定的,具体要看公务员的官方收入而定(通常会很低)。匈牙利的卫生体系存在一定的倾向性,主要是指那些自费看病的支付,这是医院医生或者专科医生的主要收入来源,要比初级保健部门高很多。对私营全科医生的补偿,主要还是人头费。但是超过一定数量之后,人头费是要有所限制的,通常要考虑其他因素,如服务的地点,病人的数量、年龄,其他医生的准入情况等。初级保健按项目收费的作用非常有限。

2010年,一个个体行医,具有中等职业年限(执业十年,看病人数中等)的全科医生一年的收入是35500欧元,这包括了开业所需要的补贴、设备,护理以及雇佣人员的开支,整体上相当于部分专科医生的收入,但要低于或者很低于另外一部分医生的收入(图12.1)。匈牙利有很多全科医生还兼职做职业健康医生(Rurik,2009)。

2.3　初级保健人力资源的发展

匈牙利初级保健的核心是大约6500名私营的全科医生以及儿科医生,他们同政府健康保

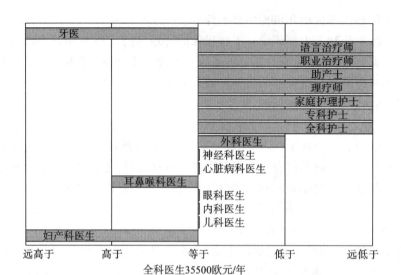

图 12.1　中等职业生涯医务人员与中等职业生涯全科医生平均收入的关系

险基金签约以保障经济上的支持,同时与地方政府签约以提供需要的服务(Rurik,2009)。妇科、儿科、眼科、耳鼻喉科、外科、皮肤科及牙科医生看病是不需要转诊的。居民通常也会直接找初级保健护士和门诊助产士。全科医生、初级保健护士、家庭保健护士和门诊助产士只从事初级保健工作。

如图 12.2 所示,近年来,匈牙利初级保健服务的工作人员呈下降趋势(Eurostat,2010),全科医生的平均年龄在 55~57 岁(2010 年估计),48% 都高于 55 岁。全科医生每周工作时间在 20~50 小时(包括知识更新学习和从事管理的时间,不包括出诊时间,具体依医生个人的目标及其服务的规模而定)。2010 年,匈牙利出台了专门的文件明确全科医生的任务和职责(Ministry of Health,2000)。2009 年的数据表明,大概每年有十分之一的医学本科毕业生会继续选择家庭医生培养。但是关于匈牙利初级保健人力资源的需求和发展还没有看到相关数据。

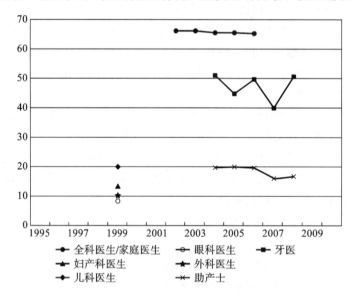

图 12.2　近五年每 10 万居民拥有的初级保健专业人员的供给变化

根据 1992 年的规定,家庭医学研究生培养是强制性的,不过直到 1999 年才开始执行(Rurik et al.,2008)。匈牙利的四所医科大学都有家庭医学系和家庭医学专业研究生培养。家庭医生的专业培养需要 36 个月,其中 14 个月要从事初级保健服务。大概 94% 的全科医生通过了家庭医学规范考试。社区护士和初级保健护士的职业培训只需要 24 个月。

匈牙利有关全科医生的教育和研究组织有好几个(譬如匈牙利家庭医生教学学会、家庭医学研究者协会和全科医学科学协会),但是没有初级保健护士相关的协会。

3. 初级保健过程

3.1 初级保健服务的可及性

匈牙利初级保健服务在地理分布上是不均衡的,就全科医生而言,每十万人口拥有的全科医生数量在城乡之间可能相差20%,某些地区的全科医生存在短缺。最好的情况当然是每个居民都有其全科医生,包括某些偏远的山村,即使因为人口太少某个村没有全科医生,病人也可以到最邻近的村庄去找全科医生。从全国范围来讲缺少大概150名全科医生,主要是一些小的村落。

全科医生强制性要求每天至少开业2小时。每周每名全科医生平均出诊6.4次(Hungarian Central Statistical Office,2010),最高的可达50次,这要根据地区、人口、医生的习惯和交通设施等具体情况而定。最近,全科医生加班时间的初级保健服务有转包的趋势。

目前,基于互联网的全科服务还相当少见(图12.3)。

2010年,匈牙利95%的病人认为很容易获得全科医生的服务。

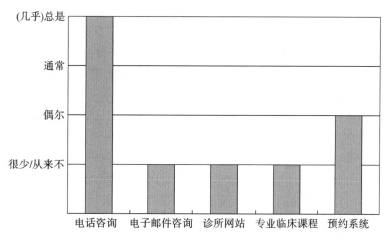

图12.3 初级保健机构或初级保健中心通常存在的工作方式及范围

3.2 初级保健服务的连续性

在匈牙利,医生都有自己的病人清单,每位医生平均服务人口为1530人(1100~2200)。病人可以自由选择全科医生进行登记,通常都会选择最近的服务中心或者全科诊所。估计有90%的病人遇到一般健康问题时都会找全科医生诊疗。

虽然所有的全科医生在办公室都有计算机,但主要是用于开处方和保存病历。如果病人需要找专科医生,全科医生都会开具转诊单。全科医生的问诊一般都是象征性的,或者是关于一些疾病管理问题,授权专科医生开具的处方药可以享受更高的补偿,即病人支付更少,这大概是在匈牙利为什么病人喜欢全科医生转诊的原因。病人找专科医生一般都会通知全科医生。专科医生通常会授权全科医生开处方药,这样病人就可以享受更多的保险补偿。

病人一般对全科医生的服务都比较满意(图12.4),但是对医院和专科医生的满意度很低,最近几年呈现恶化的趋势。

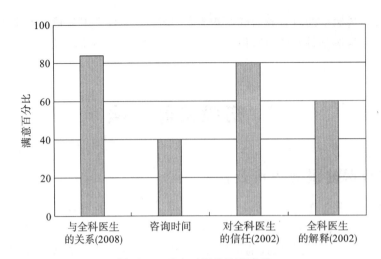

图 12.4 病人对服务的满意度

3.3 初级保健服务的合作

匈牙利是不存在事实上的看门人体系的。除了找全科医生,病人可以直接找妇科、儿科、眼科、耳鼻喉科医生,也可以找外科、牙科医生,以及初级保健护士和门诊助产士。如果找其他专科医生,通常还是要转诊。私人专科医生是可以不经转诊直接接诊的,但是健康保险基金也不会为此类接诊支付费用。

匈牙利的初级保健体系主要还是以个体营业为主(图 12.5)。每位全科医生都需要执照上岗,其执业也几乎都是从经济的角度考虑。在城市,少部分全科医生在同一栋大楼里工作,不过他们的病人清单并不交叉;也就是说这些全科医生实际上都是独立工作的,只不过他们待在同一栋大楼里而已。匈牙利几乎看不到集体行医的状况。一般来讲,专科医生不太会去找全科医生开展替代治疗或者联合诊疗。

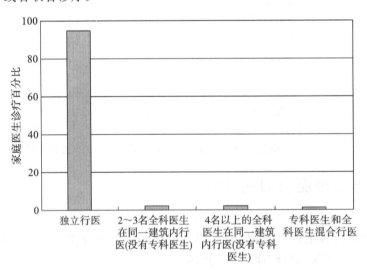

图 12.5 共享的服务

全科医生一般只会同其他全科医生、全科护士、家庭保健护士开碰头会并共同合作,也包括一些社工和心理治疗师等。由护士主导的保健几乎见不到。

从全科医生那里获得的病人临床档案,很少被用来分析某地区的健康需求和卫生政策的优先发展策略。一般的社区健康调查很少,即使有也只是从州或者市一级的水平来开展,目的是提高初级保健的质量和反应性。

3.4 初级保健服务的复杂性

据估计,2010年有大概80%的病人只在全科医生那里就医而没有转诊。匈牙利全科医生提供的服务范围非常广泛,包括预防、诊断、治疗和慢病的跟踪服务等,具体见表12.2。不过,由于没有看门人的存在,可能一些病人会直接找专科医生首诊(见3.3)。一些棘手的技术难题也由专科医生来解决。

儿科医生及他们招聘的护士一般都会全程参与婴儿疫苗接种。产前服务和儿科调查一般是由独立的儿科医生联盟来负责。

全科医生很少或者根本不参加集体健康教育,如健康饮食、运动、吸烟、饮酒等咨询服务,这些服务在匈牙利是非常少见的。不过,一些糖尿病专家或专业护士会在糖尿病中心提供这些服务。

表12.2　全科医生参与不同初级保健服务的程度 *

全科医生可能参与的服务	全科医生"总是"参与的服务	全科医生"从不"或"很少"参与的服务
首诊(共10项)	· 儿童伴剧烈咳嗽 · 年满8岁儿童伴听力问题	· 年满20岁女性妊娠确认 · 有自杀倾向的男性
疾病的治疗和随访(共9项)	· 消化性溃疡 · 充血性心力衰竭 · 肺炎 · 单纯Ⅱ型糖尿病 · 癌症(需要临终关怀) · 被养老院和疗养院接收的病人	—
医疗技术规程(共10项,包括全科医生或全科护士)	—	· 嵌脚趾甲楔形切除 · 头皮皮脂腺囊肿手术 · 伤口缝合 · 疣切除术 · 宫内节育器植入 · 角膜锈斑剔除 · 眼底检查 · 关节内注射 · 踝关节(固定)包扎
预防性保健(共8项)	· 破伤风疫苗接种 · 高危人群流感疫苗接种 · 胆固醇水平检测	· 过敏接种 · 性传播疾病检测 · HIV/AIDS筛查 · 宫颈癌筛检 · 乳腺癌筛检
健康促进(共4项)	—	—

注释:* 回答全科医生参与的程度:(几乎)总是;通常;偶尔;很少或从不。

4. 初级保健体系的产出

4.1 初级保健的质量

关于初级保健体系产出的质量指标已经被 PHAMEU 项目提出并确定,不过目前匈牙利关于初级保健质量的研究缺乏相对有效的数据。

2009年,全科医生开出的处方为每千人每千次诊疗13200张,其中58%是根据专科医生的建议所开出。2007年,抗生素每千人每天剂量为15.46 DDD。

2008年,匈牙利25岁以上 HbA_1C 高于7.0%的人群大概占49.4%。婴儿在初级保健机构接种所有常规疫苗,作为一项妇幼保健的质量指标,覆盖率达到了100%(见3.4)。百白破15月龄接种率为99.8%,11岁再次接种率为98.3%。乙肝也在同年龄段接种。2008年,匈牙利65岁以上的老年人都可以免费接种流感疫苗,但最后实际接种的人群只占38%(OECD 2010)。

目前初级保健敏感人群的住院率还没有相关数据,如脱水、肾脏感染及哮喘住院者等。

4.2 初级保健的效率

2003年的数据表明,匈牙利的全科医生就诊中有10%左右是出诊服务(见3.1)。但目前没有电话问诊的相关数据。

2003年全科医生平均问诊时间为6分钟,每个全科医生每年人均问诊次数是6.5次。与其他欧洲国家相比,匈牙利的病人看医生的次数更频繁,不过每次时间更短一些。2003年,每位全科医生的每1000个病人中,每年有990次转诊到专科医生,但是,正如3.3部分所描述的那样,80%的就医病人并没有被转诊,而是由全科医生独立完成诊疗(2010)。

参考文献

[1] Eurostat(2010). Eurostat statistics 2010. Luxembourg, Eurostat(http://epp.eurostat.ec.europa.eu/portal/page/portal/statistics/themes, accessed September 2011).

[2] Gaál P(2004). Hungary: health system review. Health care systems in transition 6(4):1-154.

[3] Hungarian Central Statistical Office(2010). [web site]. Budapest, Hungarian Central Statistical Office(http://portal.ksh.hu/portal/page?_pageid=38,119919&_dad=portal&_schema=PORTAL, accessed September 2011).

[4] Ministry of Health(2000). A háziorvosi, házi gyermekorvosi és fogorvosi tevékenységrol [Family doctor, pediatrician and dental activities]. 4/2000. (II. 25.) EüM rendelet. Budapest, Ministry of Health.

[5] Ministry of Health(2003). Az egészségügyi szolgáltatások nyújtásához szükséges szakmai minimumfeltételekrol[Health services provision]. 60/2003. (X. 20.) ESzCsM rendelet. Budapest, Ministry of Health.

[6] OECD(2010). Health Data 2010. Paris, Organisation for Economic Co-operation and Development/IRDES(http://www.eco-sante.fr/index2.php?base=OCDE&langh=ENG&langs=ENG&sessionid=, accessed September 2011).

[7] Rurik I(2009). General practice in Europe: Hungary, 2009. European Journal of General Practice, 15:2-3.

[8] Rurik I, Kalabay L(2009). Primary healthcare in the developing part of Europe: changes and development in the former Eastern Bloc countries that joined the European Union following 2004. Medical Science Monitor, 15(7):78-84.

[9] Rurik I et al. (2008). Past and present challenges in education and certification of family physicians in Hungary. In: Ortiz M and Rubio C (eds) Educational evaluation. Hauppauge, NY, Nova Science Publishing:407-416.

[10] WHO Regional Office for Europe(2010). European Health for All Database(HFA-DB) [online database]. Copenhagen, Regional Office for Europe(http://www.euro.who.int/HFADB, accessed 13 April 2010).

[11] Wikipedia(2010). Hungary. (http://en.wikipedia.org/wiki/Hungary, accessed September 2011).

13 冰岛

A. Hutchinson

1. 初级保健的背景

1.1 国家与人口

冰岛是欧洲较小的国家之一,人口32万,人口密度也是欧洲最低的。由于不断有移民进入,冰岛近年来人口规模呈现一定的波动,这些移民主要是经济移民。冰岛有两个城市地区,大概占四分之一的人口生活在相对封闭的领地。

1.2 经济与发展

与多数其他欧洲国家相比,从2007年开始,冰岛用于卫生保健的支出就处于增长的高位(2007年占到GDP的9.3%,按照购买力平价计算为人均3319美元,是OECD国家较高的之一)(表13.1)。不过,近年来经济环境的影响削弱了增长的趋势。目前冰岛维持高水平的就业率已经多年(到2008年前为97%)(OECD,2009),大概20%的65岁以上人群仍在就业。因此,老年依赖比在欧洲是较低的之一(17.6)。冰岛人力发展指数为0.869,排名世界第17位(UNDP,2010)。

表13.1 卫生保健资源的发展与利用

	健康总支出占 GDP的百分比 (%)		人均健康总支出 (购买力平价 计,美元)		医院床位 (每10万人口)		医生 (每10万人口)		全科医生占 医生的百分比 (%)	
	冰岛	欧盟[1]	冰岛	欧盟[1]	冰岛	欧盟[1]	冰岛	欧盟[1]	冰岛	欧盟
1995	8.2	7.6	1905	1275.9	9.0	740.9	302.7	292.7	n.a.	27.5[6]
2000	9.5	7.9	2704	1608.0	7.8	669.0	344.3	295.1	17.7	28.3[5]
2005	9.4	8.5	3304	2150.9	6.8	604.6	373.1	316.0	16.3	26.3[4]
2009	9.6	8.8	3378	2788.2	n.a.	564.8	n.a.	321.6	15.7[7]	25.5[3]

续表

	护士 (每10万人口)		医院平均住院时间 (天数)		医院急诊接诊 (每百人)		每人每年门诊次数	
	冰岛	欧盟[2]	冰岛	欧盟[1]	冰岛	欧盟[1]	冰岛	欧盟[1]
1995	602.1[8]	575.1	13.7	12.5	18.1	15.7	6.1	6.6
2000	603.9[9]	655.9	6.1	10.3	17.1	17.7	5.2	6.8
2005	n.a.	682.7	5.4	9.5	16.5	16.2	4.4	6.8
2009	n.a.	745.5	n.a.	8.8	n.a.	15.6	n.a.	6.9

数据来源：欧盟和冰岛的平均值来源于欧洲人人享有健康数据库（WHO Regional Office for Europe，2010）。

注释：[1] 1992、1997、2002、2007年。[2] 1991、1996、2001、2006年。[3] 除了西班牙、塞浦路斯、希腊、马耳他、波兰、罗马尼亚、斯洛伐克和英国之外2005年欧盟的平均值。[4] 除了塞浦路斯、西班牙、希腊、马耳他、波兰和罗马尼亚之外2002年的欧盟平均值。[5] 除了保加利亚、塞浦路斯、西班牙、希腊、马耳他、荷兰、波兰、罗马尼亚和斯洛伐克之外1997年的欧盟平均值。[6] 除了塞浦路斯、西班牙、希腊、马耳他、荷兰、波兰和罗马尼亚之外1993年的欧盟平均值。[7] 2008年。[8] 1996年。[9] 1999年。

1.3 人口健康

冰岛2010年青年人口比例较高，65岁以上人口只有12%，其中80岁以上的占到3.5%。对于欧洲国家来讲，生育率还是很高的(1.9)。预期到2030年冰岛的人口结构会发生巨大的改变，5.5%的人口超过80岁。虽然只有12%的人口在65岁以上，但是预计到2050年这一比例将达到27%。

冰岛的期望寿命是世界上较高的之一，女性出生期望寿命2006年为82.9岁，男性为79.5岁。女性65岁健康期望寿命为12.8年，男性为13.6年。

1.4 卫生保健体系的特征

冰岛的卫生服务通过税收筹资，服务有两种途径，一种是卫生部管辖的健康中心及其工作人员、医院等；另一种是通过转移支付到市政当局（地方政府），他们负责提供社会服务，尤其对一些特殊人群提供家庭护理服务（Halldorsson，2003；Suppanz，2008）。

冰岛初级保健服务主要由州政府筹资，并采取共付激励的办法。服务由多部门合作的健康中心提供，工作人员的薪酬由政府负担。此外，还有大约30名个体行医的全科医生，他们通过付费服务的方式提供州立资金支持的服务。每个健康中心服务的人口不同，尤其是偏远地区。只有健康中心提供问诊服务，全科医生每周大概出诊一次。

2. 初级保健体系的架构

2.1 初级保健的治理

卫生部没有初级保健管理部门，但是有政策咨询团队为部长及其高级助理提供建议。

目前政府没有公开的文件来描述当前和未来初级保健的愿景，也没有讨论服务分配的公平性。不过，健康中心从20世纪90年代开始就通过融入"国民10年卫生保健计划"走上了发展之路，这是在1974年的《卫生保健法案》中明确提出来的（Ministry of Health and Social Security，2004），这意味着初级保健设施机构会得到更合理的分配，包括那些偏远地区。

冰岛初级保健的管理系统慢慢在朝着分权化的方向努力。初级保健的预算通过全国统一安排,不过目前有一种趋势是分为七大区域进行管理。健康中心的管理之所以被分权到地区政府,目的是鼓励他们在偏远的社区和农村地区发展健康中心网络,这样可以满足大众全天候的就医需求。此外,一些针对社区家庭护理的管理系统和预算由每个市具体负责,最大的是雷克雅未克,他们不直接由卫生部管理。

某些职业组织也会对政策的制定施加影响,如护理协会对服务的介入就比较深。冰岛医学协会在决定初级保健体系是否应当具备看门人性质时具有很大的发言权,也是最大的推动力量,虽然目前冰岛人看病可以不经转诊直接找医生。

根据老年事务法案,在每个健康中心所在的地区成立相应的特殊服务委员会,他们保障老年人在健康服务方面享有一些特权。该委员会负责监测老年人的健康以确保老年人是否获得了他们所需要的服务(Halldorsson,2003)。目前冰岛没有专门的初级保健质量管理。病人的申诉由健康中心的高级医生或护士来处理,或者由冰岛医疗总监来处理。关于病人的满意度没有系统的调查。法律保护病人的知情同意权和医疗档案的机密使用权。

2.2 初级保健的经济背景

2008年,全科医学服务占整个公共部门卫生支出的9.55%,公共卫生占整个卫生支出的0.68%。冰岛的卫生保健推崇广覆盖,但是初级保健采取共付激励机制,包括成人的初级保健问诊,不过结果也会增加初级保健的支出(Statistics Iceland,2010)。

多数全科医生(总共为185名)都是拿薪酬服务,受雇于卫生部。大概30名全科医生靠政府的项目收费和自己收取看病的费用维持运转(NOMESCO,2008)。全科医生可以选择固定工资,也可以选择80%的固定工资加上额外的付费服务。多数在健康中心工作的其他工作人员,如护士和其他健康相关职业,是根据他们与卫生部的合同得到薪酬。冰岛的初级保健没有看门人系统,许多专科医生可以不经转诊提供私人服务,实际上变相增加了初级保健服务的提供,尽管病人的成本会有所增加。

据估计,每年中等职业年限的全科医生收入为70000欧元(图13.1)。全科医生和专科医生的基本收入是大致相等的,不过比其他健康相关从业人员的收入要高。全科医生和专科医生通常都有额外的工作职责和收入来源,许多专科医生的私营收入会很客观,甚至会改变收入来源的比例。

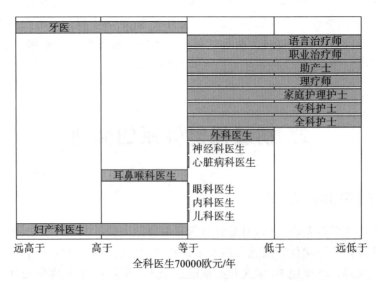

图13.1 中等职业生涯医务人员与中等职业生涯全科医生平均收入的关系

2.3 初级保健人力资源的发展

图 13.2 显示了最近五年初级保健职业供给的状况,在所有初级保健(首诊)治疗的团队中,关于全科医生的数据是最精确的。冰岛大概有 220 名全科医生,目前没有开展初级保健工作能力的系统调查。

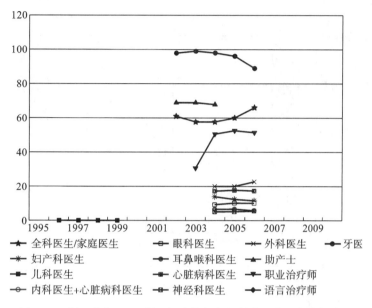

图 13.2 近五年每 10 万居民拥有的初级保健专业人员的供给变化

冰岛大约 77% 的全科服务工作者年龄在 45 岁或以上,32% 在 55 岁或以上(冰岛退休年龄为 67 岁)。全科医生每周工作 40~45 小时,不过相关法律和文件并没有就其任务和责任做出规定。

全科医生与专科医生的相似之处是他们都通过拿薪酬提供服务,虽然他们占整个医疗队伍的五分之一。冰岛只有一所大学有医学本科课程,并且从 1990 年开始设置了衔接家庭医学的研究生培养课程。多数医学生据说希望成为专科医生,每年在 40 名医学生中,只有 3~4 名全科服务培养名额,有一些学生会在其他北欧国家或者北美继续接受家庭医学教育。

冰岛没有专门的全科医生协会,初级保健护士也没有此类机构。冰岛医学协会是所有的专科医生的代言人。目前冰岛没有初级保健杂志,学术界主要在《北欧初级保健(*Scandinavian Journal of Primary Care*)》上发表文章或搜寻相应信息。

3. 初级保健过程

3.1 初级保健服务的可及性

冰岛所有的居民可以通过健康中心网络、私立全科医生或专科医生获得初级保健服务。总体来讲,全国的初级保健设施基本上分布较好,不过由于某些社区相对较为封闭,致使一些病人与相应的服务机构有较远的距离;另外,由于药剂师的缺乏,一些地方也并非总是能够获得某些药物。虽然目前全科医生并不短缺,但是需要考虑到这一批全科医生退休后将来招募全科医生的问题。

初级保健健康中心由卫生部筹资,营业时间也是有规定的,从早上 8:00 到下午 5:00,每周一到周五营业,周六开业时间为早上 9:00—12:00。全科医生可以自己决定是否在周末的下午 4:00 到晚上 8:00 之间继续从事额外的服务,从而获得每个时间段 10 万冰岛克朗(大约 530 欧元)的收入。实际上很多全科医生通过合作的方式提供晚间 8:00 到次日凌晨 8:00 的服务。

初级保健健康中心网页的使用率比较高,电话问诊也很常见,电子邮件咨询的方式目前还比较低(图 13.3)。

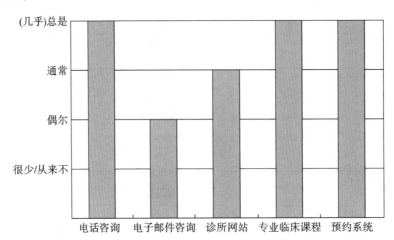

图 13.3　初级保健机构或初级保健中心通常存在的工作方式及范围

注释:所有的专科医生都提供首诊服务,是否提供这些服务在数据上看不出区别,而且在诊所工作的其他工作人员的工作时间也没有相应数据。

成本分担机制在冰岛的卫生体系中非常常见,每次问诊病人都需要付费。成人问诊的成本大概是 5 欧元,出诊为 12 欧元,健康中心提供的加班服务成本为 11 欧元,下班后出诊为 16 欧元(以 2006 年价格计)。为孕妇或者母婴提供预防性保健问诊时不收费,学校保健也不收费,退休人员支付半价,18 岁以下人群免费(NOMESCO,2008)。关于消费者对收费的反应性方面没有相关数据,服务满意度也没有相关数据。

3.2　初级保健服务的连续性

病人在健康中心注册后可以选择医生。他们也可以自由加入任何一家健康中心,很多人也确实是这样选择的,尤其是他们的工作地点离居住地所在的健康中心较远时会进行比较和挑选,这个看一看病人在不同健康中心的记录就可以证实。城市中每位全科医生服务 1700 人,农村地区为 1400 人。

所有的健康中心使用卫生部门统一的电子病历系统,其他初级保健团队也可以进入(大部分)该系统。电子病历系统有多种目的,如财务管理、开处方、保存医疗记录、监控某些人群的诊断和风险状况,以及通过互联网搜索专家信息等。不过,通过该系统与专科医生沟通的情况似乎不太常见,也很少用该系统为药剂师发送处方(Dobrev et al.,2008)。

如果病人需要转诊到专科医生那里,全科医生一般都会使用转诊单。不过,全科医生的转诊单只是病人找专科医生的其中一种方式,因为冰岛不存在看门人系统。很多病人实际上想自己找专科医生,但往往受限于有限的信息,不得不又回头去找全科医生。据说冰岛初级保健和次级保健之间的信息流动相当迅速,但私立的次级保健(机构)往往很难做出有效的系统反馈。

3.3　初级保健服务的合作

冰岛不存在看门人系统,公众可以不经转诊找专科医生看病,基本上都是找坐诊专科医生。一些专科医生如心脏病科医生,要求病人就诊前提供家庭医生的转诊单。不过,估计 85% 的病人首诊都是到健康中心找自己的签约家庭医生。

除了在偏远地区的医生处于分散合作状态外,全科医生似乎更倾向于合作营业,他们靠类似于"联邦"的结构共同营业(图13.4)。

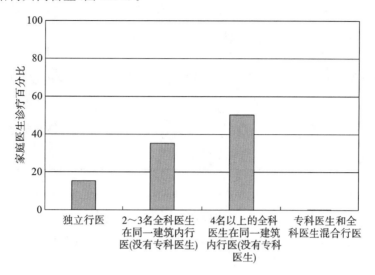

图13.4 共享的服务

正是得益于这种开放的工作模式,初级保健的综合技能能够得到充分的应用。在健康中心,核心团队包括全科医生、护士、实习护士(学校护士)和专业儿童护士,他们主要参与一些公众的预防活动,并同心理治疗师、职业治疗师一起合作。这些团队背后还有统一的管理团队。不过初级保健和次级保健之间缺少合作,而且公共卫生服务也没有能够得到整合(不只是一些预防性的健康活动)。如上所述,所有专业的专科坐诊医生都能提供初级保健。

在主要的城市地区,家庭保健服务似乎有从健康中心分离出去的趋势(也就是说那些护士可以随时提供24小时的家庭服务,而不仅仅只是在健康中心提供服务)。因此,家庭护理目前由市政当局管理,而不是由卫生部管理,其结果是城市地区原有一体化的初级保健服务正面临合作和沟通不畅的问题。

3.4 初级保健服务的复杂性

健康中心的设施都是以高标准来要求的,其设备非常现代化。多数中心都配备护理治疗和小型手术室,一般都配备理疗和康复设施,也有专门服务于儿童的门诊。不过,这些中心虽然设备很好,但是使用率不高(表13.2)。

表13.2 全科医生参与不同初级保健服务的程度*

全科医生可能参与的服务	全科医生"总是"参与的服务	全科医生"从不"或"很少"参与的服务
首诊(共10项)	—	·女性伴乳房肿块或月经不规则(首次咨询)
疾病的治疗和随访(共9项)	—	—
医疗技术规程(共10项,包括全科医生或全科护士)	·眼底检查	·嵌脚趾甲楔形切除
	·踝关节(固定)包扎	·头皮皮脂腺囊肿手术

续表

全科医生可能参与的服务	全科医生"总是"参与的服务	全科医生"从不"或"很少"参与的服务
预防性保健(共8项)	• 婴儿免疫接种	• 疣切除术 • 静脉输液 • 破伤风疫苗接种 • 高危人群流感疫苗接种 • 乳腺癌筛检
健康促进(共4项)	—	—

注释：* 回答全科医生参与的程度：(几乎)总是；通常；偶尔；很少或从不。

通常，病人碰到一般的健康问题都会到健康中心找医生或护士，但是仍然有相当一部分首诊是由私营专科医生提供。对某些慢性病而言，坐诊专科医生为病人既提供初期管理，也提供跟踪服务，而不是将病人下转给全科医生。

健康促进一般作为一种特殊的问诊来对待。预防保健服务，如婴儿免疫接种项目，通常由健康中心的工作人员提供，不过宫颈癌和乳腺癌筛查项目例外。生殖保健既可以由健康中心的工作人员提供，也可以由专科坐诊医生提供，儿童保健由健康中心的护理团队提供。

4. 初级保健体系的产出

从冰岛处方库的数据来看，每年处方率大概为每千名登记病人3450张，平均每名登记病人每年3.5张处方，这个比例是比较低的。实际上该数据也反映了这样一个基本事实，即私营专科医生开具的处方没有统计在处方数据库内。每年冰岛的医疗产品销售大致相当于挪威(NOMESCO，2008)。

目前没有关于慢病管理的数据。婴儿接种率平均都在95%以上，包括风疹接种。就成人而言，流感接种人群中大约40%都是60岁以上的人群。宫颈癌和乳腺癌筛查属于公共卫生服务，而不是初级保健的内容。

参考文献

[1] Dobrev A et al. (2008). Benchmarking ICT use among general practitioners in Europe. Bonn, Empirica.

[2] Halldorsson M(2003). Iceland: health system review. Health Systems in Transition 5(4):1-110.

[3] Ministry of Health and Social Security(2004). The Icelandic Health Plan to the year 2010. Reykjavik, Althing.

[4] NOMESCO(2008). Health statistics in the Nordic countries 2006. Copenhagen, Nordic Medico Statistical Committee.

[5] OECD(2009). Economic outlook 86. Brussels, Organisation for Economic Co-operation and Development.

[6] Statistics Iceland(2010).[web site]. Reykjavik,Statistics Iceland(http://www.statice.is/,accessed 1 January 2010).

[7] Suppanz H(2008). Improving cost effectiveness in the health care sector in Iceland. Paris,Organisation for Economic Co-operation and Development(Economics Department Working Papers,No.645).

[8] UNDP(2010). International Human Development Indicators. New York,United Nations Development Programme(http://hdrstats.undp.org/en/countries/profiles/ISL.html, accessed September 2011).

[9] WHO Regional Office for Europe(2010). European Health for All database[online database]. Copenhagen,WHO Regional Office for Europe(http://data.euro.who.int/hfadb/,accessed 13 April 2010).

14 爱尔兰

A. Hutchinson

1. 初级保健的背景

1.1 国家与人口

爱尔兰人口 420 万,是欧洲较小的国家之一。目前的人口密度约为每平方公里 60 人,比欧洲平均水平要低,西部的人口密度最低,为每平方公里 33 人。2009 年,20.9% 的人口处于 0~14 岁之间,11.7% 为 65 岁及以上的老年人。爱尔兰的人口性别呈均匀分布。

1.2 经济与发展

2008 年前,爱尔兰的 GDP 一直保持高速增长,这同时也表现在卫生保健支出方面。爱尔兰人均 GDP 在欧洲是较高的之一,2007 年达到 48000 美元左右。不过目前看来水平有下降的趋势,失业率在 2009 年末上涨到 12%,近年来的经济压力导致了开支缩减和健康服务行业的裁员。2007 年,爱尔兰 35% 的人群受过高中教育(OECD,2010)。爱尔兰人力发展指数为 0.895,排名世界第五位(UNDP,2010)。

1.3 人口健康

虽然爱尔兰 65 岁以上人口比例较欧洲多数国家低,但是预计到 2041 年人口结构将发生显著变化,65 岁以上老年人将从目前的 50 万上升到 150 万,人口总数由 420 万上升到 600 万。其结果必然是人口抚养比由 2009 年的 18%(欧洲较低的之一)上升到 2041 年的 36%,到那时仍然低于欧盟 27 国平均水平(2041 年为 45%),这得益于爱尔兰年轻人的比例也同时增加。2006 年,爱尔兰 65 岁以上人群的期望寿命:男性达到 77.3 岁,女性为 82.1 岁,略高于欧盟 15 国的平均水平。

根据 2006 年欧洲晴雨表公司的调查,爱尔兰受访者认为他们的健康水平比任何欧洲国家要高(89% 认为健康良好),报告有长期疾病的比例也是最小的,只有 19%(European Commission,2007)。目前的公共卫生问题包括男性持续性的高事故死亡率,少数民族的健康问题,以及流浪者的健康问题。

1.4 卫生保健体系的特征

爱尔兰健康服务筹资采取公私结合的方式(McDaid et al.,2009)。医院服务主要由国家负担,虽然在初级保健和医疗服务领域有大量的私营机构和病人自费。只要持有医疗卡并且遵守其相应的要求,爱尔兰的持卡公民可以自由享受初级保健、医疗服务、药物服务和牙科服务。这些具体的要求会通过支付能力调查来设定,而且没有给出享有免费服务的年龄上限(2008年开始设定财务限制)。爱尔兰大概有150万人持有医疗卡,还有11万人拥有全科服务卡,他们都可以随时享受全科服务。除了最近针对70岁以上老年人群的一些免费享受服务的限制,持有医疗卡的人数目前还在不断增长(HSE,2010c)。

爱尔兰全科医生多数是私立的个体行医者,这些医生为持有医疗卡的居民提供收费服务,持卡人每年会缴纳一定的费用,多数全科医生会选择这种方式服务。如果没有医疗卡,病人每次看病花费60~80欧元,但是实行封顶机制,即每月药物费用最高支付100欧元左右。(McDaid et al.,2009)

自费服务占爱尔兰健康总支出的13%,2005年另有6.4%由私立健康保险提供(占50%的人群)(McDaid et al.,2009)。如表14.1所示,爱尔兰人均健康支出近年来维持高水平,不过由于经济的不景气,预期数据将有所回落。卫生保健工作人员和资源利用指标比欧盟平均水平低,但爱尔兰护士的数量要比欧盟平均水平高很多。

表14.1 卫生保健资源的发展与利用

	健康总支出占GDP的百分比(%)		人均健康总支出(以购买力平价计,美元)		医院床位(每10万人口)		医生(每10万人口)		全科医生占医生的百分比(%)	
	爱尔兰	欧盟[1]	爱尔兰	欧盟[1]	爱尔兰	欧盟[1]	爱尔兰	欧盟[1]	爱尔兰	欧盟
1995	6.6	7.6	1187	1275.9	698.9	740.9	210.0	292.7	21.8	27.5[6]
2000	6.1	7.9	1763	1608.0	615.8	669.0	222.7	295.1	21.7	28.3[5]
2005	7.5	8.5	2924	2150.9	549.8	604.6	282.5	316.0	18.2	26.3[4]
2009	8.7[7]	8.8	3793[7]	2788.2	516.7[8]	564.8	311.2[7]	321.6	17.0[7]	25.5[3]

	护士(每10万人口)		医院平均住院时间(天数)		医院急诊接诊(每百人)		每人每年门诊次数	
	爱尔兰	欧盟[2]	爱尔兰	欧盟[1]	爱尔兰	欧盟[1]	爱尔兰	欧盟[1]
1995	1192	575.1	7.7	12.5	14.6	15.7	n.a.	6.6
2000	1401	655.9	7.4	10.3	14.3	17.7	n.a.	6.8
2005	1516	682.7	7.6	9.5	13.9	16.2	n.a.	6.8
2009	1517	745.5	7.1[8]	8.8	14.1[8]	15.6	n.a.	6.9

数据来源:欧盟和爱尔兰的平均值来源于欧洲人人享有健康数据库(WHO Regional Office for Europe,2010)。

注释:[1] 1992、1997、2002、2007年。[2] 1991、1996、2001、2006年。[3] 除了西班牙、塞浦路斯、希腊、马耳他、波兰、罗马尼亚、斯洛伐克和英国之外2005年欧盟的平均值。[4] 除了塞浦路斯、西班牙、希腊、马耳他、波兰和罗马尼亚之外2002年的欧盟平均值。[5] 除了保加利亚、塞浦路斯、西班牙、希腊、马耳他、荷兰、波兰、罗马尼亚和斯洛伐克之外1997年的欧盟平均值。[6] 除了塞浦路斯、西班牙、希腊、马耳他、荷兰、波兰和罗马尼亚之外1993年的欧盟平均值。[7] 2008年。[8] 2007年。

2008—2011年,爱尔兰初级保健体系从国家层面开始了巨大的改革。政府决定改善初级保健服务的可及性和质量(预期医院的使用率将会下降),并准备在全国建立530个初级保健团队(PCTs)(Department for Health and Children,2001;HSE,2010a)。不同于全科医生及其雇佣人员,目前初级保健的多数工作人员薪酬都由政府负担,这些人员的职业非常广泛。到2010

年早些时候,已经有220个团队开始工作,还有184个团队在开发过程中。

由于爱尔兰没有"看门人"机制,坐诊的私人专科医生也会提供大量的初级保健服务。专科医生也可以在公立医院私下诊治病人,但目前这种服务受到了严格的管控(McDaid et al.,2009)。

与欧洲其他国家相比,爱尔兰虽然与英国没有什么不同,但每10万居民拥有的医生数量相对较低,急诊住院率也处于OECD国家最低的范围内。但相较于其他国家,爱尔兰每10万居民拥有更多数量的护士。

2. 初级保健体系的架构

2.1 初级保健的治理

爱尔兰政府推出的全民初级保健战略,于2001年由卫生与儿童部作为一项正式的公开声明发布(Department of Health and Children Ireland,2001)。新的系统用于提高初级保健服务的可及性,改善管理和服务之间的合作。这些措施致力于为确定的人群(每类8000~12000人)提供同质性的服务,从而构建基于需求变化的弹性服务结构(譬如为以老年人为主或者以儿童为主的不同人群提供不同类别的服务)。

初级保健服务由健康服务委员会(HSE)代表卫生与儿童部来负责管理,主要由其四个地区的办公机构及市属机构来执行。HSE每个季度会提供公立健康资源使用情况的统计数字,主要是接受HSE资助的初级保健资源部分(HSE,2009)。

很多初级保健团队(PCT)工作人员直接接受管理,这不同于全科医生及其雇佣人员,一些新的营业机构也由HSE管理。专业人员可以在地方卫生机构工作,也可以在初级保健团队(PCT)内开展临床服务。在HSE管理框架下工作的全科医生要根据"全科医学服务"协议签订合同,该协议对服务类型和服务准入做了相关规定。一些全科医生选择独立于"全科医学服务"框架的私营服务。

通常,由爱尔兰医学组织负责制定初级保健政策开发,爱尔兰全科医生学会提供学术活动和培训。其他职业团体和雇员,目前以职业团体和工会的身份通过"合作委员会"工作。初级保健服务的重塑还要与其他健康服务主要从业者进行讨论和谈判。

当前,爱尔兰对初级保健的质量管理还很有限,主要依赖于地方卫生机构,他们负责当地初级保健的发展。公立医院的服务质量保障活动,通过健康信息和质量部门的实施,总体来讲还是比较到位的,但是还没有应用到初级保健领域。虽然目前没有针对初级保健团队正式的申诉过程,大众可以就公立资金支持的初级保健服务向地方卫生行政部门申诉,或者就私营服务向监察专员投诉。

2.2 初级保健的经济背景

爱尔兰初级保健占整个健康支出的13%。根据经济情况调查,目前爱尔兰有33%的人群有资格持有医疗卡或者医疗就诊卡(McDaid et al.,2009)。

全科医生都是个体营业的,收入来源有多种,包括基于全科医疗服务合同制定的收费项目,他们可以从持卡人那里收取项目费用,也可以收取私营问诊费用。很多全科医生会有自己的私人团队。在初级保健团队中的健康服务委员会工作人员,由国家负责其薪酬(Layte et al.,2009;McDaid et al.,2009;Nolan,2007)。

提供私营初级保健服务的坐诊专科医生主要是以项目收费为基础,既可以直接收费也可以通过保险机构收取(占一半左右的成人采用按项目收费的方式)。他们不与全科医学服务机构签订合同。

全科医生的收入状况和专科医生类似。根据新的合同,医院专科医生在医院的薪酬实行封顶制,但是专科医生可以另外提供私营服务,全科医生也可以向没有医疗卡或者医疗就诊卡的病人收取就诊费。目前关于全科医生的收入水平没有太好的数据,主要是总收入中有大量无法计量的私营收入。不过,从国家提供的总收入来看,全科医生的收入及排序如图 14.1 所示,大概与众多专科医生类似。

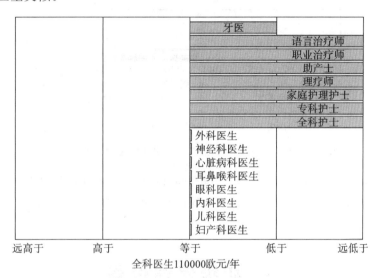

图 14.1 中等职业生涯医务人员与中等职业生涯全科医生平均收入的关系

2.3 初级保健人力资源的发展

爱尔兰未来初级保健人力资源的要求已经根据目前人口的变化和培养模式做出了修订(Layte et al.,2009;McDaid et al.,2009)。

爱尔兰初级保健人力资源,包括 2500 名左右在岗的全科医生(Layte et al.,2009)以及他们雇佣的工作人员。需要注意的是,目前 OECD 国家估计的全科医生数量只提到那些签订全科医学服务合同的工作人员,因此,爱尔兰全科医生具体数目会小于 Layte 等提供的 2500 人。医院专科医生也会提供初级保健服务,因此这部分工作量没法精确统计。2005 年全科医生的平均年龄在 51 岁,在农村地区平均年龄可能更高(O'Dowd,O'Kelly & O'Kelly,2006)。

爱尔兰全科医生需要接受四年的培养(通常两年在医院,两年在全科服务机构),这样他们才能有资格提供政府资助的初级保健服务。全科医生的培养必须纳入爱尔兰 12 所全科医学院全科医学专业培养计划。在初级保健机构服务的坐诊专科医生也需要接受培养,但是在私人诊所的全科医生不需要接受全科培养(Department for Health and Children,2006;McDaid et al.,2009)。

在近期关于健康服务业劳动力的报告中,Layte 等(2009)提出,如果要应对目前爱尔兰人口老龄化和人口扩张带来的人口结构变化,就需要增加每年全科医生的培养人数。不论是现在每年培养 120 名,还是准备培养 150 名的计划,都低于 2020 年 250 名全科医生的需求。影响培养人数增加的因素很多,如预期女性全科医生占绝大多数,爱尔兰非欧盟公民接受医学培养的人数过多,以及接受培训的全科医生的外流等原因。

初级保健其他职业的工作人员和培训机构的供给还比较合理(图 14.2)。

爱尔兰医学协会(代表所有医生的权利)的全科医生同其他爱尔兰全科医生学会的成员一

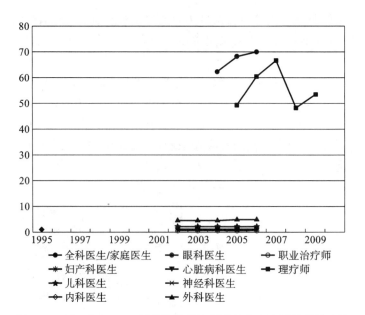

图 14.2　近五年每 10 万居民拥有的初级保健专业人员的供给变化

样,他们是执业标准的制定者。目前爱尔兰没有同行评议的专业初级保健杂志。除全科医生以外的初级保健工作人员,通常可以加入对初级保健有特殊兴趣的专业组织。

3. 初级保健过程

3.1　初级保健服务的可及性

自初级保健团队出现之后,爱尔兰的初级保健服务遍及全国,并将继续提高服务的可及性和服务条件。不过全科医生在全国的分布很不均匀(从每 10 万居民拥有 65 人到 45 人不等),在某些西部农村地区,一些县域人口增加的同时全科医生的供给反而在下降(Layte et al.,2009)。

服务的可及性同时受到医生加班服务供给的影响。目前,这种加班服务主要由 13 个全科医生合作社提供。2009 年,这种组织提供了 93 万次服务(HSE,2010b)。目前没有个体全科服务或私营服务的数据。

关于初级保健服务组织结构的数据表明,在以传统模式工作和以现代团队合作模式之间,ICT 的使用有很大的不同(图 14.3)。由于新的初级保健团队的发展,卫生当局将对最低营业时间做出规定。

爱尔兰以前做过很多初级保健的负担研究(如:Nolan,2008;O'Reilly et al.,2007;Wiley,2005),主要研究如何决定那些没有医疗卡或医疗就诊卡病人的共付机制,或者增加他们私营保险的份额。对于那些收入刚好在全民调查数据设定的最低标准以上的人群,共付机制确实对他们而言是个较重的负担。O'Reilly 等(2007)认为那些有医疗卡的人群的就诊率比那些需要共付就医的人群要高(虽然有人认为那些持有就诊卡的人通常健康状况不是很好或者不太适于工作)。爱尔兰对于服务可及性的总体满意度较高(2007 年欧洲晴雨表公司对受试者的调查为92%)。2007 年,Boilson 等通过研究发现,只有 3% 的病人需要等 48 小时以上才能见到全科医生。

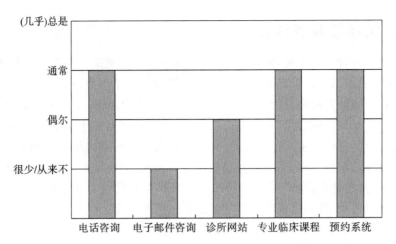

图 14.3 初级保健机构或初级保健中心通常存在的工作方式及范围

3.2 初级保健服务的连续性

爱尔兰初级保健服务,除那些持有医疗卡或者全科服务就诊卡的人群(2010 年大约占 30%)之外,没有另外的病人清单。官方数据没有提供每位全科医生服务的人群数量,不过估计为 1680 人(Layte et al.,2009;Nolan,2007)。由于没有看门人系统,部分专科医生承担了部分初级保健服务的功能,这种方式可能造成的一个缺点就是不能保证初级保健服务的连续性。

在诊疗室使用计算机记录信息比较普遍(超过 50%),不过团队中的其他人员似乎不是太容易接触到这些记录。计算机对于管理数据非常有用(达到 80%),不过基本上没有事实表明网络用于同事之间传递信息,虽然有一些个别的好例子。

如果病人找专科医生当然就不存在转诊,因为这些服务本来就是在一起,爱尔兰 50% 的人群拥有私营健康保险(McDaid et al.,2009)。如果病人直接找专科医生,专科医生在治疗后不会与全科医生沟通。如果病人是在加班时间就诊,那么初级保健服务机构会在 24 小时内收到其诊疗的信息。

在爱尔兰,病人可以自由选择全科医生,包括私营专科医生。那些持有全科医疗服务医疗卡的人,全科医生是首选。如果病人选择的头两个医生都不能为他提供诊疗服务,病人可以被分配找另一个医生看病(Layte et al.,2009;McDaid et al.,2009;Wiley,2005)。

从 Boilson 等提供的全国调查数据(2007)可以看出,病人对服务质量总体上是满意的(图 14.4),尽管没有其他更多的研究来证实。

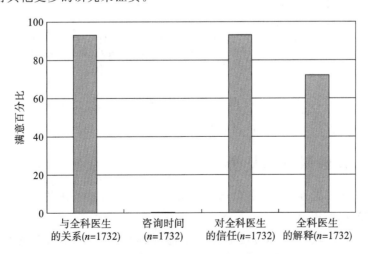

图 14.4 病人对服务的满意度

3.3 初级保健服务的合作

虽然爱尔兰没有看门人系统,但是 HSE 正在发展一套更加综合和现代的初级保健服务系统,使之能够覆盖更广的初级保健服务。全科服务传统上都是由政府筹资并从社区层面铺开。建立新的初级保健团队的战略目标之一就是希望改善服务的合作。除了全科医生及其雇员,新的初级保健团队包括更广的健康职业,包括社工、助产士和公共卫生护士(所有其中的 1203 名成员都囊括在初级保健团队中)(HSE,2010a)。家政服务人员和卫生保健辅助人员,他们为助产士和护士提供支持服务。在 2010 年较早的时候,已经成立了 220 个初级保健团队,还有 184 个在发展过程中,虽然这些团队并没有完全整合全科医生和其他人员的服务。

在初级保健团队中,特别强调康复和重新恢复健康的质量,尤其是那些刚从医院出院的慢病病人。因此,很多初级保健团队有康复和理疗服务。

一项针对 40000 人的更广的临床网络也在通过初级保健团队展开,这些团队还包括为持有医疗卡的病人提供牙医服务、语言治疗和食疗服务等。该网络还延伸到二级保健,如老年人群的慢病管理服务,尽管目前几乎没有社区精神卫生方面的护士加入这个团队。

虽然病人在爱尔兰可以自己找专科医生,但初级保健与次级保健之间的合作主要还是通过转诊。初级和次级保健的网络构建,可以从已有的实践中证明能够促进工作的衔接。

目前 HSE 正在实施新的举措来提高服务的整合(HSE,2010a)。例如针对慢性阻塞性肺病、哮喘、中风、急性冠状动脉综合征、心衰和糖尿病的初级和次级保健之间的整合项目。项目一旦成功实施,可以有效改善针对病人的诊疗过程和结果,只是以前爱尔兰在这方面的工作非常有限。

图 14.5 说明,爱尔兰有大量的全科医生是独立工作。个体执业或小团体执业机构的计算机使用率低于大的初级保健机构的计算机使用率。

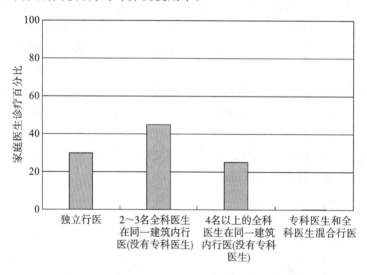

图 14.5 共享的服务

目前爱尔兰没有直接针对初级保健服务和公共卫生服务之间的整合工作。

3.4 初级保健服务的复杂性

爱尔兰大型的全科服务机构和新型的初级保健团队都配备一系列的设备,在一些新的服务点还装备了先进的理疗和康复设备。

碰到一般的健康问题,首诊服务通常在初级保健机构,但是也没有专门的限制,因为坐诊医生也可以提供。目前在市中心地带成立的私营急诊机构也可以提供诊疗服务,每次收费 150 欧元。类似的,在城市地区,私立坐诊医生和全科医生一样可以提供诊疗服务,他们的诊疗规程正成为全科服务中新的领域。

预防服务通常由初级保健全科医生提供(表14.2),不过母婴保健可以由专科医生提供。健康促进一般融入诊疗过程中,但是地方行政部门有专门的专家团队来提供此类服务。

表14.2　全科医生参与不同初级保健服务的程度*

全科医生可能参与的服务	全科医生"总是"参与的服务	全科医生"从不"或"很少"参与的服务
首诊(共10项)	—	—
疾病的治疗和随访(共9项)	—	—
医疗技术规程(共10项,包括全科医生或全科护士)	—	·嵌脚趾甲楔形切除 ·疣切除术 ·静脉输液
预防性保健(共8项)	—	·乳腺癌筛检 ·4岁以下幼儿常规儿科检查(由全科医生面向儿童和青少年) ·群体健康教育
健康促进(共4项)	—	—

注释:* 回答全科医生参与的程度:(几乎)总是;通常;偶尔;很少或从不。

4. 初级保健体系的产出

4.1　初级保健的质量

目前只有一项2006年的研究讨论了爱尔兰抗生素的处方率(ESAC,2009)。门诊(包括医院门诊)抗生素使用率为每千人每天23 DDD,高于欧洲平均水平。目前没有关于因门诊无法治疗而住院的数据,哮喘除外,2007年为每10万人有130人住院。

关于疾病管理的信息,只有已经完成的EUPHIX和欧洲糖尿病核心指标项目能够提供。2005年糖尿病初级保健的结果与西欧国家相似,但是2005年糖尿病病人视网膜筛查的比例只有10%,他们过去12个月接受血压检测的比例也非常低(Directorate-General for Health and Consumers,2008)。

爱尔兰婴幼儿接种率还比较高,大概在90%(WHO Regional Office for Europe,2009)。乳腺癌和宫颈癌筛查由公共卫生部门提供。

4.2　初级保健的效率

由于爱尔兰初级保健服务公、私性质的分离,目前没有关于出诊的数据。事实上,爱尔兰也不可能有这方面的数据,因为筹资渠道不同。

2001年,OECD国家成年人平均就诊率为每人每年2.8次,但是要相对低于欧洲国家的平均水平。目前爱尔兰还没有全科服务诊疗率的数据,2011 年的数据预期 16 岁以上年龄人群就诊次数为 1120 万,大概相当于平均每人每年 3.6 次(Layte et al.,2009)。

参考文献

[1] Boilson A et al.(2007) Health and social services in Ireland-a survey of consumer satisfaction(Insight 07). Naas,Health Service Executive.

[2] Department for Health and Children(2001). Primary care：a new direction. Dublin,Stationary Office.

[3] Department for Health and Children(2006). Postgraduate medical education and training in Ireland(The Buttimer Report). Dublin,Department for Health and Children.

[4] Directorate-General for Health and Consumers(2008). Major and chronic diseases report 2007. Luxembourg,European Commission.

[5] European Commission(2007). Special Eurobarometer 272e：health in the European Union. Brussels,European Commission.

[6] ESAC(2009).[web site]. Antwerp,European Surveillance of Antimicrobial Consumption(http://app.esac.ua.ac.be/public/index.php/en_gb/home,accessed 9 December 2009).

[7] Eurostat(2011). Eurostat statistics 2010. Luxembourg,Eurostat(http://epp.eurostat.ec.europa.eu/portal/page/portal/statistics/themes,accessed December 2009).

[8] HSE(2009). Health Service Executive Service Plan 2009 Ireland. Dublin,Health Service Executive.

[9] HSE(2010a). Improving team working in Ireland：a guidance document. Dublin,Health Service Executive.

[10] HSE(2010b). National Service Plan 2010. Dublin,Health Service Executive.

[11] HSE(2010c). Performance report December 2009. Dublin,Health Service Executive.

[12] Layte R et al.(2009). Projecting the impact of demographic change on the demand for and delivery of health care in Ireland. Dublin,Economic and Social Research Institute.

[13] McDaid D et al.(2009). Ireland：health system review. Health systems in Transition,11(4):1-268.

[14] Nolan A(2007). A dynamic analysis of GP visiting in Ireland 1995-2001. Health Economics,16:129-143.

[15] Nolan A(2008). The impact of income on private patients' access to GP services in Ireland. Journal of Health Service Research Policy,13:222-226.

[16] O'Dowd T,O'Kelly M,O'Kelly F(2006). Structure of general practice in Ireland 1982-2005. Dublin,Department of Public Health and Primary Care,Trinity College.

[17] O'Reilly D et al.(2007). Consultation charges in Ireland deter a large proportion of patients from seeing their GP：results of a cross-sectional survey. European Journal of General Practice,13:231-236.

[18] OECD(2010). Health Data 2010. Paris,Organisation for Economic Co-operation and Development/IRDES(http://www.ecosante.org/index2.php?base=OCDE&langh=ENG&langs=ENG,accessed December 2009).

[19] UNDP(2010). International Human Development Indicators. New York,United Nations Development Programme(http://hdrstats.undp.org/en/countries/profiles/

IRL. html, accessed December 2009).

[20] WHO Regional Office for Europe(2009). European Health for All Database(HFA-DB)[online database]. Copenhagen, WHO Regional Office for Europe(http://www.euro.who.int/HFADB, accessed December 2009).

[21] WHO Regional Office for Europe(2010). European Health for All database[online database]Copenhagen, WHO Regional Office for Europe(http://data.euro.who.int/hfadb/, accessed 13 April 2010).

[22] Wiley MM(2005). The Irish health system: developments in strategy, structure, funding and delivery since 1980. Health Economics, 14:169-186.

15 意大利

P. Tedeschi

1. 初级保健的背景

1.1 国家与人口

意大利位于中南部欧洲,国土面积 301 338 平方公里,常驻居民 5699 万(根据 2001 年的最近一次人口调查),估计总人口 6000 万,意大利是欧洲第六大人口大国,世界排名第 23 位。

意大利分为 21 个大区,其中四个有自治权,即可以就本地问题进行立法。21 个大区进一步分为 110 个省和 8100 个市(镇)。

意大利人口密度约为每平方公里 199 人,在欧洲排第五位。人口密度最高的是北部地区,三分之一的国土面积上生活着近一半的人口。自然增长率在欧洲是较低的之一(2006—2009年):考虑到每年近 0.3‰ 的移民涌入,实际每年增长率为 5.7‰(ISTAT,2010)。

目前,意大利 0~14 岁人口比例为 14%,65 岁以上人群的比例为 20%(ISTAT,2010)。

1.2 经济与发展

意大利是一个民主共和国,也是欧盟成员国和多边经济合作组织的主要成员,如工业化国家八国集团、OECD、世界贸易组织和 IMF。根据 OECD 的数据,2004 年意大利经济在工业化国家中排名第六位。2008 年,人均 GDP 按购买力平价计算为 30558.391 美元(IMF,2010)。从 1980 年到 2007 年,意大利的人力发展指数从 0.857 上升到 0.951,每年增长 0.39%,2007 年在世界 182 个国家和地区中排名第 18 位(UNDP,2009)。

意大利 2010 年失业率为 8.2%(Eurostat,2010)。32.21% 的人口接受了中等教育(ISTAT,2010)。

1.3 人口健康

不同指标显示,意大利人口健康在过去的五十年内一直在不断改善。2007 年男性人均期望寿命为 78.71 岁,女性为 84.22 岁,65 岁健康期望寿命男女分别为 7.9 年和 7.2 年(Eurostat,2010)。不过,在所有人口的健康指标中,不同地区男女仍然存在一定的差异,这反映了意大利南北经济的不平衡。

意大利影响人口健康的主要问题是循环系统疾病、恶性肿瘤和呼吸道疾病,尤其是青年人群中的吸烟和肥胖问题,是意大利公共卫生面临的巨大挑战。

死因按照每万人死亡率经过标化后的排序为:男性中冠心病、中风和脑血管疾病大概占到 41.11%,接下来是肿瘤(37.84%)、呼吸道疾病(9.15%)、意外事故(5.60%)和消化道疾病 (4.59%)。女性略有不同,冠心病、中风和脑血管疾病占 28.86%,肿瘤占 20.12%,呼吸道疾病 占 3.73%,消化道疾病占 2.89%,意外事故占 2.41%(ISTAT,2007a)。

2007 年,意大利婴儿死亡率为 3.3‰,新生儿死亡率为 2.4‰(ISTAT,2009;WHO Regional Office for Europe,2010)。总生育率(平均每位妇女生育儿童数量)2007 年为 1.37 (Osservatorio Nazionale sulla salute nelle regioni Italiane,2009b)。

1.4　卫生保健体系的特征

意大利的卫生保健是宪法赋予每位公民的权利。所有的意大利人都在国家卫生服务体系 注册(NHS),该体系建立于 1978 年,公民凡自出生起就有权根据居住地选择儿科或全科服务。 1999 年的改革促使意大利的卫生保健成为分权化的、地方管辖的国民健康服务,其服务仍然实 行广覆盖和免费。分权之后,国家只负责国家卫生保健体系发展的总体目标和基本原则(包括 初级保健服务的《国民一致协议》)。地区政府通过其所辖的卫生部门确保公民享受某些组织提 供相应的健康服务,包括建立在人群基础之上的公立卫生保健组织(当地卫生行政部门)、公立 医院托拉斯和认证的私营服务者(Ministero della Salute,1992,2006,2009a,2010a)。

意大利的卫生支出从 1995 年占 GDP 的 7.3%上升到 2009 年的 9.5%(表 15.1)。2007 年 公共健康支出占到整个卫生支出的 77.0%,不过由于 GDP 的增速以及每届政府采取不同的共 付机制,过去的几年还是有一定的波动。在不考虑自费的情况下,这显然影响到了卫生保健支 出的私人分担(WHO Regional Office for Europe,2010a)。

表 15.1　卫生保健资源的发展与利用

	健康总支出占 GDP 的百分比 (%)		人均健康总支出 (以购买力平价 计,美元)		医院床位 (每 10 万人口)		医生 (每 10 万人口)		全科医生占 医生的百分比 (%)	
	意大利	欧盟[1]	意大利	欧盟[1]	意大利	欧盟[1]	意大利	欧盟[1]	意大利	欧盟
1995	7.3	7.6	1532	1275.9	626.7	740.9	388.8	292.7	21.3	27.5[6]
2000	8.1	7.9	2064	1608.0	470.9	669.0	416.4	295.1	19.9	28.3[5]
2005	8.9	8.5	2516	2150.9	399.9	604.6	379.2	316.0	21.2	26.3[4]
2009	9.5	8.8	2886	2788.2	370.1[7]	564.8	412.5[7]	321.6	18.9[7]	25.5[3]

	护士 (每 10 万人口)		医院平均住院时间 (天数)		医院急诊接诊 (每百人)		每人每年门诊次数	
	意大利	欧盟[2]	意大利	欧盟[1]	意大利	欧盟[1]	意大利	欧盟[1]
1995	n.a.	575.1	10.1	12.5	16.3	15.7	n.a.	6.6
2000	560.6	655.9	7.7	10.3	15.8	17.7	6.0[8]	6.8
2005	584.0	682.7	7.6	9.5	14.0	16.2	n.a.	6.8
2009	630.0	745.5	7.8[7]	8.8	12.9[7]	15.6	n.a.	6.9

数据来源:欧盟和意大利的平均值来源于欧洲人人享有健康数据库(WHO Regional Office for Europe,2010)。

注释:[1] 1992、1997、2002、2007 年。[2] 1991、1996、2001、2006 年。[3] 除了西班牙、塞浦路斯、希腊、马耳他、波兰、罗马尼亚、斯 洛伐克和英国之外 2005 年欧盟的平均值。[4] 除了塞浦路斯、西班牙、希腊、马耳他、波兰和罗马尼亚之外 2002 年的欧盟平均 值。[5] 除了保加利亚、塞浦路斯、西班牙、希腊、马耳他、荷兰、波兰和斯洛伐克之外 1997 年的欧盟平均值。[6] 除了塞浦 路斯、西班牙、希腊、马耳他、荷兰、波兰和罗马尼亚之外 1993 年的欧盟平均值。[7] 2008 年。[8] 1999 年。

与欧盟平均水平相比,意大利目前正不断减少医院的使用率(医院床位、住院时间和入院率),不过慢病管理仍然没有调整到一个最好的职业比例(医生相对数量较多而全科医生和全科护士数量相对更少)。

2. 初级保健体系的架构

2.1 初级保健的治理

自1978年起,意大利的初级保健服务就由地方提供广覆盖、公平、可及的服务,并严格遵守宪法赋予的公民权利。当然,卫生保健的发展总是需要时间的,原来的初级保健框架太过刚性,对服务组合限制过多。从20世纪90年代末开始,初级保健开始成为NHS的核心议题,开始并重点关注其有效性和持续性,因此触发了国民工作协议的改革,也促使地方政府更注重设计有特色的初级保健体系。当然,由此也会伴随着一些阻力,譬如来自职业变化的阻力(担心失去由"看门人"角色提供的人头费)(Ministero della Salute,1992,2006,2009a,2010a)。

2007—2009年,关于改革的争论开始扩散,如不同政党的政府就初级保健未来发展的不同观点,不同发展程度地区的不同意见,不同全科医生工会联盟(如FIMMG-Italian Federation of General Practitioners,SNAMI-Italian National Syndicate of Independent Doctors,etc.)的争论,以及科学协会(如SIMG-Italian Society of General Practice etc.)的不同看法等。

政府当局优先考虑的问题是希望构建一体化的全科医生服务网络、协会以及其他形式的团体,包括与其他健康职业之间的整合,而事实上自从2005年政府与全科医生工会之间达成国民协议之后,意大利才真正迈入了"缓慢的、具有创造性但一直在前进"且可以观察到的改革过程中。这些跨专业的合作,开始主要包括全科医生,直到2009年国民协议通过针对医生的补充激励才得到了加强(首次提出全科医生以任何形式参与的集体行医必须成为一种强制行为)。其目的在于创造基于不同职业整合的新的组织模式(如全科医生、儿科医生,业余时间工作的医生、护士、门诊专科医生、社工、管理团队等),促进他们之间的合作从而提高可及性、公平性和服务的连续性。根据这种设想,不同的地区正在探索不同的模式,如罗马涅大区的初级保健单位,威尼托大区的初级保健区域单位,以及托斯卡纳大区的健康屋等。

作为多学科实施的国家导向性政策,2010年引入了"初级保健复合单位"的概念,被认为是目前多学科服务模式的革命,该概念尤其强调慢病管理服务的连续性以及与社会服务的整合。意大利初级保健面临的挑战,主要在于"慢性保健模式"的重塑,进而从"被动"医学转向"主动"医学。

从2005年初级保健服务的重构开始,意大利的初级保健服务就成为了中央和地方政府的优先"健康交易"问题,也就是说,21个大区卫生保健资源的分配要根据"基本的保健服务(包括初级保健)"来确定:即初级保健责任的分权化要紧跟整个NHS改革的过程(Coalition of Trade Unions and Scientific Associations,2007;Ministero della Salute,2009b,2009c,2010b)。

意大利《国民一致协议》由中央政府的代表(SISAC)和主要的全科医生工会经过谈判后签署,该协议规定:初级保健相关职业要根据地域来分配资源(最基本的:医生要根据各个区域内"地域范围"的人口来分配)。但是根据国家或地区的规定,那些没有被覆盖的地区或是贫困地区可以作为例外进行处理。

该协议还规定了每位全科医生或者儿科医生服务的最高病人人数:全职全科医生和儿科医生的病人清单可以分别不超过1500名和800名。1000位居民的地域范围内只能配备一名全科医生(或者某地只有 500～1000 名居民,需扣除 0～14 岁人群——他们由儿科医生负责,自 2010 年 12 月 31 日起实施)。不同地区可以根据地域范围设定全科医生和人群的不同比例,这种变化根据区域一体化协议是允许的,最多可以不超过《区域一体化协议》规定的 30%(Ministero della Salute,2009a)。

2000 年,根据财政联邦主义的原理,开始让地方政府完全负责卫生保健的支出(包括地区间采取一致性原则,允许地方税收弥补赤字)。这样,初级保健服务的变化要看各地的政治智慧了,当然,其行政部门的管理能力和财政收入也同样重要(Italian Parliament,2000)。

自 2005 年初级保健的《国民一致协议》规定了专业人员的标准和目标(主要收入来源于人头费)之后,各个地区还可以通过谈判获得额外的激励机制和目标(根据组织标准和绩效给予支付)。根据这个逻辑,该协议希望能够体现国家优先领域(譬如职业标准、免疫接种、循证指南,以及其他根据国家健康计划或者中央和地方协商确定的优先领域),然后各地再决定其他优先领域以及服务提供的组织框架(譬如,慢病管理项目、家庭保健项目、初级保健提供模式)。所以,在意大利,各个地区之间的服务提供和优先领域会呈现越来越大的差异。

2.2　初级保健的经济背景

意大利卫生保健体系的一个主要特征是全人群的覆盖。这种广覆盖让所有的居民都可以享受公平可及的基本卫生保健服务而不考虑他们的社会地位。根据普世的原则,这些服务在促进、维持和恢复人群健康中又确实是必需的、适宜的。

基本卫生服务根据免费或者最低支付的原则提供,包括全科服务、儿科服务、基本药品(包括慢病)、住院期间的治疗管理、康复和急诊出院后的长期护理、诊断设备和实验室检测,以及其他早期诊断和预防的专科服务等。

2008 年,意大利公立部门卫生保健支出达到 1065 亿欧元(占 GDP 的 6.8%,加上私营支出达到 GDP 的 9.1%),初级保健直接成本为 60.8 亿欧元(占全部支出的 5.7%,只考虑全科医生、儿科医生、加班医生和社区卫生保健中心的专科医生的支付)。作为额外的补充,初级保健医生的药品支出为 112 亿欧元,占总支出的 10.5%(OECD,2009)。

直到 1978 年,全科医生和儿科医生都是根据病人的共同基金采取付费服务。从 1978 年起,全科医生和儿科医生可以选择全职或者兼职为 NHS 工作,由地方行政当局付给医生基本的人头费。全科医生和儿科医生都是通过《国民一致协议》为 NHS 服务的私营医生,NHS 根据登记服务人群数量(成人或儿童)支付人头费。专业人员可以在限定的条件内开展私营服务,超过条件限制,他们的收入就会与服务人群成比例地下降。提供加班服务的医生和社区健康中心的门诊医生直接与地方行政当局签约,根据他们的服务量按小时付费。

例如,加班医生或者连续提供服务的医生(当全科医生和儿科医生不工作时,这些加班医生从晚上 8 点到第二天早上 8 点,周末 24 小时工作)属于医疗行业特殊的群体,他们只要是医生就行,不要求他们是全科医生或是专科医生。即使全科医生服务人群数量没有超过规定,他们也可以向地方行政当局申请额外的服务(通常在旅游季或者偏远地区)。

全科医生和专科医生的工资由中央政府和工会根据《国民一致协议》谈判达成,主要由 70% 的固定人头费、可变动的付费服务(如在门诊的小手术,预防活动和免疫接种等)、额外的绩效收入以及其他财务奖励组成。固定和可变收入都是全国统一给定标准,每个地区和每个地方当局可以决定额外部分具体给多少,怎么给。财务激励根据全科医生收入的相关因素决定,譬如曾经设计过的激励措施包括:为门诊提供护理、管理团队和信息系统,为病人在疾病管理项目注册,或者提高病人对临床指南的依从性。因此,这些激励与临床无关,但是同诊疗过程与结果联系起来了。

意大利 2009 年签署的《国民一致协议》规定固定人头费为 40.5 欧元。根据其服务的病人数量和毕业(工作)年限,每位全科医生还可以获得额外的人头费。如果服务人群高于1400人且刚毕业不久,儿科医生的人头费为1.91欧元,如果全科医生服务人数少于500人且毕业后工作年限大于27年,其人头费为18.46欧元。因此,一名平均服务1000名病人、中等职业年限的全科医生平均收入大约为50000欧元。此外,开展集体服务或跨专业合作的医生,还可以获得额外的人头费,这样既可以让医生更好地规避风险,也可以促使他们更专心地为NHS服务。图15.1显示全科医生的平均收入比儿科医生要低,比一些专科医生也要低,但是高于医务辅助人员和护士的收入。

对于历史上的支出,人口特征和流行病学指标都是估计预期支出的主要因素。儿科医生的支付结构比全科医生可能要高:2009年签署的《国民一致协议》规定固定的人头费用为83.65欧元,每位儿科医生根据服务人数和服务年限也可以获得额外的人头费补助。目前,一位刚毕业,服务人数为700人的儿科医生的人头费为4.14欧元,服务人数少于250人且工作年限超过22年的全科医生为37.96欧元。

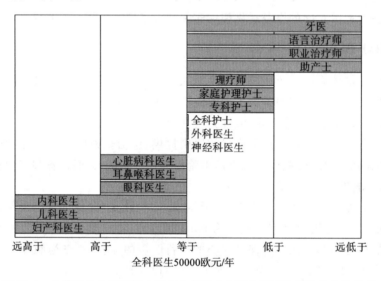

图15.1 中等职业生涯医务人员与中等职业生涯全科医生平均收入的关系

2.3 初级保健人力资源发展

意大利的医生必须在公立或私立大学医科院系毕业。医生的本科培养持续6年,在修学期间或者毕业后,他们必须在医院病房以实习医生的名义工作。毕业后,必须参加全国统一考试以获得执业资格。毕业生将来具体从事的职业,要看他们在研究生培养阶段所学的专业。全科医生和住院医生的职业生涯完全不同:多数医学生认为医院专科医生是首选,不过由于条件的限制,对全科医学的认识以及医学职业不断女性化的倾向,全科医学的吸引力逐步增强。初级保健医生只有完成3年的全科医学专业学习,并且在NHS机构获得相应的临床经验,他们才能获得授权在NHS内工作。地区卫生部门在卫生部的监管下工作,负责全科医生培养和课程的沟通协调。全科医生和儿科医生开始的主要工作是评估病人并提供多数的初级保健服务。他们扮演二级保健的看门人角色,如果需要,他们会为病人提供处方或者出诊,或者在"疫苗注射运动"期间负责给病人接种。根据意大利256/1991号和368/1999号法令,其他欧盟成员国颁发的全科医学证书可以在意大利通用并可以执业(European Council,1986)。图15.2指出了过去五年里意大利全科医生供给的下降趋势。目前,意大利多数的全科医生年龄都在50岁以上(Faber,Voerman & Grol,2009)。

意大利未来的医院医生和专家都必须在大学医学院接受4~6年的培养,具体时间要看他们具体的临床专业。由于每所大学医学院都有限制性入学条款,医生要经过考试才能进入这类

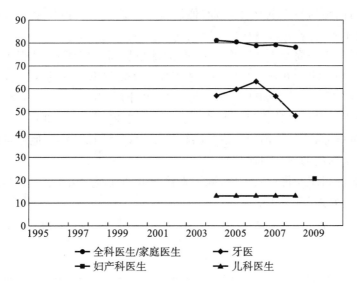

图15.2 过去五年每10万居民拥有的初级保健专业人员的供给变化

专业学院(这与其他欧洲国家不太一样,意大利全国各地也不太一样)。住院医师如果考上此类学院,可以获得奖学金。医生选择专业后,他们还将接受培养,具体由国家继续医学教育项目确定,此项措施于2000年推行。所有在公立或私立机构的卫生与健康相关职业都要求根据学分制接受继续医学培养。

1992年和1994年,意大利开始了护理专业培养的改革项目,取消了两年高中学习后直接注册并开始三年护理培养的模式。过去几十年为护士提供了更加自主和积极的角色,当时立法的目的在于赋予护士新的责任,让他们的工作不再作为一种辅助性的工作,而是一种重要的职业。根据目前的方案,如果想成为合格的注册护士,需要完成三年大学学习并通过全国考试。如果是儿科、精神科、公共卫生保健和从事研究工作的护士需要继续完成研究生课程。护理的补充课程还瞄准那些希望从事管理和教学工作的学生。2000年,护理管理专业成立,专门培养护理科学管理和教学人员。2004—2005年,专门针对三年制学位的护士开设了两年的护理研究生专业并开始招生。

3. 初级保健过程

3.1 初级保健服务的可及性

意大利所有的全科医生都是个体行医的签约医生,他们都集中在固定的区域工作(平均居民是6万人),主要是在地方行政当局的管辖下提供初级保健服务,根据国家相关规定,他们为辖区居民提供非住院医学保健、居民保健等"基本水平的保健服务"。多数情况下病人有问题会找全科医生首诊,即全科医生扮演看门人的角色。目前意大利的全科医生也存在短缺现象,比例最高的是拉齐奥地区,每10万居民拥有89名,最低的是博尔扎诺自治省,每10万人拥有52名。

2007年,每位全科医生平均管理1094名病人,最高的是博尔扎诺自治省,人均1605人,最低的是拉齐奥地区,人均977人。每位儿科医生平均管理1010名儿童,最低的是撒丁岛,为855名,最高的是博尔扎诺自治省,为1508名。(ISTAT,2007b)

由于每位医生都没有达到国家允许的上限,居民可以随意自由选择全科医生和儿科医生。

病人可以在营业时间随时找全科医生,这时他们可以无须付费。但如果病人直接去找专科医生,他们就要自费了。

意大利的全科医生一周至少要工作5天,一般都是从周一到周五,并保证至少有两个开放时段,上下午不限,周一全天开业。具体的开放工作时间要根据管辖的病人而定,最少是每周5个小时(500名病人以下5小时,500～1000名病人10小时,1000～1500名病人15小时)。如果是集体行医,下午时段可以延长到7点钟。病人可以在晚间、周末和公共节假日从专科医生那里获得初级保健服务,这就是前面所讲的内科医生加班时间的服务,他们可能在不同的场所工作(譬如当地卫生部门的独立门诊部)。

每个地区就医的组织安排形式不同,除了直接获取的途径之外,相对于其他不同的就医方式,电话问诊仍是主要途径(图15.3)。

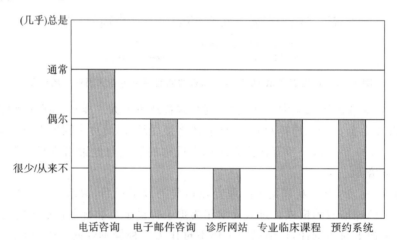

图15.3　初级保健机构或初级保健中心通常存在的工作方式及范围

资料来源:Dobrev等,2008。

在意大利,患有肿瘤、慢病、罕见病和失能病人可以免除共付机制(专科问诊、诊断和康复服务),目前共有56种情况,包括284种疾病和47类罕见病(Ministero della Salute,2001)。药物的免除机制由地方负责管理。如果市民家庭收入低于某个水平,家庭中小于6岁的儿童或者大于65岁的老年人、失业人员以及领取最低救济金的人员可以免除付费。

专科门诊服务,包括接待、诊断和治疗活动,既可以由地方卫生行政部门,也可由认证的公立和私立医院提供。不同地区会专门提供服务一览表。大众可以有两种方式获得专科服务:

- 间接转诊:全科医生同意后,病人可以自由选择NHS认证的医生(除了有限的共付成本外不用支付其他费用)。
- 直接就医:病人可以通过电话中央预订系统事先约定以下服务:妇科、牙科、儿科(主要指那些没有在指定儿科医生登记注册的人群)、眼科以及儿童心理服务等。如果看急诊就没有限制了,病情的紧急程度由医生确定。如果看专科医生或者进行检查是需要付费的。

在意大利,由于候诊时间很长且服务质量不一定总是很满意,尤其是在中部、南部地区,很多人宁愿到私立诊所就诊,购买了自愿健康保险(一般是自费或者由雇主承担)且能够支付某些成本的病人更是如此。通常会有8%的人群会选择在本地区之外就医,主要是从南部到北部就诊。

2005年的最新报告提供了意大利每千人接受门诊实验室检测、诊断和其他服务的人数(Ministero della Salute,2010d)。对每一类人,报告都会提供一个全国的参数作为标准。譬如实验室检测,威尼托、伦巴第和托斯卡纳地区的使用率明显高于标准(每千人13510次),而特兰托、博尔扎诺自治省,以及阿布鲁佐和莫利塞地区的数据要低一些。

考虑到临终病人以及济贫院病人的整合家庭保健需要获得全科医生的转诊并让医生充分

管理这些服务,当地的护士和医院专科医生都会参与进来;或者,病人可以自由选择任何公立医院获取临终关怀和疼痛缓解服务。还有一种可能,病人可以获得某些志愿者协会提供的临终关怀服务,但这些服务(医院、济贫院、日托中心以及家庭护理专科临终关怀科室)并不是所有地区都能提供。实际上,有些类似的临终关怀科室在医院内部,他们提供疼痛缓解服务。非营利性的志愿者协会在提供进一步的服务方面扮演了重要作用,譬如心理支持,家庭丧恸支持等。每个地区针对临终关怀的支付机制也不一样。譬如在拉齐奥地区,每天给济贫院和家庭护理服务提供者支付相应的报酬,但是不包括药物费用,因为地方卫生部门可能会提供适当的药物。相反,在伦巴第,不同水平的保健服务其相应的支付水平是不同的(医院和济贫院服务),医院提供临终关怀服务的费用要高于在济贫院提供的服务。

3.2　初级保健服务的连续性

公众可以任何时候选择任何全科医生或者儿科医生,因为每位医生都没有达到要求的上限服务名单(全科医生1500名,儿科医生800名)。实际上这种选择最终要看是否能马上找到自己的全科医生。5%~10%的病人每年都会更换全科医生。

根据2007年的ICT基准报告(Dobrev et al.,2008),意大利全科医生在诊所使用计算机的比例是84%,但是只有2.4%的医生使用网络为病人预约,84.5%的全科医生会使用计算机管理病人档案,有7.2%的医生会用网络传输医疗数据。

不是所有的地区都会使用国家卫生保健指南以提高服务质量(Ministero della Salute,2010a)。该指南包括如何对居民调查的数据进行系统和周期性的分析,好在近五年使用该指南的地区正在增加。不过,根据2002年欧洲晴雨表公司对欧盟15国做过的公共满意度显示,意大利病人满意度的比例是74.5%(European Commission,2002),低于欧盟平均水平。

从地区水平看,2005年的满意度数据(ISTAT,2007b)显示最不满意的地区是卡拉布利亚(35.9%)、普利亚(28%)和西西里(25.6%),满意度最高的地区是博尔扎诺自治省(68.8%)、瓦莱达奥斯塔(59.6%)、特兰托(58.8%)和艾米利亚罗马涅(46.8%)。但意大利各个地方的满意度水平差异很大,北部和中部地区高于平均水平,而南方地区基本上都处于平均水平以下(ISTAT,2007b)。

3.3　初级保健服务的合作

从1996年起,尤其是2000年《国民一致协议》更新之后,意大利采取了好几个财政激励机制来提高全科医生的服务质量,并通过跨专业合作和集体服务的形式来提高初级保健服务的可及性。目前,已经有三种团队合作形式,即协会、网络和联合行医。这意味着如果全科医生合作行医,将会得到更好的回报(Fattore & Salvatore,2010)。联合行医要求全科医生在同一个诊室工作,协会只为全科医生提供病人的病历和病史,而联合和网络行医要做得更好。同时,协会只要求其成员每周一到周五开业就行。从2005年起,像艾米利亚罗马涅、伦巴第、皮埃蒙特、威尼托和托斯卡纳等地区,颁布了跨专业整合组织模式的发展规划,譬如:艾米利亚罗马涅地区的初级保健单位、威尼托地区的初级保健区域单位、托斯卡纳地区的健康小屋等。在这样的初级保健单元中,全科医生、护士和其他行业者一起在非医院地区提供综合的卫生保健服务。

全科医生、社会服务和公共卫生部门的有力整合,目前在意大利的多数地区正在如火如荼地开展。从2004年卫生部的调查数据看,59%的意大利全科医生当年加入了某类合作创新活动,22%开创了集体行医的模式(Ministero della Salute,2004)。最近各个地区的数据显示,4名以上的全科医生在同一栋建筑中集体执业的比例从卡拉布利亚的11.5%到翁布利亚的35%不等。

考虑到全科医生和专科医生的关系,全科医生更像是基于信任关系的病人的管理者。如果病人出院,通常他们会收到住院医师给全科医生的转诊单,详细告诉全科医生这些病人住院的情况。不过,专科医生也可以直接告诉全科医生,或者全科医生直接到医院去查看病人,这样保证医院床位周转的需求以及减少病人再入院。各个地方推出了不同的出院管理办法,保证了保健服务的连续性,尽管目前全国的做法还没有完全一致。

3.4 初级保健服务的复杂性

意大利的全科医生和儿科医生的主要作用在于首诊治疗,以及一些普通疾病的诊治、预防保健和健康促进(表15.2)。传统上讲,过去的很多技术现在已经被门诊服务替代。因此,他们通常会关注最低水平的健康问题并同病人建立良好的关系,一旦遇到更高水平的技术服务,他们就必须委托给其他水平的医生(根据法律要求,需要专科医生签署医学检查和报告)。近来,更多的全科医生和儿科医生正在学习新的技术以提高他们的诊断能力(如超声及其检查工具等)。

表15.2 全科医生参与不同初级保健服务的程度 *

全科医生可能参与的服务	全科医生"总是"参与的服务	全科医生"从不"或"很少"参与的服务
首诊(共10项)	• 儿童伴剧烈咳嗽 • 年满8岁儿童伴听力问题 • 50岁以上女性伴乳房肿块	• 年满28岁男性伴首次惊厥
疾病的治疗和随访(共9项)	• 慢性支气管炎 • 消化性溃疡 • 肺炎 • 单纯Ⅱ型糖尿病 • 轻度抑郁症	—
医疗技术规程(共10项,包括全科医生或全科护士)	• 关节内注射	• 头皮皮脂腺囊肿手术 • 眼底检查 • 宫内节育器植入 • 踝关节(固定)包扎 • 疣切除术
预防性保健(共8项)	• 高危人群流感疫苗接种 • 宫颈癌筛检 • 乳腺癌筛检 • 胆固醇水平检测	• 宫颈癌筛检 • 乳腺癌筛检
健康促进(共4项)	• 肥胖、不良身体状况、戒烟和酒精成瘾咨询	—

注释:* 回答全科医生参与的程度:(几乎)总是;通常;偶尔;很少或从不。

4. 初级保健体系的产出

4.1 初级保健的质量

在意大利,除开医院消费的药物,2008年每千人抗生素使用剂量是924 DDD。北部和南部地区全科医生的处方行为还是有很大差异的。由于各州关于处方的政策和规范不同,全科医生对这些政策和规范的执行程度也是不一样的。消费最低的是特兰托和博尔扎诺自治省,抗生素使用剂量分别为每千人691 DDD和784 DDD,最高的是西西里和卡拉布利亚,分别为每千人1034 DDD和1054 DDD。对抗生素的处方观察结果类似(Agenzia Italiana del Farmaco,2009)。

图15.4可以看出反映初级保健质量的医院入院率指标,在初级保健机构能够得到及时的诊断和治疗可以预防很多不必要的住院。住院率较高的病人主要是脱水、肾脏感染、溃疡穿孔和哮喘。

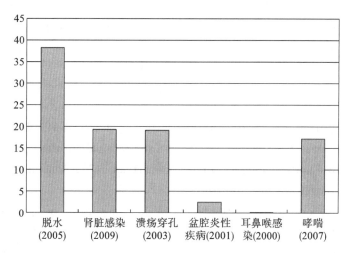

图15.4 近年来每10万人群中因对初级保健诊断敏感而住院的人数

资料来源:卫生部(Ministero della Salute),2010c。

婴儿死亡率可以用来反映妇幼卫生保健的水平,整个二十世纪发达国家的婴儿死亡率(IMR)急剧下降,意大利亦是如此,2006年的死亡率是每千人3.4,是欧洲较低的之一,不过国内各个地区的差别同样存在(从瓦莱达奥斯塔的0.8到卡拉布利亚的5.5不等),南部地区偏高(Osservatorio Nazionale sulla salute nelle regioni Italiane,2009a)。

儿童免疫接种率都高于90%,具体如下:百白破是96.7%,麻腮风是89.6%,乙肝是96.1%,小儿麻痹症是96.3%(OECD,2009;Osservatorio Nazionale sulla salute nelle regioni Italiane,2009b)。

至于成人筛查项目,2007年意大利50～60岁女性乳腺癌筛查率为62.3%,不过各个地方的差异非常大(北部艾米利亚罗马涅地区为99.1%,南部普利亚地区为11.8%),宫颈癌筛查同样如此,25～64岁女性筛查人群中,北部地区是46.9%,南部是27%,中部地区是40%(Osservatorio Nazionale sulla salute nelle regioni Italiane,2009b)。

致谢

感谢以下各位专家:
- 博洛尼亚大学医学与公共卫生系的L. Luciano,E. Ciotti,G. Franchino,M. P. Fantini

- 比萨圣安娜高等学校健康与管理研究室的 S. Nuti
- 托斯卡纳大区卫生部初级保健服务部主任 A. Leto
- 意大利科学学会全科医生分会（SIMG）的 G. Monti
- 全科医学研究中心的 P. Longoni，Csermeg

参考文献

[1] Agenzia Italiana del Farmaco(2009). L'uso dei farmaci in Italia. Rapporto nazionale anno 2008 [Pharmaceutical use in Italy: national report 2008]. Rome, Istituto Superiore di Sanità, Roma.

[2] Coalition of Trade Unions and Scientific Associations(2007). Refounding primary care.

[3] Dobrev A et al. (2008). Benchmarking ICT use among general practitioners in Europe. Bonn, Empirica.

[4] European Commission(2002). Candidate countries Eurobarometer 2002. 2: Life in the candidate countries, attachment to nationality and identification with Europe, contact with other countries and cultures, and European Union enlargement. Brussels, European Commission.

[5] European Council(1986). Council Directive 86/457/EEC of 15 September 1986 on specific training in general medical practice. 86/457/EEC. Brussels, EEC.

[6] Eurostat(2010). Eurostat statistics 2010. Luxembourg, Eurostat (http://epp.eurostat.ec.europa.eu/portal/page/portal/statistics/themes, accessed March 2011).

[7] Faber M, Voerman G, Grol R (2009). International health policy survey 2009. Commonwealth Fund: Onderzoek onder huisartsen in 11 landen. Nijmegen, Radboud University Nijmegen Medical Centre.

[8] Fattore G, Salvatore D (2010). Network organizations of general practitioners: antecedents of formation and consequences of participation. BMC Health Services Research, 10: 118.

[9] IMF(2010). World Economic Database. Washington, DC, International Monetary Fund (http://www.imf.org/external/country/ITA/index.htm, accessed September 2011).

[10] ISTAT(2007a). Indagine mortalità per causa. Rome, Istituto Nazionale di Statistica/National Institute for Statistics.

[11] ISTAT(2007b). Statistical yearbook of the NHS. Rome, Istituto Nazionale di Statistica/National Institute for Statistics.

[12] ISTAT(2009). Statistiche demografiche ISTAT. Rome, Istituto Nazionale di Statistica/National Institute for Statistics.

[13] ISTAT(2010). [web site]. Rome, Istituto Nazionale di Statistica/National Institute for Statistics (http://www.istat.it/link.html, accessed March 2010).

[14] Italian Parliament(2000). Legislative Decree No. 56/2000 on fiscal federalism. 56/2000. Rome.

[15] Ministero della Salute(1992). Testo aggiornato del decreto legislativo 30 dicembre 1992, n. 502 recante: "Riordino della disciplina in materia sanitaria, a norma dell'art. 1 della legge 23 ottobre 1992, n. 421" [updated text of the Decree of 30 December 1992, No. 502 stating: "Reorganization of health issues, under Article 1 of the Law of 23 October 1992, no. 421"]. 502/92; 229/99. Rome, Ministero della Salute.

[16] Ministero della Salute(2001). Legislative Decree 279/2001. Regulation of the institution of a national network for rare disease surveillance and the exemption from patient participation in the costs of the relevant health care. 279/2001. Rome, Ministero della Salute.

[17] Ministero della Salute(2004). Ricognizione ed analisi dei modelli organizzativi innovativi per l'erogazione di cure primarie[Survey and analysis of organizational models for delivering primary care]. Rome, Ministero della Salute.

[18] Ministero della Salute(2006). Piano sanitario nazionale 2006-2008 [National Health Plan 2006-2008]. Rome, Ministero della Salute.

[19] Ministero della Salute(2009a). National agreements for primary care services(signed in 1996;2000;2005;2009). Rome, Ministero della Salute.

[20] Ministero della Salute(2009b). National guidelines for new primary care models. Rome, Ministero della Salute.

[21] Ministero della Salute(2009c). White Paper on the future of the social model: a good life in active society. Rome, Ministero della Salute.

[22] Ministero della Salute(2010a). Documento informativo sui contenuti del nuovo Piano Sanitario Nazionale 2010-2012[Background paper on the contents of the new National Health Plan 2010-2012]. Rome, Ministero della Salute.

[23] Ministero della Salute(2010b). Health deals between government and regions (2005-2007;2007-2009;2010-2012). Rome, Ministero della Salute.

[24] Ministero della Salute(2010c). Hospital discharge database of Ministry of Health. Rome, Ministero della Salute.

[25] Ministero della Salute(2010d). [web site]. Rome, Ministero della Salute(http://www.salute.gov.it/curePrimarie/curePrimarie.jsp,accessed March 2011).

[26] OECD(2009). Health Data 2009. Paris, Organisation for Economic Co-operation and Development/IRDES(http://www.eco-sante.fr/index2.php?base=OCDE&langh=ENG&langs=ENG&sessionid=,accessed March 2011).

[27] Osservatorio Nazionale sulla salute nelle regioni Italiane(2009a). Mortalità infantile e neonatale. Rome, Osservatorio Nazionale sulla salute nelle regioni Italiane.

[28] Osservatorio Nazionale sulla salute nelle regioni Italiane (2009b). Rapporto Osservasalute 2009. Stato di salute equalità dell'assistenza nelle regioni Italiane[Health status and quality of care in the Italian regions]. Milan, Università Cattolica del Sacro Cuore.

[29] SISAC(2010). Private health interregional agreement. Rome, Struttura interregionale sanitari convenzionati(http://www.sisac.info/default.do,accessed March 2011).

[30] UNDP(2009). Human development report 2009. Overcoming barriers: human mobility and development. New York, United Nations Development Programme.

[31] WHO Regional Office for Europe(2010a). European Health for All Database(HFA-DB)[online database]. Copenhagen, WHO Regional Office for Europe(http://www.euro.who.int/HFADB,accessed March 2011).

16 拉脱维亚

S. Veide, M. Lember, K. Pólluste

1. 初级保健的背景

1.1 国家与人口

拉脱维亚是北欧三个波罗的海国家之一,领土面积 64589 平方公里,人口 225 万(2010),男性占 46%,女性占 54%。拉脱维亚人口密度约为每平方公里 34.8 人,城市人口占 68%。目前全国人口呈现老龄化的趋势,1~14 岁儿童占总人口的比例从 1990 年的 21.4% 下降到 2008 年的 13.8%,65 岁以上老年人占总人口的比例由 1990 年的 11.8% 上升到 2008 年的 17.3%。2008 年,每千人出生率和死亡率分别为 10.6 和 13.7(Statistics Latvia,2011;WHO Regional Office for Europe,2010)。

1.2 经济与发展

拉脱维亚是议会共和制国家。议会有 100 名议员,每四年选举一次。拉脱维亚共有 109 个行政管理区和 9 个直辖市。国家于 1991 年恢复独立,随后在社会、经济和健康领域开展了众多经济、政治改革。1990—2008 年,人均国民收入以 PPP 计算已经翻倍,由 1990 年的 7810 美元上升到 2008 年的 16740 美元(WHO,2010a)。经历了 20 世纪 90 年代早期的经济滞胀后,拉脱维亚 GDP 的增长率 1998—2006 年处于欧洲领先地位。在 2008—2010 年全球经济危机中,拉脱维亚是欧盟成员国的重灾区,GDP 下降了 26.54%(WHO,2010b)。从 2006 年起,拉脱维亚 GDP 增长率由 12.2% 下降到 -18.0%,再恢复到 2010 年的 -3.5%。2010 年 3 月的失业率为 20.1%,为欧盟最高(Eurostat,2010)。

1990—2007 年,拉脱维亚人力发展指数由 0.803 上升到 0.866,年均增长 0.44%,2007 年在 182 个国家和地区中排名 48 位,成人识字率为 99.8%(UNDP,2010)。

1.3 人口健康

在 20 世纪 90 年代早期,由于社会的迅速变化,拉脱维亚同其他中东欧国家一样,经历了公共卫生指标的迅速恶化。人均期望寿命迅速下降,到 1994 年达到最低值 65.5 岁(1995 年男性为 59.0 岁,女性为 72.9 岁)。从 1995 年开始,人均期望寿命开始增长,2008 年已达 72.5 岁(男性 67.0 岁,女性 77.8 岁)(WHO Regional Office for Europe,2010)。2007 年,拉脱维亚出生健康期望寿命为64岁(男性59岁,女性68岁)(WHO,2010b)。婴儿死亡率由1995年的每千人18.9下降到2008年的每千人6.78(WHO Regional Office for Europe,2010)。总生育率由2000年的1.2上升到2008年的1.4(WHO,2010b)。

心血管疾病、肿瘤和事故是拉脱维亚的死亡率的主要原因。2008年死亡率前五位的分别如下(包含所有年龄段,每10万人):①动脉粥样硬化心脏病—275.1;②肿瘤—261.7;③脑血管疾病—216.0;④事故与中毒—108.1;⑤急性心肌梗死—69.8(Health Statistics and Medical Technologies State Agency,2009)。

1.4 卫生保健体系的特征

过去几年,拉脱维亚健康总支出占GDP的比重一直在增长,到2008年增长为7.5%,2008年前人均健康总支出也是一直增长(表16.1)。拉脱维亚卫生保健体系主要通过税收筹资,占到健康总支出的58%。2007年,卫生支出占到政府支出的10%(WHO,2010b)。健康支付中心负责提供全国的资金安排,主要是通过与服务提供方签约,签约方需要提供国家要求的基本卫生保健服务,药物支出也可以获得补偿。在政府卫生保健支出中,门诊保健至少占38%,医院不超过52%,急诊服务至少9%(Cabinet of Ministers of the Republic of Latvia,2006b)。门诊卫生保健包括初级保健和二级保健,即专科门诊保健。初级保健是病人接触健康系统的第一环,主要由独立签约的家庭医生根据病人清单提供服务。二级保健主要由健康中心和独立的专科医生提供,有时候也由医院住院部和门诊部提供。

表16.1 卫生保健资源的发展与利用

	健康总支出占GDP的百分比(%)		人均健康总支出(以购买力平价计,美元)		医院床位(每10万人口)		医生(每10万人口)		全科医生占医生的百分比(%)	
	拉脱维亚	欧盟[1]	拉脱维亚	欧盟[1]	拉脱维亚	欧盟[1]	拉脱维亚	欧盟[1]	拉脱维亚	欧盟
1995	4.2	7.6	230.4	1275.9	1119.0	740.9	282.8	292.7	2.6	27.5[6]
2000	4.8	7.9	385.7	1608.0	873.5	669.0	287.4	295.1	14.2	28.3[5]
2005	5.3	8.5	691.3	2150.9	768.4	604.6	288.1	316.0	19.6	26.3[4]
2009	7.5[7]	8.8	1286.1[7]	2788.2	640.1	564.8	299.5	321.6	19.5	25.5[3]

	护士(每10万人口)		医院平均住院时间(天数)		医院急诊接诊(每百人)		每人每年门诊次数	
	拉脱维亚	欧盟[2]	拉脱维亚	欧盟[1]	拉脱维亚	欧盟[1]	拉脱维亚	欧盟[1]
1995	486.4[8]	575.1	14.9	12.5	n.a.	15.7	4.8	6.6
2000	456.9	655.9	11.4	10.3	20.0	17.7	4.8	6.8
2005	487.0	682.7	10.0	9.5	19.3	16.2	5.2	6.8
2009	465.0	745.5	8.8	8.8	16.3	15.6	5.6	6.9

数据来源:欧盟和拉脱维亚的平均值来源于欧洲人人享有健康数据库(WHO Regional Office for Europe,2010)。

注释:[1] 1992、1997、2002、2007年。[2] 1991、1996、2001、2006年。[3] 除了西班牙、塞浦路斯、希腊、马耳他、波兰、罗马尼亚、斯洛伐克和英国之外2005年欧盟的平均值。[4] 除了塞浦路斯、西班牙、希腊、马耳他、波兰和罗马尼亚之外2002年的欧盟平均值。[5] 除了保加利亚、塞浦路斯、西班牙、希腊、马耳他、荷兰、波兰、罗马尼亚和斯洛伐克之外1997年的欧盟平均值。[6] 除了塞浦路斯、西班牙、希腊、马耳他、荷兰、波兰和罗马尼亚之外1993年的欧盟平均值。[7] 2008年。[8] 1996年。

2006年,拉脱维亚的护士人数增长到最大值,为每10万居民拥有544人,到2009年下降到465人。医生人数2008年上升到每10万居民拥有311人,2009年下降到300人。家庭医生的数量从1995年的每10万居民拥有7.5人上升到2009年的58.5人,这意味着原来社区成人医生、社会儿科医生和综合门诊专科医生被经过训练的家庭医生所替代（WHO Regional Office for Europe,2010）。拉脱维亚人均门诊数量从1990年的8.1次下降到1996年的4.3次,后来又缓慢增加,2008年为每人每年6.0次。1990年,全国有188所医院,到2009年医院数量下降到69所,医院床位也由1990年的每10万人拥有1344张下降到2009年的642张。过去几年急诊住院率,每百名就诊病人中大约20人住院,医院住院天数从1990年的平均17.3天下降到2009年的8.5天（WHO Regional Office for Europe,2010）。2008年,每1000名登记病人的药物处方为1760张（Health Payment Centre,2010）。

2. 初级保健体系的架构

2.1 初级保健的治理

初级保健体系有一系列针对性的法案,目前的政策文件看不到初级保健的共同愿景,但有两个针对初级保健服务人员或机构的规定（Cabinet of Ministers of the Republic of Latvia,2006b,2009c）。农村地区的服务可以获得额外的报酬,主要与该地区的人口密度、距离医院的远近等因素有关,护士的薪酬同样也是基于人口密度而定的。完成三年住院医生实习后,年轻医生必须与健康支付中心签约,然后再到需要医生的地方服务（如医生不足的地区）,或者在五年内向国家支付其培养成本。

初级保健预算由中央政府负责。2007年,立法规定初级保健预算必须保证达到卫生保健服务支出的20%,门诊必须达到38%。目前,拉脱维亚固定的初级保健预算比例已经取消,初级保健预算通过不同的服务价格进行调整（如人头支付、维持服务的固定费用、医疗操作价格、护理收费等）,并明确与实验室预算和专科服务区分开来（Ministry of Health of the Republic of Latvia,2010;Cabinet of Ministers of the Republic of Latvia,2004,2009c）。

包括初级保健服务在内的卫生服务质量监测,由拉脱维亚卫生督查组负责。对人员、场所、设备的要求,有多个法案提出了明确的规定（Cabinet of Ministers of the Republic of Latvia,1997,2002,2004,2006b,2009a）。拉脱维亚家庭医生必须完成三年的家庭医学研究生培养,每隔五年还必须接受强制性的医学教育或考试并重新注册。初级保健服务的主要提供者是家庭医生,但是根据2010年的数据,其中6%的初级保健医生（社区医生）、儿科医生和内科医生年龄偏大,他们都是跟国家签订合同的服务人员。从2010年起,健康支付中心重新将儿科医生纳入初级保健体系注册并签约,不过2011年这些合同又被取消了。牙医也属于初级保健服务提供者。

直到2008年,全科诊所必须每隔五年再认证一次,他们必须具有家庭医生强制性要求的所有设备,不过2009年开始要求有所放松（Cabinet of Ministers of the Republic of Latvia,2009a）。

目前家庭医生共有16个临床指南,由家庭医生和其他专科医生共同拟定并经卫生部核准,同样,拉脱维亚家庭医生协会也会制定家庭医生从业规范。

社区的影响,主要是通过满意度调查体现。实际上,医务人员和病人的代表也会对初级保健政策有潜在的影响。2010年拉脱维亚颁布了一部关于病人权利的法律。在此之前,病人的相关权利体现在《治疗法》中。在拉脱维亚,没有规范性法律处理病人在初级保健中的申诉,但是病人申诉可以提交到拉脱维亚卫生督查组或者提交到法院处理（Saeima of the Republic of Latvia 1997;Saeima of the Republic of Latvia,2009）。

2.2 初级保健的经济背景

2005年,拉脱维亚门诊服务支出占卫生总费用的23.4%(Eurostat,2010)。根据拉脱维亚卫生部数据,初级保健支出占2009年卫生总费用的9.7%(包括儿童牙医服务,占卫生总费用的1%)(Ministry of Health of the Republic of Latvia,2010)。在拉脱维亚,病人只需要支付最低的分摊成本(1.4欧元),其他的初级保健服务都是免费的。当然,对一些特殊群体的病人,他们的费用全部由国家负担(Cabinet of Ministers of the Republic of Latvia,2006b)。不过,只有27%的居民享受免费的医生出诊服务(包括18岁以下和80岁以上人群以及失能(病残)人群,接受家庭保健、姑息治疗以及肺部长期负压通气治疗的病人)。另外,在流感流行时期,如果病人要医生出诊就必须自费部分费用(Health Payment Centre,2010;Health Statistics and Medical Technologies State Agency,2009;Cabinet of Ministers of the Republic of Latvia,2006b)。医生每次出诊服务的费用是2.8欧元。

多数(90%)家庭医生都是同健康保险基金签约,即健康支付中心签约的个体营业者,另有8%的家庭医生由卫生行政部门支付薪酬,有2%是不签约的个体医生,其收入来源于病人的自费支出(Health Payment Centre,2010)。拿固定工资的医生其薪酬要根据其服务病人的多少和具体的绩效而定。

同健康保险基金签约的医生,收入来源有多种方式,包括人头费、服务收费和其他特殊收费。一个家庭医生的收入具体由以下部分组成。

(1) 总人头费(85%人头费+15%根据绩效发放的奖金),人头费系数要看病人的具体年龄。

(2) 额外的固定支付,包括在人口密度较低地区服务的补贴,远距离就医补贴(病人离医院太远),维持服务的运转和认证的补贴等(与家庭医生服务的常规结构保持一致)。

(3) 对于一些慢病管理和特殊的诊疗,还有一些额外的补贴,比如接种和预防活动。

譬如2009年,设定的质量标准包括:成年登记病人至少覆盖65%;儿童登记人群的预防性服务至少要覆盖90%;登记的Ⅱ型糖尿病病人,每年做两次HbA_1C检测的人数必须达到80%;为哮喘和初期高血压病人提供急诊呼叫帮助(Cabinet of Ministers of the Republic of Latvia,2006b)。

2008年,拉脱维亚家庭医生平均毛收入为45000欧元,此收入包括运营成本(场所、设备、服务以及人员雇佣等)在内,但不包括实验室检测及其他调查成本等费用。此外,该收入已经包括了国家支付的薪酬、病人支付的费用及其他费用。同其他专科医生相比,家庭医生的收入要低一些,但是比护理人员和助产士的工资要高(图16.1)。

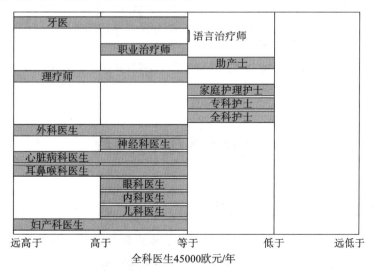

图16.1 中等职业生涯医务人员与中等职业生涯全科医生平均收入的关系

2.3 初级保健人力资源的发展

拉脱维亚家庭医生的任务和职责通过立法的形式做了明确的规定,并由拉脱维亚部长内阁所确认(2006b,2009b)。家庭医生提供的综合服务可以不考虑病人的年龄、性别和健康问题。家庭医生每周工作至少 40 小时,根据立法,全科服务机构每周必须营业至少 40 小时,但是没有要求医生必须工作到晚上 7 点以后或者周末也必须工作。

拉脱维亚的家庭医生在里加斯特拉金什大学或拉脱维亚大学培养,1993 年开始引进家庭医学研究生培养,培养对象需要在初级保健机构学习 11～12.5 个月。家庭医学也是医学本科生的主要课程。目前,对社区护士和初级保健护士没有专门的职业培养。从 2009 年起,刚开始只有一个"门诊护理"专业,但是目前也陆续开设了一些社区护理专业(Cabinet of Ministers of the Republic of Latvia,2006c)。

现在还找不到预测初级保健人力资源需求的研究。2003—2007 年,全科医生/家庭医生的供给在不断增加,但是其他医学专业没有什么变化(图 16.2)(Eurostat,2010)。2008 年,拉脱维亚的家庭医生数量为 1304 名,平均年龄 47 岁,其中 6%的医生年龄在 35 岁以下,28%为 35～44 岁,39%为 45～54 岁,27%在 55 岁或以上(Latvian Family Physicians Association,2010)。

拉脱维亚有两个家庭医生协会。拉脱维亚家庭医生协会有 1225 名成员,拉脱维亚农村家庭医生协会有 503 名成员。两个协会主要是保护家庭医生的财务或者实体利益,拉脱维亚家庭医生协会还负责处理医生的职业发展(包括职业指南)和教育问题。目前拉脱维亚没有家庭医学或全科医学杂志。初级保健护士也没有相应的组织。

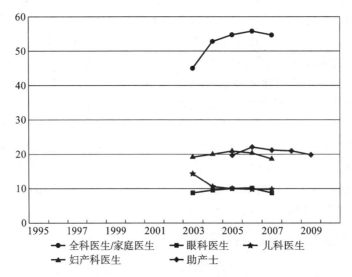

图 16.2 近五年每 10 万居民拥有的初级保健专业人员的供给变化

3. 初级保健的过程

3.1 初级保健服务的可及性

2008 年,拉脱维亚每 10 万居民拥有 58 名家庭医生(Health Statistics and Medical Technologies State Agency,2009)。目前没有相关数据反映城乡和地区之间家庭医生的区别,不过在有些地区家庭医生存在着短缺现象。

所有的家庭医生和初级保健中心都必须每周开业 40 小时（Cabinet of Ministers of the Republic of Latvia,2006b）。拉脱维亚医生出诊不多,平均每名医生每周 3.6 次（不包括私立医生的出诊）（Health Payment Centre,2010）。通常,家庭医生不提供加班服务。如果在全科医生下班后遇到急诊问题,病人可以去医院急诊部（Cabinet of Ministers of the Republic of Latvia,2006b）。初级保健中心偶尔才会处理加班服务。电话问诊比较频繁,也是病人预约的主要途径。医生通常都有自己的网页,但是通过电子邮件等其他方式为特殊病人提供服务的机会不是很多（图 16.3）。（Dobrev et al.,2008）

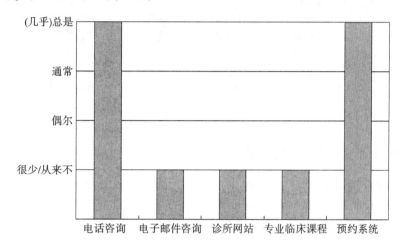

图 16.3 初级保健机构或初级保健中心通常存在的工作方式及范围

家庭医生服务存在共付机制,不过根据医生的处方诊断可以获得补贴的药品。补贴要根据诊断来具体判断,一般为 100%、75% 或者 50%。有些病人不需要自费而由国家负担,如 2.2 部分提到的人群。同时共付机制也有封顶,每年个体最高支付为 570 欧元。

2007 年,5% 的病人认为家庭医生的服务无法负担,73% 认为比较容易获得家庭医生的服务（European Commission,2007）。

3.2 初级保健服务的连续性

拉脱维亚所有的家庭医生都有病人清单,2009 年平均服务 1585 人（Health Payment Centre,2010）。近些年,80% 的病人称遇到健康问题都会去找家庭医生。为了保护服务的连续性,除了电话和电子邮件咨询,所有的家庭医生必须为签约病人保存病历（Cabinet of Ministers of the Republic of Latvia,2006a）。2007 年,51% 的家庭医生报告其工作地点有计算机,67% 的家庭医生声称他们工作中会用到计算机,但是他们没有具体说明是在工作地点使用还是在家里使用（Latvian Family Physicians Association,2008）,计算机主要用于保存病历、开处方、财务和日常管理活动、预约以及在网上搜索专家信息等（Dobrev et al.,2008）。临床记录系统可以通过诊断和判断病人的健康风险而分配病人清单。如果病人要转诊,家庭医生要开转诊单给专科医生,专科医生在治疗后也要与全科医生沟通或者反馈。如果病人在全科医生加班时间就诊,全科医生 24 小时内一般不会获得病人的就诊信息（Cabinet of Ministers of the Republic of Latvia,2006b）。

病人可以自由选择家庭医生登记,如果人口密度太低或者全科医生只有一个,他们的选择是非常有限的（Cabinet of Ministers of the Republic of Latvia,2006b）。拉脱维亚病人对家庭医生的满意度非常高（2008 年报告）,2010 年大多数病人报告称他们对家庭医生的服务满意,且他们对家庭医生每次的就诊服务时间也很满意（见图 16.4）（Health Payment Centre,2010;Toma,2010）。

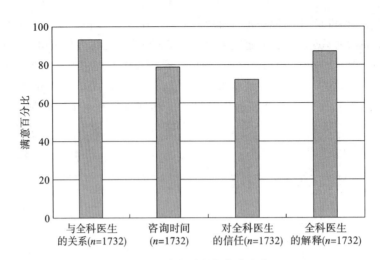

图 16.4 病人对服务的满意度

3.3 初级保健服务的合作

拉脱维亚初级保健起到部分"看门人"的作用。一般来说，公众看专科医生需要家庭医生的转诊，妇科和运动医学医生（只对运动员服务）除外。儿科医生、眼科医生和儿童外科医生从2009年起可以直接为病人服务。如果病人需专业诊断，心理医生、内分泌科医生、肿瘤科医生、呼吸科医生、麻醉科医生、皮肤科医生和性病医生都可以直接为病人服务。由国家付费的儿童牙科服务也是可以不经转诊的。当然，如果是病人自费，病人可以直接找任何专科医生（Cabinet of Ministers of the Republic of Latvia，2006b）。

拉脱维亚的多数家庭医生都是独立行医（92%），8%是家庭医生和专科医生共同服务（Health Payment Centre，2010），这是因为法律地位的保护，但是也不排除医生分享服务地点，尽管目前还没有这方面的数据。专科医生之间的合作不是很紧密，譬如联合问诊或者专科医生替代治疗的现象很少，但是专科医生给家庭医生授课是常见的事情。初级保健内部最紧密是全科医生和全科护士、实习护士之间的合作。家庭医生和家庭保健护士、社工或者其他初级保健专科医生之间的合作不太常见。由护士主导的健康教育或者糖尿病保健在初级保健中不常见。

通常，家庭医生提供的临床病人病历不会用于全国或者地区的卫生统计，也就不会用来分析和解决政策的优先问题和卫生与健康需求，全国范围的调查偶尔才会有一次。

3.4 初级保健服务的复杂性

家庭医生执业必须具备的最低限度设备要求由部长内阁专门设定，根据规定家庭医生每隔五年要重新认证一次执业条件，不过此规定 2009 年取消了（Ministry of Welfare，1999）。

2008年，16%的签约病人由家庭医生独立完成诊疗而不经转诊（转诊包括了实验室诊断、视觉和功能诊断以及其他辅助服务）（Health Payment Centre，2010）。病人出现各类健康问题通常都会找家庭医生（如肺部疾病、心脏疾病、消化性溃疡以及Ⅱ型糖尿病等），一些心理问题，如轻度抑郁或者儿童健康问题也会找家庭医生（表 16.2）。有心理健康问题的病人也可以找心理医生或者精神科专家，女性怀孕或者有妇科问题的病人可以直接找妇科医生或者助产士。4岁以下儿童的常规监测，包括婴儿接种，基本上都是由全科医生完成，另外，如破伤风疫苗接种、胆固醇水平检测，以及流感接种和过敏免疫接种等服务通常也由家庭医生完成。宫内节育器植入、角膜锈斑剔除、关节内注射以及眼底检查之类的工作，家庭医生只会偶尔参与完成。乳腺癌和宫颈癌筛查、性传播疾病的检测等活动对家庭医生来说不太常见，集体健康教育也是如此，但是关于健康风险的个体问诊基本上都是由家庭医生来完成。

表 16.2　全科医生参与不同初级保健服务的程度 *

全科医生可能参与的服务	全科医生"总是"参与的服务	全科医生"从不"或"很少"参与的服务
首诊（共 10 项）	• 儿童伴剧烈咳嗽 • 年满 8 岁儿童伴听力问题	—
疾病的治疗和随访（共 9 项）	• 慢性支气管炎 • 消化性溃疡 • 肺炎 • 单纯Ⅱ型糖尿病 • 癌症（需要临终关怀） • 被养老院和疗养院接收的病人	• 类风湿性关节炎
医疗技术规程（共 10 项，包括全科医生或全科护士）	—	• 头皮皮脂腺囊肿手术 • 宫内节育器植入 • 角膜锈斑剔除 • 关节内注射
预防性保健（共 8 项）	• 破伤风疫苗接种 • 胆固醇水平检测 • 婴儿免疫接种	• 性传播疾病检测 • 宫颈癌筛检 • 乳腺癌筛检
健康促进（共 4 项）	• 4 岁以下幼儿常规儿科检查	—

注释：* 回答全科医生参与的程度：(几乎)总是；通常；偶尔；很少或从不。

4. 初级保健体系的产出

4.1　初级保健的质量

2008 年家庭医生的处方量为每 1000 名登记病人 1760 张（Health Payment Centre,2010），2007 年门诊系统使用抗生素的剂量为每千人每天 13 DDD（ESAC,2009）。

2008 年糖尿病服务的指标如下：①25 岁以上糖尿病人群胆固醇>5 mmol 的比例为 65%；②25 岁以上糖尿病人群过去 12 个月血压测量高于 140/90 mmHg 的比例为 34.8%；③25 岁以上糖尿病人群做过 HbA_1C 检测的比例为 45.5%；④25 岁以上糖尿病超重和肥胖人群过去 12 个月内做过 BMI 测量的占 91.8%；⑤25 岁以上糖尿病人群中过去 12 个月内做过眼底检查的比例为 72.3%（Cebolla & Bjornberg,2008；Centre of Health Economics,2010）。

目前关于 COPD 和哮喘治疗的数据还未见到。2008 年每 10 万人中因诊断为哮喘而住院的人数为 160.6 人（Cebolla & Bjornberg,2008；Centre of Health conomics,2010）。

2008 年因感染而在初级保健机构注射疫苗的婴儿比例如下：①白喉为 97.3%；②破伤风为 97.3%；③百日咳为 97.3%；④麻疹为 96.6%；⑤乙肝为 96.2%；⑥腮腺炎为 96.6%；⑦风疹为 96.6%。2008 年,65 岁以上流感接种的比例为 2%（Infectology Centre of Latvia,2010）。

拉脱维亚2009年开展了有组织的肿瘤筛查并推出了为期两年的乳腺放射筛查项目。2006—2008年,20.1%的52~69岁女性在过去三年中接受过一次乳腺放射检查(Health Payment Centre,2010;Cabinet of Ministers of the Republic of Latvia,2006b)。宫颈癌筛查也于2009年开始。2006—2008年,46.4%的21~64岁女性接受了巴氏涂片检查(Health Payment Centre,2010;Cabinet of Ministers of the Republic of Latvia,2006b;Viberga & Engele,2007)。

4.2 初级保健的效率

2008年,家庭医生年人均问诊3.0次(Health Payment Centre,2010;Health Statistics and Medical Technologies State Agency,2009),2009年家庭医生出诊占整个诊疗的3.8%,私人医生出诊不包括在内(Health Payment Centre,2010)。估计医生每次问诊时间在12分钟。目前,没有关于电话问诊的数据,家庭医生每年每千人转诊的数量也不清楚。

4.3 结论

拉脱维亚已经从过去的苏联模式变革到基于家庭医生的现代健康服务体系。病人清单系统、综合支付系统、医生独立签约系统是初级保健的核心要素。家庭医生提供非常广泛的服务。拉脱维亚卫生保健的主要问题,是在决策中没有综合考虑卫生保健体系所有的要素。相对紧缺的资金也对卫生保健有一定影响。在拉脱维亚,家庭医生学术方面的发展远落后于爱沙尼亚和立陶宛,家庭医学在大学中的地位也比较低。

致谢

感谢拉脱维亚健康支付中心和卫生经济中心的专家为本文提供的必要的数据。

参考文献

[1] Cabinet of Ministers of the Republic of Latvia(1997). Ārstniecības personu sertifikācijas kārtība[Medical personnel certification]. Riga,Cabinet of Ministers.

[2] Cabinet of Ministers of the Republic of Latvia(2002). Izglītības programmu minimālās prasības ārsta profesionālās kvalifikācijas iegūšanai[Minimum training requirements of the professional qualification]. Riga,Cabinet of Ministers.

[3] Cabinet of Ministers of the Republic of Latvia(2004). Veselības aprūpes organizēšanas un finansēšanas kārtība[Health care organization and financing arrangements]. Riga,Cabinet of Ministers.

[4] Cabinet of Ministers of the Republic of Latvia(2006a). Ārstniecības iestāžu medicīniskās un uzskaites dokumentācijas lietvedības kārtība[Physicians' medical records and documentation procedures for record keeping]. Riga,Cabinet of Ministers.

[5] Cabinet of Ministers of the Republic of Latvia(2006b). Veselības aprūpes organizēšanas un finansēšanas kārtība[Health care organization and financing arrangements]. Riga,Cabinet of Ministers.

[6] Cabinet of Ministers of the Republic of Latvia(2006c). Noteikumi par specialitāšu, apakaspecialitāšu un papildspecialitāšu sarakstu reglamentētajām profesijām[Rules of specialties and complementary specialties subspecialities regulated professions list]. Riga,Cabinet of Ministers.

[7] Cabinet of Ministers of the Republic of Latvia (2009a). Noteikumi par obligātajām prasībām ārstniecības iestādēm un to struktūrvienībām[Rules on minimum requirements for medical institutions and their departments]. Riga, Cabinet of Ministers.

[8] Cabinet of Ministers of the Republic of Latvia (2009b). Noteikumi par ārstniecības personu un studējošo, kuri apgūst pirmā vai otrā līmeņa profesionālās augstākās medicīniskās izglītības programmas, kompetenci ārstniecībā un šo personu teorētisko un praktisko zināšanu apjomu. [Regulations on medical persons and students who study first or second level higher professional education programmes, competence in cure and theoretical and practical knowledge of these persons]. Riga, Cabinet of Ministers.

[9] Cabinet of Ministers of the Republic of Latvia(2009c). Rezidentu sadales un rezidentūras finansēšanas noteikumi[Distribution of residents and residential financing rules]. Riga, Cabinet of Ministers.

[10] Cebolla B, Bjornberg A (2008) Health Consumer Powerhouse: Euro Consumer Diabetes Index 2008. Täby, Sweden, Health Consumer Powerhouse.

[11] Centre of Health Economics (2010). [web site]. Riga, Centre of Health Economics (http://www.vec.gov.lv/sabves/statl.html, accessed 28 September 2010).

[12] Dobrev A et al. (2008). Benchmarking ICT use among general practitioners in Europe. Bonn, Empirica.

[13] ESAC. [web site]. Antwerp, European Surveillance of Antimicrobial Consumption (http://app.esac.ua.ac.be/public/index.php/en_gb/home, accessed 9 December 2009).

[14] European Commission(2007). Special Eurobarometer 283: Health and long-term care in the European Commission. Brussels, European Commission.

[15] European Commission(2008). Cancer screening in the European Union. Report on the implementation of the Council Recommendation on cancer screening. First Report. Luxembourg, European Commission.

[16] Eurostat(2010). Eurostat statistics 2010. Luxembourg, Eurostat(http://epp.eurostat.ec.europa.eu/portal/page/portal/statistics/themes, accessed 28 September 2010).

[17] Health Payment Centre (2010). [web site]. Riga, Health Payment Centre (http://www.vnc.gov.lv/eng/health/, accessed 28 September 2010).

[18] Health Statistics and Medical Technologies State Agency(2009). Yearbook of health care statistics in Latvia 2008. Riga, Health Statistics and Medical Technologies State Agency.

[19] Infectology Centre of Latvia[2010]. [web site]. Riga, Infectology Centre of Latvia (http://www.lic.gov.lv/?langs=259, accessed 28 September 2010).

[20] Latvian Family Physicians Association (2008). Latvian Family Physicians Survey, September-October. Riga, Latvian Family Physicians Association.

[21] Latvian Family Physicians Association (2010). Database of the Latvian Family Physicians Association. Riga, Latvian Family Physicians Association.

[22] Ministry of Health of the Republic of Latvia (2010). [web site]. Riga, Ministry of Health of the Republic of Latvia. http://www.vm.gov.lv/index.php?setlang=en, accessed 28 September 2010).

[23] Ministry of Welfare(1999). Par medicīnisko ierīču saraksta apstiprināšanu [Medical

[24] Saeima of the Republic of Latvia (1997). Likums Ārstniecības likums [Medical Treatment Law]. Riga, Saeima of the Republic of Latvia.

[25] Saeima of the Republic of Latvia (2009). Pacientu tiesību likums [Patients' Rights Act]. Riga, Saeima of the Republic of Latvia.

[26] Statistics Latvia (2010). [web site]. Riga, Statistics Latvia (http://www.csb.gov.lv/, accessed 28 September 2010).

[27] Toma S (2010). What are the determinant factors in employee and patient satisfaction in the primary health care segment in Latvia? Executive MBA Diploma project. Riga, Stockholm School of Economics.

[28] UNDP (2010). Human development report 2010. The real wealth of nations: pathways to human development. New York, United Nations Development Programme.

[29] Viberga I, Engele L (2007). Report of EUROCHIP-2 action in Latvia. Final scientific report Annex 11: Cervical cancer in Latvia, study of the situation, analysis, and practical recommendations to solve the problems. Latvia, EUROCHIP-2 in Latvia (http://ec.europa.eu/health/ph_projects/2003/actionl/docs/2003_1_07_all_frep_en.pdf, accessed June 2014).

[30] WHO (2010a). Country profile: Latvia. Geneva, World Health Organization (http://www.euro.who.int/en/where-we-work/member-states/Latvia, accessed 28 September 2010).

[31] WHO (2010b). World health statistics 2010. Geneva, World Health Organization (http://www.who.int/whosis/whostat/2010/en/index.html, accessed 28 September 2010).

[32] WHO Regional Office for Europe (2010). European Health for All database [online database]. Copenhagen, WHO Regional Office for Europe (http://data.euro.who.int/hfadb/accessed 13 April 2010).

17 立陶宛

V. Kasiulevičius, M. Lember

1. 初级保健的背景

1.1 国家与人口

立陶宛共和国是欧盟活跃的新成员(2004年加入),位于巴尔干海东岸,海岸线绵延90公里,国土面积65300平方公里。立陶宛人口约335万,84%为立陶宛族,此外,还有如波兰人(6.1%)、俄罗斯人(4.9%)和白俄罗斯人(1.1%)。2009年人口增长率为-0.279%。根据2009年的估计,人口年龄结构如下:0~14岁儿童占14.2%,15~64岁占69.6%,65岁及以上占16.2%。平均年龄约为39.3岁(男性36.8岁,女性41.9岁)。2008年人口密度约为每平方公里51.3人(Eurostat,2011)。

1.2 经济与发展

立陶宛总统是国家元首,每隔五年选举一次。总统由立陶宛议会任命,同时也任命总理,总理提名组成内阁以及其他高级公务员和法官。立陶宛是单院制议会,共有141名议员,每四年选举一次(Lithuanian State Department of Tourism,2010)。按照2010年的估计,立陶宛人均国民收入按照PPP计算为16481美元。1990—2007年,立陶宛的人力发展指数年均增长0.29%,由0.828上升到0.870,排名世界46位。2009年的调查显示,当年立陶宛的失业率为15%,有13%的人受过高等教育(Department of Statistics to the Government of the Republic of Lithuania,2010)。

1.3 人口健康

立陶宛人均出生期望寿命为74.9岁,男性为70岁,女性为80岁。婴儿死亡率为6.5‰,生育率为1.47(2008)。

立陶宛的死亡率结构多年没有变化,其中一半以上(54%)为循环系统疾病,其中缺血性心脏病占62%,脑血管病占25%,因肿瘤致死占19%。即使2008年由于外部原因致死的比例下降为8.8%,但是死亡率仍然很高,尤其是中青年人群,自杀是最主要的外部死亡原因,占整个外部致死人群的23.2%。从2004年开始,消化系统疾病已经攀升到常见死因的第四位(2008年为5.8%),超过了呼吸系统疾病死亡率(Health Information Centre,2009;WHO Regional

Office for Europe,2010)。

1.4 卫生保健体系的特征

1990年独立之后,立陶宛继承了原有的集权式体系,卫生保健服务和资源配置的效率较低。此后立陶宛选择了重构和分权的战略以提高卫生服务的效率和服务水平。2008年,该国大概有163家医院和430个初级保健单位(包括其分支机构),还有2341个私立卫生保健机构,不过只有1403(60%)家能够每年提供其服务记录和资源配置情况,这其中包括174家初级保健机构和803家牙科诊所。到2008年年底,全国共有13403名内科医生(每万人40名),牙医2287名(每万人6.8名),有92%的医生目前在岗(表17.1)。2000年后,立陶宛不同专业的医生数量发生了很大改变,家庭医生(全科医生)翻了三倍,麻醉师增加了25%,儿科医生下降了29%,内科医生下降了26%,其原因是他们都转型做了家庭医生。2008年底,护士数量是23976名(每千人拥有71.6名)。

表17.1 卫生保健资源的发展与利用

	健康总支出占GDP的百分比(%)		人均健康总支出(以购买力平价计,美元)		医院床位(每10万人口)		医生(每10万人口)		全科医生占医生的百分比(%)	
	立陶宛	欧盟[1]	立陶宛	欧盟[1]	立陶宛	欧盟[1]	立陶宛	欧盟[1]	立陶宛	欧盟
1995	4.9	7.6	335	1275.9	1109	740.9	406	292.7	—	27.5[6]
2000	6.5	7.9	559	1608.0	975.7	669.0	401	295.1	10	28.3[5]
2005	5.9	8.5	836	2150.9	812.1	604.6	399	316.0	17	26.3[4]
2009	5.9	8.8	1178[7]	2788.2	813.9	564.8	406	321.6	18	25.5[3]

	护士(每10万人口)		医院平均住院时间(天数)		医院急诊接诊(每百人)		每人每年门诊次数	
	立陶宛	欧盟[2]	立陶宛	欧盟[1]	立陶宛	欧盟[1]	立陶宛	欧盟[1]
1995	945	575.1	14.75	12.5	19.63	15.7	7.0	6.6
2000	800	655.9	11.2	10.3	22.18	17.7	6.4	6.8
2005	742	682.7	10.2	9.5	21.33	16.2	6.9	6.8
2009	734	745.5	9.6	8.8	21.53	15.6	6.9	6.9

数据来源:欧盟的平均值来源于欧洲人人享有健康数据库(WHO Regional Office for Europe,2010)。

注释:[1] 1992、1997、2002、2007年。[2] 1991、1996、2001、2006年。[3] 除了西班牙、塞浦路斯、希腊、马耳他、波兰、罗马尼亚、斯洛伐克和英国之外2005年欧盟的平均值。[4] 除了塞浦路斯、西班牙、希腊、马耳他、波兰和罗马尼亚之外2002年的欧盟平均值。[5] 除了保加利亚、塞浦路斯、西班牙、希腊、马耳他、荷兰、波兰、罗马尼亚和斯洛伐克之外1997年的欧盟平均值。[6] 除了塞浦路斯、西班牙、希腊、马耳他、荷兰、波兰和罗马尼亚之外1993年的欧盟平均值。[7] 2008年。

2008年立陶宛共有27358个床位,平均每万人81.7张,与2000年相比,医院床位下降了20%,而护理床位相应增加了35%。据初步估算,卫生支出大概是64亿立陶宛立特(18亿欧元,以当时价格估算),占GDP的5.98%,其中公共支出是48.6亿立特(14.1亿欧元),占GDP的比重从1998—2004年一直下降。直到2005—2006年才恢复增长,到2008年达到GDP的4.37%,公共部门人均卫生支出达到1916立特(556欧元)(Health Information Centre,2009;Ministry of Health,2010)。

2. 初级保健体系的架构

2.1 初级保健的治理

2007年,立陶宛卫生部批准了一项初级保健发展的文件,该文件具体阐明了本国初级保健面临的形势、发展目标、服务提供、评估标准和实施计划等内容。这些服务文件明确了个体初级保健、精神卫生保健、牙科、护理以及如何发展服务等内容,同时也提出了2007—2015年个体初级保健的发展计划。通过明确划分初级保健(家庭医生)、次级卫生保健(专科医生)和三级卫生保健(高度专业化的大学门诊),立陶宛得以推行分散化的卫生保健体系。当然,初级保健的改革在整个卫生保健体系的改革中起到了关键作用。一般来讲,立陶宛主要由市一级政府来实施社区卫生保健中心的建设,占到整个初级保健的70%。病人的权利得到立陶宛宪法、民法及其他相关法律的保护,新的民法于2001年生效并分为两个部分,一部分是将病人的权利作为基本人权处理,另一部分处理居民健康服务的签约权。这些权利都以《病人权利法》和1996年的《健康伤害补偿法》为基础进行管理,新的民法实施前旧法仍然有效。

2.2 初级保健的经济背景

立陶宛门诊支出占卫生总费用的15.88%(Eurostat,2011),用于预防和公共卫生的费用占卫生总费用的1.3%(2006),立陶宛99%的人群都免费享有初级保健,95%的人享有社会健康保险,主要是补偿初级保健全科服务和处方药。有80%的全科医生在国家、地区和市政当局的服务机构领薪酬工作。私营的全科医生同健康保险基金或卫生行政部门签约,大概占19%,还有1%的私人医生没有签约。立陶宛全科医生的收入与就诊病人的数量和绩效挂钩。私营的全科医生一般都会有人头费,也会有付费服务收入。绩效指标包括儿童预防检查依从率、慢病(高血压、糖尿病、支气管哮喘和慢性阻塞性肺病)住院率、宫颈癌和前列腺癌预防项目参与率等。一名十年医龄、服务人口中等的全科医生年收入大概是10782欧元(Ministry of Health,2005b,2010)。专科医生和牙医的收入会更高,但其他初级保健专业人员收入相对较低。内科医生、儿科医生与全科医生的收入相当(图17.1)。

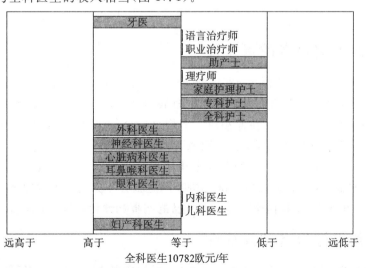

图17.1 中等职业生涯医务人员与中等职业生涯全科医生平均收入的关系

2.3 初级保健人力资源发展

图 17.2 显示了全科医生的增长趋势(Eurostat,2011)。2006 年,在岗全科医生与专科医生之比为 0.23∶1。立陶宛家庭医生的职责和任务,在《立陶宛医疗规范 MN 14:2005—家庭医生》中有明确的描述。立陶宛的全科医生每周工作 38 个小时。1993 年从维尔纽斯大学和考纳斯医科大学开始,目前立陶宛所有医学高校已经都有家庭医学的研究生培养项目。家庭医学在维尔纽斯大学和考纳斯医科大学本科医学生中有 40 个小时的课程。家庭医生的培养需要三年,并至少在初级保健机构有 12 个月的实习。该国有两个家庭医生的职业学会,即"立陶宛全科医生学会"和"全科医生学会"。这些社会组织的目标是提供更高水平的标准和服务。两个学会都是立陶宛培养全科服务的机构。《立陶宛全科医生》(*Lithuanian GP*)是关于全科医学、家庭医学的公开发行月刊,有英文文摘(Ministry of Health,2010)。

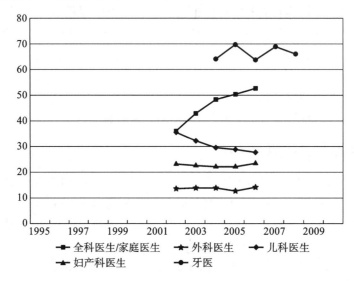

图 17.2 近五年每 10 万居民拥有的初级保健专业人员的供给变化

3. 初级保健的过程

3.1 初级保健服务的可及性

立陶宛每 10 万人拥有全科医生 52.6 人(Eurostat,2011),乡村地区全科医生密度最低的为 42 人,立陶宛在某些地区仍存在着全科医生短缺的现象。全科医生或者初级保健中心每周开业时间是有要求的,一般每天最少 6 小时。平均每位全科医生每周出诊 10 次。医院急诊通常也在全科医生下班后提供初级保健。立陶宛的强制性健康保险会覆盖以下一些项目:预防性医疗救助、医疗康复、护理服务、社工服务和个体体检等。大概 80% 的立陶宛病人认为比较容易获得全科医生的服务,有 10% 的病人认为初级保健服务不太能或者完全不能负担(Ministry of Health,2005b,2010)。全科医生通常都有自己的网页和预约系统(图 17.3)。

3.2 初级保健服务的连续性

立陶宛的全科医生都有自己管理的病人清单,平均服务 1550 人。所有的全科医生都要保存病人的病历,其中 29% 是电子档案(2007)。如果有必要,全科医生会使用转诊单推荐病人找

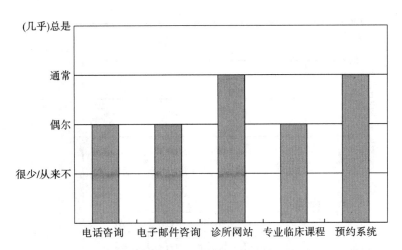

图 17.3 初级保健机构或初级保健中心通常存在的工作方式及范围

专科医生,转诊单上包括诊断、治疗等信息。如果病人是在全科医生下班后找其他医生看病,全科医生一般在24小时内不太可能获得病人的相关信息。如果病人转诊后经过治疗,专科医生会将信息反馈给全科医生。在立陶宛,病人可以自由选择初级保健中心的医生和全科医生看病(Ministry of Health,2005a,2005c,2010)。病人对全科医生的服务比较满意(70%),满意度最高的是医患关系,最低的是看病时间,满意率只有50%(图17.4)。

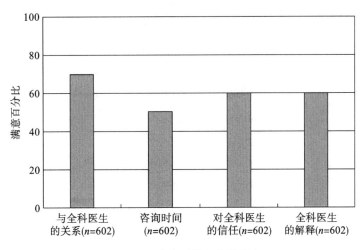

图 17.4 病人对服务的满意度

3.3 初级保健服务的合作

1996—1997年,立陶宛推出了全科医生服务操作标准,初级保健服务包括提供儿科、妇科等众多内容。1998—2002年,全科医生由部分看门逐渐过渡到完全的"看门人"角色。角色的改变增加了全科医生的责任和负担,除了诊断和看病之外,其50%的时间用于提供问诊服务(Ministry of Health,2005a,2005b,2005c)。在立陶宛,多数全科医生会同专科医生一起共同工作(见图17.5)。

3.4 初级保健服务的复杂性

在立陶宛,病人遇到问题都会找全科医生首诊(见表17.2),如遇到儿童严重咳嗽,20岁以上女性确认是否怀孕或者月经不规律等问题。大约70%的病人诊疗由全科医生独立处理,全科医生要为高危人群开展免疫接种、性传播疾病筛查、HIV/AIDS筛查、流感接种以及宫颈癌和乳腺癌筛查等活动。全科医生还要提供个体问诊和群体性健康教育服务。

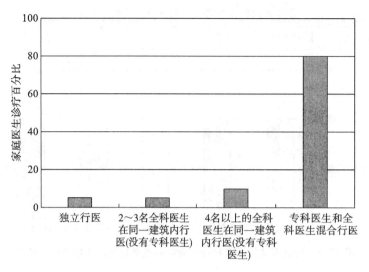

图 17.5 共享的服务

表 17.2 全科医生参与不同初级保健服务的程度 *

全科医生可能参与的服务	全科医生"总是"参与的服务	全科医生"从不"或"很少"参与的服务
首诊(共 10 项)	·儿童伴剧烈咳嗽	—
	·年满 8 岁儿童伴听力问题	
	·年满 18 岁女性要求口服避孕药咨询	
	·年满 20 岁女性妊娠确认	
	·年满 35 岁女性月经不规则咨询	
	·35 岁女性伴心理问题	
	·50 岁以上女性伴乳房肿块	
	·年满 28 岁男性伴首次惊厥	
疾病的治疗和随访(共 9 项)	·慢性支气管炎	—
	·消化性溃疡	
	·肺炎	
	·单纯 II 型糖尿病	
	·癌症(需要临终关怀)	
	·被养老院和疗养院接收的病人	
医疗技术规程(共 10 项,包括全科医生或全科护士)	·伤口缝合	—
	·静脉输液	
预防性保健(共 8 项)	·破伤风疫苗接种	—
	·过敏接种	
	·性传播疾病检测	

续表

全科医生可能参与的服务	全科医生"总是"参与的服务	全科医生"从不"或"很少"参与的服务
健康促进(共 4 项)	·HIV/AIDS 筛查 ·高危人群流感疫苗接种 ·宫颈癌筛检 ·乳腺癌筛检 ·胆固醇水平检测 ·肥胖咨询 ·运动(缺乏)咨询 ·戒烟咨询 ·酒精成瘾咨询	—

注释：* 回答全科医生参与的程度：(几乎)总是；通常；偶尔；很少或从不。

4. 初级保健体系的产出

4.1 初级保健的质量

立陶宛全科医生 2008 年提供的处方量是每千次诊疗 980 张(每千名登记病人是 3400 张)。95%的立陶宛婴儿要接种百白破、乙肝、麻风疫苗。60 岁以上的成年人中有 10%会接种流感疫苗,30%的 52～69 岁龄女性在过去三年中至少接受过一次乳腺放射检查,44%的 21～64 岁女性在过去三年中接受过宫颈细胞学检查(Ministry of Health,2005b,2010)。

近年来每 10 万人群中因对初级保健诊断敏感而住院的人数的情况见图 17.6。

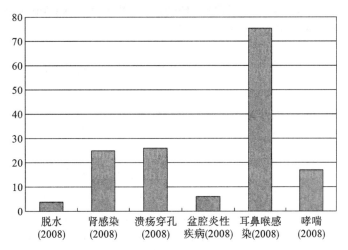

图 17.6　近年来每 10 万人群中因对初级保健诊断敏感而住院的人数

4.2　初级保健的效率

在立陶宛,全科医生出诊占所有接诊服务的 10%左右,电话问诊的比例占 1%。全科医生每年平均接受每人5次问诊(Ministry of Health,2005b,2010),人均问诊时间为15分钟。

4.3 结论

近几十年来,立陶宛初级保健的变化是巨大的。首先是立法对初级保健结构和教育的重塑,尤其是引入了"看门人"制度和病人清单管理。不过,目前仍然有很多初级保健单位仍采取原有的非综合性营业模式,这也让以后的初级保健改革有了进一步发展的空间。

参考文献

[1] Department of Statistics of the Government of the Republic of Lithuania(2010). Statistics Lithuania. Vilnius, Department of Statistics(www. stat. gov. lt/en/, accessed 1 October 2010).

[2] Eurostat(2011). Eurostat statistics 2011. Luxembourg, Eurostat(http://epp. eurostat. ec. europa. eu/portal/page/portal/eurostat/home/, accessed 1 October 2010).

[3] Health Information Centre(2009). Health statistics of Lithuania 2008. Vilnius, Ministry of Health, Institute of Hygiene.

[4] Lithuanian State Department of Tourism(2010). [web site]. Vilnius, Lithuanian State Department of Tourism(www. tourism. lt/en/, accessed 1 October 2010).

[5] Ministry of Health(2005a). Lithuanian medical norm MN 14:2005 Family physician. Order of Ministry of Health. Vilnius, Ministry of Health.

[6] Ministry of Health(2005b). Lithuanian primary health care development conception. Order of Ministry of Health. Vilnius, Ministry of Health.

[7] Ministry of Health(2005c). Organization of personal health care outpatient services in Lithuania. Order of Ministry of Health. Vilnius, Ministry of Health.

[8] Ministry of Health(2010). National Health Insurance Fund. Vilnius, Ministry of Health (www. vlk. lt/vlk/en/, accessed 15 June 2010).

[9] WHO Regional Office for Europe(2010). European Health for All database. (HFA-DB) [online database]Copenhagen, WHO Regional Office for Europe(http://www. euro. who. int/hfadb, accessed 13 April 2010).

18

卢森堡

D. S. Kringos, M. Aubart, J. Leners, R. Stein

1. 初级保健的背景

1.1 国家与人口

卢森堡是西欧小国,国土面积2586平方公里,人口密度约每平方公里194人。卢森堡居民约有502100人,其中卢森堡人285700,也就是说剩下43.1%的居民为外籍(2010年)。2010年1月,卢森堡14%的人口为65岁及以上老年人,68.3%为劳动人口(15~64岁),17.7%为0~14岁儿童。

从地理上讲,卢森堡分为两个地区,北部的奥斯林人口较少(32%),南部的"优势区域"人口更多(68%),工业化和城市化程度更高。国家从行政上分为3个省,12个专区和116个市镇。官方语言包括法语、德语和卢森堡语(STATEC,2010)。

1.2 经济与发展

卢森堡是君主立宪制的代议制民主国家。国家元首是亨利大公殿下。政府由议会任命,政府首脑是首相。

卢森堡人均GDP是欧盟最高的,2008年按照购买力平价计算估计为62119美元(OECD,2009),这主要得益于外籍劳动力的涌入(Eurostat,2010)。卢森堡人力发展指数为0.852,世界排名24位(UNDP,2010)。2009年的失业率为5.9%,到2010年10月攀升到6.1%。

1.3 人口健康

2008年卢森堡全人群期望寿命为81岁(World Bank,2010)。2005—2007年男性期望寿命为77.6岁,女性为82.7岁。2009年,婴儿出生率为11.3‰(卢森堡居民每千人为9.5,外籍人员每千人为13.7)。2009年卢森堡生育率为1.59(STATEC,2010),2007年活产婴儿死亡率为1.82‰,出生婴儿死亡率为3.82‰(STATEC,2010)。

2007年,卢森堡人群的主要死因包括心脏病、脑血管疾病和肿瘤(消化系统和呼吸系统)(STATEC,2010;Ministere de la Santé,2007)。男性肿瘤死亡率更高(男性:女性=570:470),循环系统疾病是女性的主要死因(女性:男性=781:613)。其后是慢性呼吸道疾病

(122)和外部死因(270)。

卢森堡男性住院的主要原因是肿瘤,女性则首先是关节疾病,其次是心血管疾病,两项共占住院的17.1%(IGSS,2008)。

1.4 卫生保健体系的特征

表18.1显示卢森堡人均卫生支出是欧盟国家最高的。卫生保健经费来源于强制性卫生保健险、自愿保险和共付机制收取的费用。健康保险对劳动人群及其亲人是强制性的,因此,健康保险基本上是覆盖全人群的。卢森堡护理人员的短缺目前是个小问题,护理人员占人口的比例只比欧盟平均水平高2/3左右。但是医生的情况却相反。2008年,医生(不包括牙医)的数量为每千人3.1名,大概2/3为专科医生,1/3为全科医生(STATEC,2010)。病人可以自由选择专科医生而且补偿很高,消费也非常高。

表18.1 卫生保健资源的发展与利用

	健康总支出占GDP的百分比(%)		人均健康总支出(以购买力平价计,美元)		医院床位(每10万人口)		医生(每10万人口)		全科医生占医生的百分比(%)	
	卢森堡	欧盟[1]	卢森堡	欧盟[1]	卢森堡	欧盟[1]	卢森堡	欧盟[1]	卢森堡	欧盟
1995	5.6	7.6	1906	1275.9	n.a.	740.9	223.1	292.7	35.4	27.5[6]
2000	5.8	7.9	2557	1608.0	n.a.	669.0	213.9	295.1	29.7	28.3[5]
2005	7.7	8.5	4021	2150.9	578.5	604.6	240.8	316.0	28.5	26.3[4]
2009	n.a.	8.8	n.a.	2788.2	556.8[4]	564.8	284.4[5]	321.6	28.7[5]	25.5[3]

	护士(每10万人口)		医院平均住院时间(天数)		医院急诊接诊(每百人)		每人每年门诊次数	
	卢森堡	欧盟[2]	卢森堡	欧盟[1]	卢森堡	欧盟[1]	卢森堡	欧盟[1]
1995	1096.6	575.1	15.3	12.5	n.a.	15.7	2.9[6]	6.6
2000	734.3	655.9	n.a.	10.3	n.a.	17.7	n.a.	6.8
2005	692.7	682.7	n.a.	9.5	n.a.	16.2	n.a.	6.8
2009	n.a.	745.5	n.a.	8.8	n.a.	15.6	n.a.	6.9

数据来源:欧盟的平均值来源于欧洲人人享有健康数据库(WHO Regional Office for Europe,2010)。

注释:[1] 1992、1997、2002、2007年。[2] 1991、1996、2001、2006年。[3] 除了西班牙,塞浦路斯,希腊,马耳他,波兰,罗马尼亚,斯洛伐克和英国之外2005年欧盟的平均值。[4] 除了塞浦路斯,西班牙,希腊,马耳他,波兰和罗马尼亚之外2002年的欧盟平均值。[5] 除了保加利亚,塞浦路斯,西班牙,希腊,马耳他,荷兰,波兰,罗马尼亚和斯洛伐克之外1997年的欧盟平均值。[6] 除了塞浦路斯,西班牙,希腊,马耳他,荷兰,波兰和罗马尼亚之外1993年的欧盟平均值。

由于近年来门诊手术的增加,卢森堡病人的平均住院时间在减少,2008年,69.3%的病人住院4天或更少,81.5%的病人少于7天。

从2003年起,卢森堡的药物处方以每年4.4%的速度增加。2008年药物成本为1.545亿欧元,比2007年增加了5.9%(IGSS,2008)。

2. 初级保健体系的架构

2.1 初级保健的治理

卢森堡的初级保健没有公开设定的目标，政府没有签发相应的文件，也没有重要的利益相关者就目前和未来的初级保健提出清晰的发展愿景。因此，没有相关的政策措施来管理和确认初级保健人力资源和机构的公平分配。卢森堡没有管理初级保健的部门，也没有相应的监督部门，甚至没有区别于其他工作的专门预算，这些都是初级保健缺乏目标的具体表现。

卢森堡医疗协会（AMMD）与疾病基金和政府保持联系，并负责保护医生和牙医利益，初级保健医生也是其成员。因此，该组织对初级保健的具体发展计划，以及初级保健医生的报酬、工作条件都要负责。此外，全科医生专业协会（the Cercle des Médecins Généralistes，CMG）在全科医生的职业规划中扮演了催化剂的作用。

从科学角度看，卢森堡医学科学会（SSLMG）是发动、推进和支持全科医学科学项目、研究的组织，同时也负责研究生培养。多数成员是卢森堡大学全科医学职业培养的老师。卢森堡继续医学教育协会（ALFORMEC）是负责全科医学继续医学教育的协会，由药厂、卫生部及其成员缴费共同筹资运作。

卢森堡的医生可以在初级保健机构工作，前提是必须通过研究生培养，在卢森堡或者其他欧盟成员国都行。继续医学教育是强制性义务，但全科医生不是（Ministere de la Santé，2004）。卢森堡对初级保健机构的运行没有专门的要求。

作为支持和改善保健质量的自愿机制，卢森堡专门成立了独立的科学组织"科学研究理事会"，主要牵头负责卫生保健良好质量规范的制定（不一定只限于初级保健）。科学研究会目前已经制定了抗生素处方、医学影像、实验室检测、心血管疾病的初级预防及肿瘤（防治）指南，这些指南主要是提供给全科医生使用，一般根据国外指南改编或者由专科医生编写。

另外一个支持和发展卫生保健质量的重要措施由卢森堡继续医学教育协会负责，他们主要提供全科医生的继续教育（ALFORMEC，2010；Conseil Scientifique，2010）。

卢森堡病人的知情同意权法律上没有相关规定，其他病人权利，如获得自己病历的权利、病历的机密使用，以及对初级保健的申诉权都受到法律的保护。

2.2 初级保健的经济背景

目前卢森堡关于初级保健的总支出没有官方统计数据，只知道健康总支出的1.1%用于预防和公共卫生（OECD，2009）。

健康保险对劳动人口、退休人员、接受最低工资或者替代支付的人员，或者接受失业救济的人员都是强制性的。因此，97.9%的人群直接（68.3%）或者通过家庭成员间接享有相应的健康保险（包括初级保健）（Caisse Nationale de Santé，2009；IGSS，2009）。

卢森堡的健康保险通常支付病人90%的就医费用，包括找全科医生或者专科医生，如果是医生出诊，则支付80%。药物的自费部分差别很大，要看药物类别。慢病药物一般都是全部负担（Caisse Nationale de Santé，2010）。

卢森堡几乎所有的全科医生（90%）都是同健康保险基金或卫生部门签约的私营医生，他们都会接受自费服务。只有10%是拿薪酬的雇员，这些医生为健康保险公司、卫生当局或者社区医院工作，其薪酬是固定的。2006年，私营医生的平均收入按照购买力平价计算为128875美元（115987欧元），拿固定薪酬的全科医生收入为107558美元（96802欧元）。图18.1显示，一个中等职业生涯的全科医生和专科医生的收入差距巨大,专科医生要高得多。所有其他卫生保健职业及护士的收入要比全科医生要低。

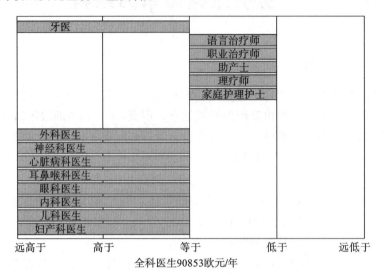

图18.1 中等职业生涯医务人员与中等职业生涯全科医生平均收入的关系

2.3 初级保健人力资源的发展

在卢森堡,病人可以直接找全科医生或者任何专科医生获取初级保健或者专科服务。因此初级保健可以由全科医生、牙医、妇产科医生、儿科医生、内科医生、眼科医生、耳鼻喉科医生和外科医生等提供。病人找护士或助产士需要医生转诊。图18.2显示近五年来每10万居民拥有的初级保健专业人员的供给变化,其中,增幅最大的是牙医。内科医生、眼科医生和心脏病科医生呈现负增长的趋势(Eurostat,2009;OECD,2009)。

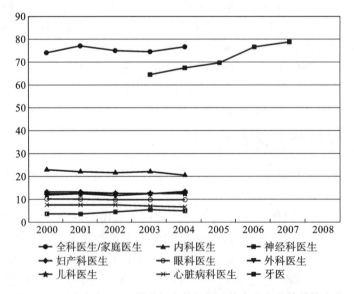

图18.2 近五年每10万居民拥有的初级保健专业人员的供给变化

根据2008年的统计,卢森堡全科医生占医生总数的30%,70%为专科医生(IGSS,2009),最近未见卢森堡初级保健劳动力发展和需求的数据。全科医生的年龄分布显示8%在35岁以下,22%在35～45岁,38%在45～55岁,32%年龄超过55岁。

在卢森堡,没有医学系能够提供一个完整的基础医学培养或在本科阶段开设全科医学课程。不过卢森堡大学从2004年就开始提供全科医学研究生培养。参加培养的人数由2005—

2006 年度的 14 人增加到 2007—2008 年度的 37 人。完成三年培养(包括理论和实践)后,学生可以获得欧盟统一发放的全科医学证书(Ministere de la Santé,2004)。全科医学的任务和责任在《医疗行为守则》中有明确规定(Ordre National des Médecins,2005)。

目前卢森堡还没有开展针对社区护士或初级保健护士的职业培养,多数卢森堡的全科医生不雇佣护士。

目前卢森堡也没有公开发行的全科医学杂志。

3. 初级保健的过程

3.1 初级保健的可及性

虽然卢森堡全科医生的密度在北部农村地区有些低,但整个全科医生的分配情况在城乡还是不错的,不过目前全国全科医生的分布没有具体数据,也没有关于将来人力资源发展的规划。目前卢森堡主要的问题是有 1/3 以上的医生在未来 10 年内会退休,因此将来全科医生的供给还是会面临一定的压力。

2008 年,卢森堡共有 89 家药房。某一地区的居民必须达到一定数量才能批准新建药房(IGSS,2009)。

2007 年的调查显示,89% 的病人认为比较容易获得全科医生的服务(European Commission,2007)。卢森堡法律上没有规定初级保健服务机构的最少营业时间,但这些机构一般都有预约系统,还可以提供专门的临床会诊(见图 18.3)。全科医生几乎不用电子邮件咨询(2007 年只有 2.7%),电话问诊也很少。部分初级保健机构有自己的网站(Dobrev et al.,2008)。

卢森堡全科医生每周平均工作时间为 60 小时,每次就诊时间为 15~20 分钟。出诊次数差别很大,年轻医生出诊次数要比年长医生少,全科医生出诊在城乡之间的差别也很大,1~20 次不等。

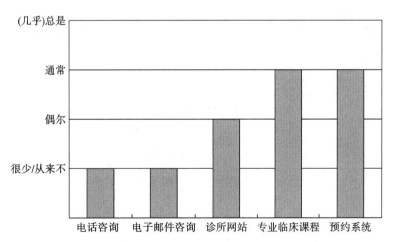

图 18.3　初级保健机构或初级保健中心通常存在的工作方式及范围

卢森堡全科医生提供的加班保健服务主要有两种模式:第一种是由医院急诊提供;第二种是由从 2008 年 12 月后开设的社区便民中心提供,在那里有全科医生提供面对面的服务。这些中心每天晚上 8 点开业到深夜,周末和节假日同样如此。另外,从半夜 12 点到次日早晨 7 点,全科医生一般只提供电话问诊或者出诊服务(Government of Luxembourg,2008)。

卢森堡病人的共付金额较小,病人对初级保健的负担确实不是一个问题。根据 2007 年的调查显示,只有 4% 的受访人群认为初级保健支出不能负担(European Commission,2007)。

3.2 初级保健服务的连续性

卢森堡的全科医生没有专门的病人清单,病人可以自由选择医生或者随时更换全科医生。目前没有官方数据说明医患关系和病人的满意度,也就无法知道他们对服务质量的评价了。一般来说,病人除非碰到特殊的疾病找专科医生就诊,其他情况都会找全科医生。据估计全科医生每个月会诊疗 500 名左右的病人。

卢森堡法律规定,全科医生必须为病人保存所有的接诊病历(Ordre National des Médecins,2005)。2007 年,72% 的全科医生在办公室会用计算机处理相关问题,譬如进行财务管理、药物处方以及保存病历等。全科医生一般不用计算机同其他同事(如药剂师等)联系,也不会用来预约或者上网搜寻医学信息(Dobrev et al.,2008)。计算机的利用率(如产生病人清单)要根据使用的软件而定。

如果病人要转诊,全科医生会开转诊单,病人经过治疗后,专科医生通常也会写一个简单的出院小结,再由病人带给全科医生。

如果病人在医生加班时间就诊,全科医生一般不会在 24 小时内获得病人诊疗的信息,多数情况都是病人下次诊疗时告诉全科医生,如果病人住院,医生会收到住院通知。

3.3 初级保健服务的合作

卢森堡没有"看门人"系统。病人可以自由选择全科或者专科医生看病。也可以选择护士提供家庭护理,当然,这种情况下病人就要自费了。如果要找医学辅助人员(如药剂师、职业治疗师)、专科护士、助产士或者牙医,还需要通过全科医生和专科医生的转诊。

卢森堡大多数的全科医生都是个体经营(图 18.4),不过联合行医目前已经在卢森堡比较普遍,30% 的服务由 2 名及以上的医生联合提供。

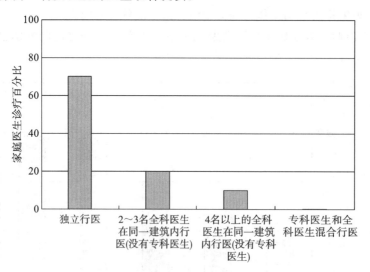

图 18.4 共享的服务

由于个体行医是卢森堡全科服务的主要方式,全科医生只会偶尔同其他同事面对面交流,极少同全科护士、助产士以及社区心理社工等合作,他们更多的是与家庭保健护士、社工和初级保健理疗师合作,与药剂师一般都是通过电话联系。初级保健不存在任务替代现象,譬如初级保健机构护士主导的门诊,包括糖尿病门诊、健康教育门诊都不存在,对病人的健康教育一般都是由病人协会组织。

在联合提供初级保健服务的机构中,一般每个月组织一次会议,专门组织全科医生同专科医生及其他医务工作者商讨临床问题,或者专门提供继续医学教育。在卢森堡,一般不会发生专科医生和全科医生的联合诊疗的现象,从专科医生寻找建议纯属是全科医生个体的行为,要看全科医生的技术、服务地点以及工作习惯等,但是一般情况下全科医生都不会找专科医生寻求建议。

3.4 初级保健服务的复杂性

初级保健服务除了由全科医生提供外,其他专科医生也可以提供,也就是说全科医生的角色是受到一定限制的,如表18.2所示。因此,卢森堡的全科医生不一定承担首诊的角色,虽然多数病人碰到新的健康问题一般还是找全科医生。同样,后续的治疗和疾病护理及其他专业医学技术的提供也是如此。目前没有官方数据说明病人不经转诊而单独由全科医生处理其健康问题的比例。卢森堡的全科医生通常也会参与预防性保健(儿童除外),但是参与健康教育的活动很少。

表18.2　全科医生参与不同初级保健服务的程度 *

全科医生可能参与的服务	全科医生"总是"参与的服务	全科医生"从不"或"很少"参与的服务
首诊(共10项)	·年满35岁女性伴心理问题 ·52岁以上酒精成瘾的男性	·年满28岁男性伴首次惊厥
疾病的治疗和随访(共9项)	·轻度抑郁症 ·被养老院和疗养院接收的病人	—
医疗技术规程(共10项,包括全科医生或全科护士)	—	·宫内节育器植入 ·角膜锈斑剔除
预防性保健(共8项)	·破伤风疫苗接种 ·高危人群流感疫苗接种 ·胆固醇水平检测 ·计划生育/避孕指导	·常规产前保健
健康促进(共4项)	·肥胖咨询 ·运动(缺乏)咨询	·群体健康教育

注释:* 回答全科医生参与的程度:(几乎)总是;通常;偶尔;很少或从不。

4. 初级保健体系的产出

4.1 初级保健的质量

2008年,卢森堡12.9%的卫生总费用用于初级保健,一年多的时间又增加了5.8%。在处方药中,69%可以完全免费,26%报销达80%,还有5%报销不超过40%(IGSS,2009)。2007年,门诊医生每千人每天抗生素的使用量为27.3 DDD。

关于卢森堡初级保健的质量,几乎没有相关指标的信息。就糖尿病而言,据称 2008 年 48% 的糖尿病人群 HbA_1C 水平高于 7.0%(Cebolla & Bjornberg,2008)

1999 年,每 10 万居民中有 2135 人因为呼吸系统疾病住院(Ministere de la Santé,2006)。

卢森堡婴儿疫苗接种率大约为 96%(Ministere de la Santé,2009)。不过,预防性保健的供给还可以提高改善,如 60 岁或以上人群流感疫苗的接种率比较低,2001 年为 42%,2007 年不超过 55%。卢森堡从 1992 年就有全国性的乳腺癌筛查项目,50~69 岁女性每两年接受一次检查,2008 年的数据表明只有 64.5% 的目标人群接受了乳腺放射检查(OECD,2009;Schopper & De Wolf,2007;Von Karsa et al.,2007)。在 20~69 岁妇女中,2008 年巴氏涂片宫颈癌筛查率低于 49.3%(Linos & Riza,2000;OECD,2009)。

4.2　初级保健的效率

目前没有官方数据描述卢森堡初级保健的效率。

参考文献

[1] ALFORMEC(2010).[web site]. Luxembourg, Association Luxembourgeoise pour la Formation Medicale Continue(www.alformec.lu, accessed 1 October 2010).

[2] Caisse Nationale de Santé(2009). Décompte annuel global de l'assurance maladie-matermité 2009. Luxembourg, Caisse Nationale de Santé(www.cns.lu, accessed 1 October 2010).

[3] Caisse Nationale de Santé(2010). Statuts de la CNS. Luxembourg, Caisse Nationale de Santé(http://www.secu.lu/legis/Statucm/statactuel/sommaire.htm, accessed 1 October 2010).

[4] Cebolla B, Bjornberg A(2008). Health Consumer Powerhouse:Euro Consumer Diabetes Index 2008, Täby, Sweden, Health Consumer Powerhouse.

[5] Conseil Scientifique(2010).[web site]. Luxembourg, Conseil Scientifique(www.conseil-scientifique.lu, accessed 1 October 2010).

[6] Dobrev A et al.(2008). Benchmarking ICT use among general practitioners in Europe. Bonn, Empirica.

[7] ESAC(2009).[web site]. Antwerp, European Surveillance of Antimicrobial Consumption (http://app.esac.ua.ac.be/public/index.php/en_gb/home, accessed 9 December 2009).

[8] European Commission(2007). Special Eurobarometer 283:Health and long-term care in the European Commission. Brussels, European Commission.

[9] Eurostat(2009). Eurostat statistics 2009. Luxembourg, Eurostat(http://epp.eurostat.ec.europa.eu/portal/page/portal/statistics/themes, accessed 1 October 2010).

[10] Eurostat(2010). Premières estimations pour 2009:le PIB par habitant a varié dans les États membres de 41% à 268% de la moyenne de l'UE27 Luxembourg, Eurostat (http://epp.eurostat.ec.europa.eu/cache/ITY_PUBLIC/2-21062010-AP/FR/2-21062010-AP-FR.PDF, accessed 1 October 2010).

[11] Government of Luxembourg(2008). Signature d'une convention sur le service de remplacement de nuit, des fins de semaine et des jours fériés des médecins-généralistes. Luxembourg, Government of Luxembourg(http://www.gouvernement.lu/salle_presse/actualite/2008/11-novembre/12-bartolomeo-ammd/index.html, accessed 1 October

2010).

[12] IGSS(2008). Rapport général de la sécurité sociale 2008. Luxembourg, Inspection Générale de la Sécurité Social.

[13] IGSS(2009). Rapport général de la sécurité sociale 2008. Luxembourg, Inspection Générale de la Sécurité Social.

[14] Linos A, Riza E(2000). Comparisons of cervical cancer screening programmes in the European Union. European Journal of Cancer, 36:2260-2265.

[15] Ministère de la Santé(2004). Règlement grand-ducal du 26 mai 2004 déterminant les conditions d'accès, les études ainsi que les conditions de réussite de la Formation spécifique en médecine générale. Memorial A No. 77. Luxembourg, Ministère de la Santé.

[16] Ministère de la Santé (2006). Carte Sanitaire, 4e édition 1998-2005. Luxembourg, Ministère de la Santé.

[17] Ministère de la Santé (2007). Extrait des causes de décès pour l'année 2007. Luxembourg, Ministère de la Santé(www. statistiques. public. lu, www. ms. public. lu, www. sante. public. lu, accessed 1 October 2010).

[18] Ministère de la Santé(2009). Couverture vaccinale chez les jeunes enfants au GDL. Luxembourg, Ministère de la Santé.

[19] OECD(2008). Health Data 2008. Paris, Organisation for Economic Co-operation and Development(www. oecd. org, accessed 1 October 2010).

[20] OECD(2009). Health Data 2009. Paris, Organisation for Economic Co-operation and Development/IRDES(http://www. eco-sante. fr/index2. php? base=OCDE&langh=ENG&langs=ENG&sessionid=, accessed 1 October 2010).

[21] Ordre National des Médecins(2005). Code de déontologie médicale. Memorial A 160, 2752. Luxembourg, Ordre National des Médecins.

[22] Schopper D, De Wolf C(2007). Breast cancer screening by mammography: international evidence and the situation in Switzerland. Bern, Krebsliga Schweiz/Oncosuisse.

[23] STATEC(2010). Luxembourg in figures 2010. Luxembourg, Institut national de la statistique et des études économiques du Grand Duché du Luxembourg.

[24] UNDP(2010). Human Development Report 2010. The real wealth of nations: pathways to human development. New York, United Nations Development Programme.

[25] Von Karsa L et al. (2007). Cancer screening in the European Union. Report on the implementation of the Council Recommendation on cancer screening. First Report. Luxembourg, European Commission.

[26] WHO Regional Office for Europe(2010). European Health for All database[online database]. Copenhagen, WHO Regional Office for Europe(http://data. euro. who. int/hfadb/, accessed 13 April 2010).

[27] World Bank(2010). World Bank Data: Luxembourg. Washington, DC, World Bank (http://data. worldbank. org/country/Luxembourg, accessed 1 October 2010).

19

马耳他

D. Rotar Pavlič, J. K. Soler, M. R. Sammut

1. 初级保健的背景

1.1 国家与人口

马耳他面积 315 平方公里，是欧盟 25 个成员国中最小的，主要由马耳他岛（最大）、戈佐岛和科米诺岛组成。马耳他 1974 年成为独立的共和国（Azzopardi Muscat & Dixon,1999；Pace Asciak,Camilleri & Azzopardi Muscat,2002），并于 2004 年加入欧盟。马耳他的人口估计为 405200 人（Pirjol,2010）。0~14 岁人口比例从 2002 年的 19% 下降到 2008 年的 15.4%，65 岁及以上的人口 2008 年占总人口的 14.4%（WHO Regional Office for Europe,2010a）。

1.2 经济与发展

马耳他有 68 个地方市政委员会，每隔三年选举一次。政府负责提供卫生服务。马耳他议会是单院制。马耳他 GDP 增长稳定，卫生费用占 GDP 的比重也是如此。2004 年马耳他人均 GDP 为 13256 美元（Pirjol,2010）。2005 年卫生总费用占 GDP 的比重为 8.5%。1985—2007 年，马耳他的人力发展指数每年增长 0.5%，由 0.809 上升到 2009 年的 0.902，由 HDI 可知（UNDP,2010），马耳他在 175 个联合国成员中排名 34 位。2010 年 7 月马耳他失业人数为 6828 人，与 2009 年 7 月失业人数相比，下降了 693 人（National Statistics Office Malta,2010）。

2000 年，马耳他 15 岁及以上成人文盲率为 8%（Pace Asciak,Camilleri & Azzopardi Muscat,2002）。基于 1995 年的调查数据，估计马耳他 50% 的男性和 44% 的女性至少接受了中等教育（Pace Asciak,Camilleri & Azzopardi Muscat,2002）。

1.3 人口健康

2008 年马耳他男性人均期望寿命为 77 岁，女性为 82 岁。2008 年根据国家死因登记，围产儿死亡 47 例，这些都不包括 500 克以下的胎死。2008 年，马耳他居民死亡 3243 人，其中男性 1668 名，女性 1575 名。马耳他过去 10 年死亡率有下降趋势，这种趋势也反映在 65 岁以下人群中。马耳他标准死亡率（SMR）与欧盟 15 国（2004 年 5 月前加入欧盟）相当，但是低于新的欧盟成员国。马耳他居民的主要的死因为循环系统疾病，即缺血性心脏病、中风和心力衰竭，大概占到死因的 40%。除了缺血性心脏病死亡率有下降的趋势，其他比例都高于欧盟 15 国平均水平。糖尿病是缺血性心脏病的一个重要的风险因素，大概占死亡人数的 5%。肿瘤是次重要的死因,大概占死亡人数的 26%。马耳他的总死亡人数有增加的趋势,SMR 在所有年龄段与欧盟 15 国相当,但是要好于欧盟 12 国的水平(1986 年的成员国)。不过,在马耳他由肿瘤导致的死亡年龄平均为 70 岁,比循环系统疾病导致的死亡年龄要小很多。由于呼吸道疾病导致的死亡人数为 298 人,占 9.2%。另外,在马耳他青年人群中由于交通事故和自杀所致的死亡占绝对多数,虽然这些数据要好于欧盟 15 国和欧盟 12 国的数据(Department of Health Information and Research,2008)。

马耳他人群出生率为 10.2‰。但人口自然增长率一直在下降,主要是婴出生率在下降,由此导致 2001 年总生育率下降到 1.5(Pace Asciak,Camilleri & Azzopardi Muscat,2002)。

2007 年,马耳他急诊入院率为 10.7%,低于欧盟 15 国的水平(European Hospital and Healthcare Federation,2009)。

1.4 卫生保健体系的特征

马耳他卫生体系的主要特征是高度集中的服务模式。卫生保健的筹资主要来源于税收,直到最近才逐步改变了这个趋势,以自愿保险或自费形式出现的私人分担机制开始增加。在马耳他,由于健康市场规模较小,一些高端服务不太可行。因此,如果一些高端的专科服务确实有需要,马耳他政府也会支持去海外治疗(McKee,MacLehose & Nolte,2004)。马耳他的医疗部门在卫生费用中占支配地位,也是健康相关预算的主要部分。医院床位数 2004 年后增长很快,2001 年总床位数为 1950 张,到 2007 年增加到 3192 张,增加了 63.7%(European Hospital and Healthcare Federation,2009)。

马耳他的卫生保健服务人员可以同时在公立和私立部门提供服务,政府不负责任何私立医院或健康中心针对欧盟公民的服务,或者任何一种私人提供的服务。公立部门的卫生保健是可以免费提供的,病人只需要出示健康卡就可以获得公立部门提供的卫生保健服务,但是病人需要支付义肢及处方药的费用,不包括出院后头三天的医药费。马耳他多数牙医都在私立诊所,由病人自费就医,只有医院门诊和健康中心限制范围内提供的急诊牙医提供免费服务。此外,所有住院治疗使用的药物和出院头三天的药物都是免费的,否则其他处方药需要全额支付。

初级保健由国家和私立家庭医生提供,这两套初级保健体系是独立运作的。据估计私立部门占初级保健人力资源的 2/3。最近一项调查显示,80% 的受访者证实,他们会把私立家庭医生提供的服务作为初级保健服务的选择(Soler et al.,2009)。国有的初级保健体系包括家庭医生、社会保健、免疫和学校卫生服务等。这些服务主要由 8 个政府健康中心协商提供,服务范围包括预防、治疗和康复等(Ministry of Health the Elderly and Community Care,2008)。在马耳他还有职工保健医生,他们由公司雇佣,主要是通过出诊的方式检查雇员是否真的生病。在马耳他,如果员工不上班,对员工因病请假的第一天进行确认是强制性的,这些医生就主要扮演疾病确认的角色。因此,他们在职工医疗、健康和工作场所的安全性等方面起到了重要作用。职工保健医生对生病的雇员来讲是初级保健的主要提供者。私立部门可以为所有自费或购买了私人健康保险的人群服务,这部分人群目前在不断增加(Sammut,2000)。

表 19.1 比较了马耳他和欧盟卫生资源的发展和利用的情况。

表 19.1 卫生保健资源的发展与利用

	健康总支出占 GDP 的百分比 (%)		人均健康总支出 (以购买力平价计,美元)		医院床位 (每 10 万人口)		医生 (每 10 万人口)		全科医生占医生的百分比 (%)	
	马耳他	欧盟[1]	马耳他	欧盟[1]	马耳他	欧盟[1]	马耳他	欧盟[1]	马耳他	欧盟
1995	n.a.	7.6	n.a.	1275.9	n.a.	292.7	n.a.	27.5[6]	n.a.	575.1

续表

	健康总支出占GDP的百分比（%）		人均健康总支出（以购买力平价计，美元）		医院床位（每10万人口）		医生（每10万人口）		全科医生占医生的百分比（%）	
	马耳他	欧盟[1]	马耳他	欧盟[1]	马耳他	欧盟[1]	马耳他	欧盟[1]	马耳他	欧盟
2000	8.0	7.9	3405	1608.0	n.a.	295.1	n.a.	28.3[5]	n.a.	655.9
2005	8.5	8.5	4105	2150.9	n.a.	316.0	n.a.	26.3[4]	n.a.	682.7
2009	7.7[7]	8.8	4127[7]	2788.2	304.1	321.6	22.8	25.5[3]	619.4	745.5

	医院平均住院时间（每10万人口）		医院急诊接诊（天数）		每人每年门诊次数（每百人）	
	马耳他	欧盟[2]	马耳他	欧盟[1]	马耳他	欧盟[1]
1995	n.a.	12.5	n.a.	15.7	n.a.	6.6
2000	n.a.	10.3	11.2	17.7	2.5	6.8
2005	n.a.	9.5	11.0	16.2	2.6	6.8
2009	6.5	8.8	11.5	15.6	2.5	6.9

数据来源：欧盟和马耳他的平均值来源于欧洲人人享有健康数据库（WHO Regional Office for Europe，2010）。

注释：[1] 1992、1997、2002、2007年。[2] 1991、1996、2001、2006年。[3] 除了西班牙、塞浦路斯、希腊、马耳他、波兰、罗马尼亚、斯洛伐克和英国之外2005年欧盟的平均值。[4] 除了塞浦路斯、西班牙、希腊、马耳他、波兰和罗马尼亚之外2002年的欧盟平均值。[5] 除了保加利亚、塞浦路斯、西班牙、希腊、马耳他、荷兰、波兰、罗马尼亚和斯洛伐克之外1997年的欧盟平均值。[6] 除了塞浦路斯、西班牙、希腊、马耳他、荷兰、波兰和罗马尼亚之外1993年的欧盟平均值。[7] 2008年。

2. 初级保健体系的架构

2.1 初级保健的治理

2003年，马耳他加入欧盟，随后对卫生保健行业进行了改革，家庭医学成为一门独立的医学专业（Malta College of Family Doctors，2006）。

马耳他第一个政府健康中心成立于1979年。如今，马耳他的家庭医生服务由大约150个私立部门的全职家庭医生和57个政府部门的全职家庭医生提供（2009）。马耳他没有病人注册系统，家庭医生也没有正式的病人清单。80%的病人报告说他们至少拥有一名家庭医生提供初级保健服务，只有4%的病人报告说健康中心的医生是他们的首选。但是13%的病人声称，他们找不同的医生就诊，主要依赖于病人自身有没有特别的需要（Soler et al.，2009；Sciortino，2010）。公立部门家庭医生"看门人"的角色很有限，譬如病人可以绕开家庭医生不经转诊直接找专科医生或者其他医务人员。此外，家庭全科服务是有限制的，如社区内科医生会给全科医生划定他们诊疗相关慢病的范围，家庭医生只有有限的处方权等。遇到急诊或者日常诊疗，公立家庭医生提供的服务都是免费的，如果是一些疑难情况，病人会选择找专科医生或者私立医生（Department of Health Information and Research Strategy and Sustainability Division MfSP，2010）。

2.2 初级保健的经济背景

目前马耳他没有正式的初级保健总支出的统计数据。医院是卫生支出的主要部门,预算同样如此。过去几年,为了适应技术和卫生需求的发展,卫生费用也相应迅速增长。由于医疗部门的医生通常也会在健康中心兼职,所以在统计上没法精确计算初级保健的具体费用。财政部负责资源配置计划,卫生部及其下属部门负责卫生保健服务、公共卫生管制、资源和支持、战略与可持续性计划的实施。

在马耳他,政府为所有居民提供综合免费的健康服务并主要由税收支撑。所有的居民可以在政府举办的健康中心和医院享受预防、调查、治疗和康复服务(Exposure Jobs,2010),健康中心的服务人员是拿薪酬工作。私人家庭医生的收入每年25000~75000欧元不等,很少有医生每年收入超过50000欧元,不过极少数也会超过60000欧元。不同私立医院医生的年收入也大不相同(Reed Specialist Recruitment,2009),目前还没有关于初级保健和医疗部门收入比较的数据。

2.3 初级保健人力资源发展

家庭医生只提供初级保健服务。家庭医学的专业培养由政府初级卫生部门和马耳他家庭医生学院负责,他们还负责家庭医生学术培养的质量和评估。由于马耳他2004年加入欧盟,家庭医学成为一门专门的学科并开设"马耳他家庭医学专业培养项目",从2005年起由马耳他家庭医生学院(MCFD)负责培养,并由健康专业委员会负责认证(Sammut et al.,2006)。"马耳他家庭医学专业培养项目"由马耳他家庭医生学院2009年公布,项目到2010年共有29名人员参加培训(2008年为12名,2009年6名,2010年有11名)。2010年,首批11名学员完成了结业考试,他们主要由马耳他家庭医生学院和英国皇家家庭医生学院联合培养。

卫生保健标准委员会(DHCSS)2007年9月成立,这是公共卫生管制部门新成立的委员会。认证过程以前由卫生机构负责,现由DHCSS负责,其范围更广,责任更加明确。DHCSS的主要职责在于改善保健服务的质量并通过管理来保证病人的安全。为了能够实现改善马耳他卫生保健服务质量的目标,在众多利益相关者和相关团体的积极参与下,DHCSS规划并提供了医院服务、老年家庭保健服务和社区保健服务的标准。该标准在公立和私立服务机构中建立一种有利于提高服务质量和病人安全的文化,包括医院认证和检查,门诊,社区和初级保健服务,老年家庭服务,血液机构,医院血库和组织机构。DHCSS也监督医院和医疗服务的临床绩效和具体指标的落实情况,并将此作为认证和管制机制的一部分,通过劝诫、教育、说服以及必要的法律行动来强制实施卫生保健法和卫生保健的管制。

马耳他全部登记的医生大约为1150人,包括60名由政府雇佣并在卫生部担任特殊职位的外国医生。其中81%为男性,19%为女性。这些医生中有马耳他居民1020人、外国居民130人。在1020名本国医生中,政府雇佣其中的560人(Sciortino,2010),其余的在私立部门,或者已经退休。

马耳他医学会曾表示医生越来越难以应对不断增长的服务需求,并呼吁当局要重视病人的需求(Medical Association of Malta,2007)。护士和药剂师也面临一定的短缺问题(Ministry of Health the Elderly and Community Care,2006),全国大概还需要200名护士和30名药剂师。马耳他多数病人(96%)认为比较容易找家庭医生就诊(TNS Opinion & Social,2007)。虽然到2007年底护理职位都已经满了,但初级保健部门仍然要花力气来处理人力资源的短缺。2010年家庭医生的人数有所增加,主要是由于从2007年开始培训的11名家庭医生结束了家庭医学的培养,现在每年培养12名左右家庭医生的办法是一个中长期计划。

3. 初级保健的过程

3.1 初级保健服务的可及性

病人到健康中心就可以获得综合性的初级保健服务。健康中心是政府提供初级保健服务的核心机构。除了家庭医生和护理人员，还有其他专业的健康服务，譬如免疫接种、语言矫正治疗、牙医服务、产前产后门诊服务等。目前马耳他有八个健康中心，其中 Floriana 健康中心有两个分中心，即 Gzira 和 Qormi。Paola 健康中心只有一个分支机构即 Rabat 健康中心。居民一般要求加入其居住地附近的健康中心。健康中心主任通过组织和协调中心的各个部门为居民提供初级保健服务。健康中心主任要确保初级保健服务的连续性、整体性、可及性和可持续性，他们在强化初级保健策略中扮演了重要的领导角色，这些主任既要保证提供的服务必须与政府政策、战略、管理和相应标准保持一致，也要确保服务必须与病人的需求相匹配从而充分保障病人的权利。

只有在公立服务机构找家庭医生、妇科医生、足医、语言治疗师、实习和接种护士可以不用转诊，如果找理疗师、验光师及糖尿病门诊、婴儿保健门诊、专家问诊或者家庭护理问诊就需要转诊了。

在私立部门，病人可以直接找不同医生，因为他们自己承担就医的成本，如妇产科、儿科、内科专科、眼科、耳鼻喉科、心脏病科、神经科、外科，以及职业治疗师、理疗师、心理咨询师和语言治疗师等，当然，不同的服务其收费也是不同的。

健康中心的营业时间不太一样，一般是 8:00-20:00，不过家庭医生都是在 17:00 就下班，周末营业时间更短。有些健康中心 24 小时营业，但过了 17:00，只有部分家庭医生从 17:00 到第二天早上 8:00 看急诊，如果是周末，他们要从周六的 13:00 开始一直看急诊到下周一早上 8:00。

图 19.1 显示了病人到初级保健中心能够获取服务的程度和范围。

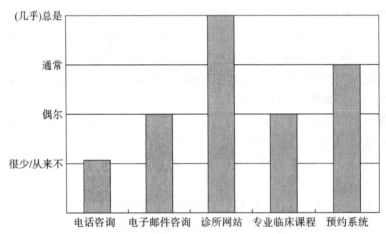

图 19.1 初级保健机构或初级保健中心通常存在的工作方式及范围

3.2 初级保健服务的连续性

私立家庭医生服务的连续性较好(Soler et al.,2009)，相对而言公立家庭医生服务的连续性就要差一些。由于马耳他没有病人注册系统，病人可以随时到健康中心就医，碰到谁值班就找谁。而且,多数病人都是因一些小问题才到健康中心,因此从1997年开始要求记录病人病历的规定并未得到很好的执行。私立部门保存的病历也未必就做得更好,病人也不需要很正式的挂号(Sammut,2000)。实际上病人在家庭医生、专科医生和健康中心之间相互比较正是系统本身存在问题的体现(Mallia,2001)。马耳他初级保健主要的问题包括服务缺乏连续性,医患关系有待加强,资源重复利用,病历记录需要加强,缺乏IT设施,家庭医生设备有限,缺乏多学科的整合,缺乏资源利用的调查研究等(Ministry for Social Policy(Health, Elderly and Community Care),2009)。

3.3 初级保健服务的合作

在马耳他,政府健康中心与日趋繁荣的私立机构共同为居民提供初级保健服务,但很多居民选择私立家庭医生和专科医生就诊。大概85%的马耳他人只有一名家庭医生,其中多数(75%)都会保持长达五年或更长时间的稳定关系(Soler et al., 2009)。

虽然马耳他公立和私立初级保健部门的合作有限,但私立家庭医生也能获得由政府健康中心提供的检查(常用的血检、尿检,ECGs和胸部X片检查)。私立家庭医生也可能推荐病人转诊到公立健康中心就医。总体来看,马耳他私立家庭医生服务的可及性和病人数量还在不断增加,如图19.2所示,图中显示了不同专业的私立部门的不同专业是如何提供初级保健服务的。

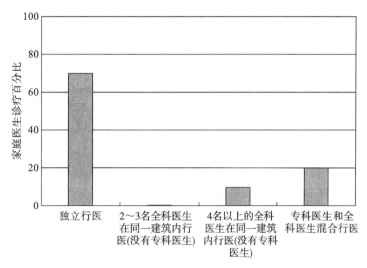

图19.2 共享的服务

在马耳他,病人可以去私立医院找专科医生就诊,但如果去公立医院就诊,必须要有公立或私立家庭医生提供的转诊单。如果在公立医院住院,病人出院时也必须要有出院小结交给家庭医生,这是强制执行的。不过,一般都是病人出院以后才会送达家庭医生那里。

3.4 初级保健服务的综合性

私立家庭医生可以提供广泛的服务,包括小手术、影像学检查和私立专科服务。这些服务的质量目前总体上得到了改善,主要是针对家庭医生开办了专门的培训班,如女性健康、超声诊断、小手术等内容。家庭医学和护理医学是很多专科服务的补充,包括产前产后门诊、婴儿保健门诊、免疫接种门诊、妇科门诊、糖尿病门诊、医疗咨询门诊、眼科门诊、心理门诊、足科门诊、理疗门诊和语言门诊等。社区护理和助产士服务由马耳他纪念区护理协会(MMDNA)以签约的形式提供。

表19.2列举了全科医生融入不同初级保健服务的程度。

表19.2　全科医生融入不同初级保健服务的程度*

全科医生可能参与的服务	全科医生"总是"参与的服务	全科医生"从不"或"很少"参与的服务
首诊(共10项)	• 儿童伴剧烈咳嗽 • 年满8岁儿童伴听力问题 • 年满20岁女性妊娠确认 • 年满35岁女性伴心理问题 • 50岁以上女性伴乳房肿块 • 年满28岁男性伴首次惊厥 • 有自杀倾向的男性 • 52岁以上酒精成瘾的男性	—
疾病的治疗和随访(共9项)	• 慢性支气管炎 • 消化性溃疡 • 充血性心力衰竭 • 肺炎 • 单纯Ⅱ型糖尿病 • 类风湿性关节炎 • 轻度抑郁症 • 癌症(需要临终关怀) • 被养老院和疗养院接收的病人	—
医疗技术规程(共10项,包括全科医生或全科护士)	• 外科小手术	• 宫内节育器植入
预防性保健(共8项)	• 儿童期疫苗接种	—
健康促进(共4项)	• 促进健康饮食和规律锻炼 • 戒烟	—

注释：* 回答全科医生参与的程度：(几乎)总是；通常；偶尔；很少或从不。

4. 初级保健体系的产出

4.1　初级保健的质量

马耳他针对白喉、破伤风和小儿麻痹症的接种是强制的,此外,对百日咳也接种但并非强制。整体上马耳他的免疫接种率还是非常高的,但是在私立部门接种的信息不完全,所以具体数据还不清楚。白喉和小儿麻痹症一度认为在当地人群中消失,白喉最后的记录是在1969年,小儿麻痹症是1964年。但由于马耳他百日咳接种率低,因此近年来连续出现了该病例。麻疹大概每隔四年在马耳他流行一次。1989年开展的大规模的接种运动遏制了1990年预期的疾病流行,同时也提高了针对麻疹的接种。

在马耳他第一次全国健康调查(HIS)中,24.9%的参与者认为他们长期有健康问题,其中,18.7%患有除哮喘以外的过敏,8.9%胆固醇增高,8.0%患有慢性支气管炎,7.26%患有哮喘,7.1%患有糖尿病。关于这些病人到初级保健机构复诊的数据很少,大概89%的哮喘病人至少每年由家庭医生复诊一次,有74%的病人每六个月复诊一次。

4.2 初级保健的效率

2006年马耳他家庭医生服务的绩效分析报告指出,在健康中心共有357100次服务,在社区门诊有197100次。白天出诊13200次,夜间出诊2019次。2006年家庭医生全部服务为569429次(Ministry of Health the Elderly and Community Care,2006)。

当病人被问到"在过去12个月内,你最后一次看家庭医生、或者到健康中心、或者急诊、或者看门诊医生是什么时候?在哪里?你是如何咨询医生的?"的时候,有40%的病人表示找私立门诊的医生就诊,私立医院占5.76%,健康中心占8.65%,急诊/门诊占4.55%,医生出诊占15.77%,还有0.7%通过电话问诊(Pace Asciak et al.,2003)。

致谢

感谢马耳他卫生信息和研究部的公共卫生专家Miriam Gatt博士对本文数据收集所做的贡献。

参考文献

[1] Azzopardi Muscat N,Dixon A(1999). Malta:health system review. Health Systems in Transition,1-85.

[2] Department of Health Information and Research(2008). National mortality registry (NMR),annual report. Valletta,Department of Health Information and Research.

[3] Department of Health Information and Research Strategy and Sustainability Division MfSP(2010). European health survey 2008:utilisation of health care services. G'Mangla,Ministry for Social Policy.

[4] European Hospital and Healthcare Federation(2009). Hospitals in Europe:healthcare data. Brussels,HOPE.

[5] Exposure jobs(2010). Guide to living and working in Malta.(http://www.exposurejobs.com/advice/10002/303709/guide-to-living-and-working-in-malta,accessed 1 October 2010).

[6] McKee M,MacLehose L,Nolte E(2004). Health policy and European Union enlargement. New York,Open University Press.

[7] Mallia P(2001). Malta today.

[8] Malta College of Family Doctors(2006). Malta College of Family Doctors policy document:Membership of the Malta College of Family Doctors(MMCFD). Valletta, Malta College of Family Doctors.

[9] Medical Association of Malta(2007). MAM raises alarm over doctor shortage. The Times,21 January(http://www.mam.org.mt/newsdetail.asp?i=845&c=1,accessed 1 October 2010).

[10] Ministry for Social Policy(Health,Elderly and Community Care)(2009). Strengthening primary care services. Implementation of a personal primary health care system in

[11] Malta. Consultation document. Valletta, Ministry for Social Policy.

[11] Ministry of Health, the Elderly and Community Care (2006). Annual reports of government departments-2006. Valletta, Ministry of Health, the Elderly and Community Care.

[12] Ministry of Health, the Elderly and Community Care. (2008). Primary health. Valletta, Ministry of Health, the Elderly and Community Care (https://ehealth.gov.mt/HealthPortal/health_institutions/primary_healthcare/health_centres.aspx, accessed 1 October 2010).

[13] National Statistics Office Malta (2010). News release. Registered unemployed. July (http://www.nso.gov.mt/statdoc/document_file.aspx?id=2832, accessed 26 August 2010).

[14] Pace Asciak R, Camilleri M and Azzopardi Muscat N(2002). Public health report Malta 2002. Malta, Department of Health Information: 2-90.

[15] Pace Asciak R et al. (2003). Preliminary results of the first National Health Interview Survey(HIS Malta). Malta, Department of Health Information.

[16] Pirjol D(2010). National health policies' influence on Maltese General Practitioners Service Profile. An update of the situation from 2002 and 2008. Amsterdam, VU University of Amsterdam MSc Management.

[17] Reed Specialist Recruitment(2009). Malta-Salary and labour market guide 09. London, Reed Global

[18] Sammut MR(2000). Primary health care services in Malta. Journal of the Malta College of Family Doctors, 19:4-11.

[19] Sammut MR et al. (2006). Specialist training programme in family medicine-Malta. Valletta, Malta College of Family Doctors.

[20] Sciortino P(2010). General practice/family medicine in Malta: radical change by 2000? (http://www.uemo.org/text_nationalsections.php?sec=7&cat=17, accessed 1 October 2010). Brussels, UEMO.

[21] Soler JK et al. (2009). Mediterranean Institute of Primary Care Patient Questionnaire 2009. Malta, Mediterranean Institute of Primary Care.

[22] TNS Opinion & Social(2007). Health and long-term care in the European Union. Special Eurobarometer Wave 67(3):1-247.

[23] UNDP(2010). International Human Development Indicators. New York, United Nations Development Programme (http://hdrstats.undp.org/en/countries/profiles/MLT.html, accessed 1 October 2010).

[24] WHO Regional Office for Europe(2010). European Health for All database(HFA-DB) [online database]. Copenhagen, WHO Regional Office for Europe(http://euro.who.int/hfadb, accessed 13 April 2010).

20

荷兰

D. S. Kringos, J. van Riet Paap, W. G. W. Boerma

1. 初级保健的背景

1.1 国家与人口

荷兰是个小国,但是人口有 1650 万,人口密度相当大。荷兰国土面积 41526 平方公里, 25% 的土地低于海平面并居住着 21% 的人口,另有 50% 的国土位于海平面以上不到 1 米。荷兰人中 20% 有外国血统。65 岁以上(拿养老金)人口比例低于欧洲平均水平但是增长很快。估计从 2005 年到 2030 年,65 岁以上老年人占比将从 14.2% 上升到 24.1%,80 岁以上高龄人口占比从 3.6% 增长到 6.8%。

1.2 经济与发展

荷兰是个君主立宪的议会制民主国家。国家比较富有,人均 GDP 显著高于欧盟 15 国水平 (Eurostat,2009)。荷兰人力发展指数为 0.890,排名第 7(UNDP,2010)。相对于其他欧洲国家,荷兰老年人贫困的风险较低。女性参与劳动力市场的比例也较欧洲其他国家高,15~64 岁人群中就业比例为 69.5%(Eurostat,2009),但是多数女性都是兼职工作。

1.3 人口健康

荷兰 65 岁身体健康的老年男性预期生存期为 10.9 岁,女性为 11.2 岁(2006),要显著高于欧洲平均水平(Eurostat,2009)。婴儿死亡率 2008 年为 3.8‰,略低于欧盟 4.4‰ 的平均水平 (WHO Regional Office for Europe,2009)。

荷兰主要的五种死因如下:缺血性心脏病,脑血管疾病,气管、支气管和肺部肿瘤,下呼吸道感染和慢性阻塞性肺部疾病(WHO,2006)。

1.4 卫生保健体系的特征

荷兰卫生服务的筹资主要来源于强制性的社会保险和私立保险,加上长期服务的自费部分。健康总支出占 GDP 的比重为 9.9%,与欧盟 15 国平均水平相当(见表 20.1)(WHO Regional Office for Europe,2009)。荷兰急诊病床数低于欧盟 15 国平均水平,但是急诊住院天数要相对较长(WHO Regional Office for Europe,2009)。相对而言,家庭护理和老年护理床位要高于欧盟平均水平(WHO Regional Office for Europe,2009)。慢病和失能人群如果满足一定的条件,可以享受减免税收或支付的优惠。荷兰全科医生的数量相对较少(WHO Regional Office for Europe,2009)。荷兰人均每年看门诊 5.9 次,低于欧盟平均水平。

表 20.1 卫生保健资源的发展与利用

	健康总支出占GDP的百分比(%)		人均健康总支出(以购买力平价计,美元)		医院床位(每 10 万人口)		医生(每 10 万人口)		全科医生占医生的百分比(%)	
	荷兰	欧盟[1]	荷兰	欧盟[1]	荷兰	欧盟[1]	荷兰	欧盟[1]	荷兰	欧盟
1995	8.3	7.6	1795	1275.9	526.8	740.9	n.a.	292.7	n.a.	27.5[6]
2000	8.0	7.9	2340	1608.0	490.2	669.0	308	295.1	15.7	28.3[5]
2005	9.8	8.5	3450	2150.9	445.5	604.6	351	316.0	14.7	26.3[4]
2009	9.9	8.8	4063	2788.2	425.3	564.8	370	321.6	14.3	25.5[3]
	(2008)		(2008)		(2008)		(2007)		(2007)	

	护士(每 10 万人口)		医院平均住院时间(天数)		医院急诊接诊(每百人)		每人每年门诊次数	
	荷兰	欧盟[2]	荷兰	欧盟[1]	荷兰	欧盟[1]	荷兰	欧盟[1]
1995	n.a.	575.1	14.3	12.5	9.6	15.7	5.7	6.6
2000	958	655.9	12.9	10.3	9.0	17.7	5.9	6.8
2005	1043	682.7	n.a.	9.5	10.3	16.2	5.4	6.8
2009	1051	745.5	10.8	8.8	10.5	15.6	5.9	6.9
	(2007)		(2006)		(2006)		(2008)	

数据来源:欧盟的平均值来源于欧洲人人享有健康数据库(WHO Regional Office for Europe,2010)。

注释:[1] 1992、1997、2002、2007 年。[2] 1991、1996、2001、2006 年。[3] 除了西班牙、塞浦路斯、希腊、马耳他、波兰、罗马尼亚、斯洛伐克和英国之外 2005 年欧盟的平均值。[4] 除了塞浦路斯、西班牙、希腊、马耳他、波兰和罗马尼亚之外 2002 年的欧盟平均值。[5] 除了保加利亚、塞浦路斯、西班牙、希腊、马耳他、荷兰、波兰、罗马尼亚和斯洛伐克之外 1997 年的欧盟平均值。[6] 除了塞浦路斯、西班牙、希腊、马耳他、荷兰、波兰和罗马尼亚之外 1993 年的欧盟平均值。

目前,由医疗向护理方向的转移是荷兰卫生体系的重要主题。目前在荷兰以实物形式出现的社会保障福利计入 GDP 的比例较高,为 10.4%,高于欧盟 27 国 8.7% 的平均水平(Eurostat,2009)。长期看护社会服务的支出(如针对功能限制的人群)也高于欧盟平均水平,虽然目前只有 12 个国家的数据。很多社会服务的焦点在于提高失能人群在社会中的参与,这些资金由市政资金负担。

2. 初级保健体系的架构

2.1 初级保健的治理

初级保健是荷兰卫生体系的支柱,目前的卫生政策着力于解决初级保健组织框架的整合和透明度。目前荷兰正在实施新的政策评估措施,目的是改善急诊服务的组织框架(如激活诊疗中心),提高初级保健机构内不同专业的合作或者不同服务提供者的合作。同时,措施还将促进荷兰卫生保健体系的改革和创新，增加病人在卫生决策中的参与度，提升其服务的透明度(Actiz Visienota Eerstelijn,2008;Klink,2008)。预防保健和健康促进服务的最优提供也是当前卫生政策的热点问题(Bakker et al.,2005;Samenwerkende Gezondheidsfondsen,2010)。

荷兰有很多利益相关者对初级保健的政策制定提供了帮助，需要重点提到的包括荷兰皇家医学协会、荷兰全科医学院、荷兰健康保险学院、荷兰病人和消费者联合会、各市政公共卫生部门、省级支持部门以及全国初级保健协会(Schäfer et al.,2010)。

荷兰卫生、福利和运动部每年都会制定卫生保健预算。不过，没有专门的初级保健预算。在总预算中，全科医生、药剂师、理疗师等其他在初级保健机构工作的卫生保健专业人员有专门的工资预算。全科医生就诊的成本通过健康保险补偿。收费水平和人均费用由政府限定一个比较小的讨价还价范围(Ministerie van Volksgezondheid,2010)。

除了分配财政资源，中央政府还负责基本健康保险服务包的内容，确定那些还无法自由协商服务的价格，制定公共卫生目标，确定长期服务机构的能力，保障卫生保健可负担并高效、可及和高质量地提供。市政公共卫生当局在公共卫生中扮演了主要角色，负责预防(如定期收集人群健康数据、组织开展预防项目等)服务，促进市政当局制定公共卫生政策，为急诊精神病病人提供需求评估等。从2007年起，市政当局负责实施社会支持法案，包括一系列的家庭保健服务(Schäfer et al.,2010)。

通常，学生如果完成6年的医学教育并通过了医学学位考试，他们就可以开始行医，包括提供处方和诊断书，不过，这时候还不能作为全科医生或者其他医生行医。全科医学研究生培养还需要3年时间，包括理论和实践学习。每年大概有20％的医学生完成该培养课程。

全科医生像其他医生一样，可以根据《卫生保健职业法案》注册，成为专门的职业。全科医生如果要重新登记，需要每年培训40小时，并参与至少10小时的同伴评议活动。2011年将访问/进修计划也列入了重新注册的必要条件。

根据《卫生服务机构质量法案》，卫生保健服务供方提供的服务必须是根据质量体系制定的"负责"的服务。这种"负责"的服务是指"以病人为导向，高质、有效、高效并针对实际需求"的服务。除了该法案，初级保健医生必须在工作中遵循众多指南的要求，一般这些指南都是由专业组织负责制定和提供，如荷兰全科医生学会和荷兰全科医生协会。对全科医生而言，这些指南包括治疗标准，也包括疾病的处方指南。对初级保健行业而言，这些指南也包括全科医生服务所在的建筑物的要求(Schäfer et al.,2010)。

病人的权利，如知情同意权、医疗档案的获取权以及申诉权等受到法律的保护。根据法律要求，所有的卫生保健服务者(包括机构和私立行医者)必须强制组织成立病人委员会(消费者代表法)以确认病人的法律地位并维持良好的医患关系。在荷兰，保持着根据病人经验进行日常评估的惯例，目的是可以改善服务体系的反应性(Schäfer et al.,2010)。

2.2 初级保健的经济背景

基于初级保健行业的支出数据，估计荷兰健康总支出的14.7％用于初级保健。2003年，18.4％的卫生支出用于预防和公共卫生(Schäfer et al.,2010;Witte,2006)。

99％的荷兰人都有健康保险，主要包括基本健康保险和自愿健康保险。基本健康服务包括全科医生、助产士、理疗师(每年头十次需要病人自费)提供的服务，以及职业医师、语言治疗师、营养师和康复治疗师提供的最大限度的服务。但是，对所有接受除全科服务之外的服务内容，病人每年都享有一定的折扣(2010年为165欧元，包括全科医生开的处方)。该折扣不能通过自愿健康保险承担。不过，治疗成本不在基本健康保险中的费用(超过最大服务量或者需要病人自费部分费用)可以通过自愿健康保险来承担。92％的病人都有额外的自愿健康保险。患有慢病的人群如果使用药物清单上的药物，可以获得一定的补偿(Schäfer et al.,2010)。

2007年,荷兰只有9%的病人声称全科服务不能负担(Grol & Faber,2007)。

荷兰85%的全科医生都是个体行医,15%为受雇于全科医生并拿固定薪酬服务的全科医生(该机制称为全科医生服务于全科医生)。

全科医生的支付机制包括多种因素,如登记病人的人头费、全科医生问诊费、全科护士咨询费(如果有),为提高全科医生效率或者替代医疗服务的费用(病人自费),提供出诊服务的费用(Gusdorf,Smit & Voorbraak,2009;LHV,CNV Publieke zaak & ABVAKABO FNV,2009;Schäfer et al.,2010)。个体行医的全科医生每年平均收入按购买力平价计算为124961欧元(2006年),不包括服务成本(OECD,2009),专科医生的收入要高得多,如图20.1所示。

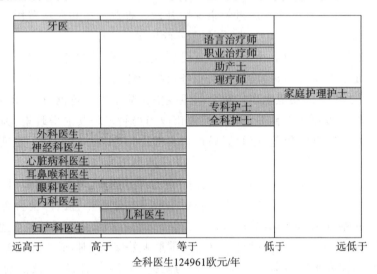

图20.1　中等职业生涯医务人员与中等职业生涯全科医生平均收入的关系

保险方和代表全科医生的机构以及荷兰全科医师协会的代表,会就达成合同进行谈判,收费价格(自费服务和人头费)的谈判范围很小,政府设定了范围。

此外,保险公司与个体全科医生会在一个较小的范围内达成一致。这种个体的谈判主要涉及"现代化与创新"行动。平均来看,一名全科医生要同14家健康保险公司签约,这要看保险公司签约的病人数量(NIVEL,2009)。

2.3　初级保健人力资源的发展

2008年荷兰在岗的全科医生数量占所有执业医生的56%(Capaciteitsorgaan,2008)。

即使初级保健服务主要由全科医生提供,荷兰初级保健的人力资源还包括牙医、职业医师、助产士、理疗师、家庭护理护士、专科护士以及初级保健/全科服务护士(Kroneman,Maarse & Van der Zee,2006;Schäfer et al.,2010)。

在荷兰,关于未来初级保健人力资源需求和发展的计划有比较多的研究(Capaciteitsorgaan,2009)。

图20.2显示了五年内初级保健职业的供给发展趋势,理疗师的需求增长最为引人注目。全科医生、牙医、助产士和职业治疗师看起来增长比较稳定(Eurostat,2009)。

2009年,28%的荷兰全科医生年龄在55岁及以上,36%年龄在45岁以下。因此,全科医生大多数处于45~55岁(NIVEL,2009)。全科医生每周工作时间为31.2小时(Van den Berg et al.,2006)。荷兰多个法案对全科医生的职责有具体的规定,包括《医疗行为法》(WGBO)和《卫生保健职业法》(Ministerie van Volksgezondheid,1993,1994)。

从1974年开始荷兰的八所大学就有家庭医学研究生培养项目(Huisartsopleidingen Nederland,2010)。2008年,20%的医学生选择家庭医学研究生专业(Capaciteitsorgaan,

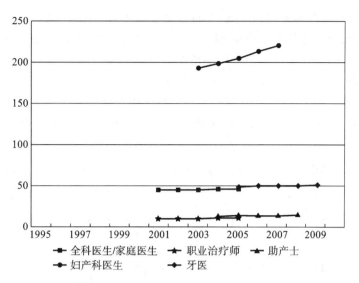

图 20.2 近五年每 10 万居民拥有的初级保健专业人员的供给变化

2008)。同时,家庭医学也作为本科生的主课,但每所医学院允许调整相应的医学课程。不过课程安排要与学生将来从事的职业高度相关。家庭医学研究生学习需要三年时间,其中 21～30 个月在全科服务机构,6～15 个月在医院三个不同的专业实习(College voor Huisarts Geneeskunde,2008;Erasmus MC,2009;Rijksuniversiteit Groningen,2010;Vrije Universiteit Amsterdam,2009)。

荷兰初级保健全科护士也有相应的培养,要看其具体文凭,一般都是 1～2 年。要成为地区护士或社区护士,需要接受全科护理培养(4 级或 5 级),培养时间为 4 年(Beroepsvereniging Prakrijkverpleegkundigen en Praktijkondersteuners,2007)。

2009 年,绝大多数全科医生(88%)报告称对他们的职业满意(Faber,Voerman & Grol,2009)。

几乎所有的初级保健学科都有其相应的协会,大概 95% 的全科医生是荷兰全科医生协会和荷兰全科医生学会的会员(LHV,2010;NHG,2010)。荷兰有好几种同行评议的初级保健杂志(Capaciteitsorgaan,2008)。

3. 初级保健的过程

3.1 初级保健服务的可及性

荷兰全科医生在不同地理位置上的分布略有差异,地区(以地区为主的配置结构)最高和最低的差距为每 10 万人 16.7 名。城乡平均水平之差为每 10 万人 3.6 名(NIVEL,2009)。只有少数地区存在全科医生短缺现象。估计在荷兰任何地方,只需要开车 1～3 分钟就可以找到全科医生,大概 0.1% 的荷兰人需驱车超过 10 分钟找到全科医生(Westert et al.,2010)。目前药剂师的供给没有任何问题,通常有三种类型,即公立药剂师、医院药剂师和配药全科医生。大概 1900 名公立药剂师为 92% 的人群服务,剩下的 8% 的人群主要集中在农村地区,由家庭医师负责配药。2008 年,荷兰大概有 459 名配药全科医生(Schäfer et al.,2010;Westert et al.,2010)。

2007 年,在欧洲晴雨表公司开展的一项调查中,92% 的荷兰受访者自认为对全科服务的可及性较满意(European Commission,2007)。

荷兰所有的全科医生都有预约系统,全科医生必须在周一到周五的 8:00—17:00 为病人提供全科坐诊服务。此外,全科医生还要 24 小时全天候为病人提供服务,所以下班后为病人提供服务也是可能的。在过去,全科医生采用小范围的倒班制度。如今,已经有机构大规模地提供全科医生下班后的治疗服务(Schäfer et al.,2010),全科医生平均每周出诊 8.75 次(NIVEL,2009)。全科医生通常也会使用电话问诊,为一些特殊病人提供特殊的门诊服务,他们一般也都有自己的网站,如图 20.3 所示,但是电子邮件咨询很少用到(NIVEL,2009;Verheij,Ton & Tates,2008)。

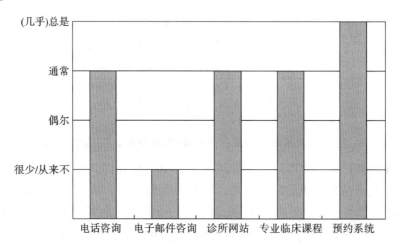

图 20.3 初级保健机构或初级保健中心通常存在的工作方式及范围

3.2 初级保健服务的连续性

荷兰居民都可以在全科医生处登记注册。从原则上讲,所有病人可以自由选择全科医生,但在实际操作中还是有限制。譬如在乌特勒支市,居民和全科医生签署双方协议时就有限制。由于病人的选择受到限制,他们实际上只能同位于居住区附近的全科医生签约,而且全科医生有权拒绝病人。拒绝病人可能是因为他们离门诊太远,或者全科医生病人清单上的病人太多(Schäfer et al.,2010)。

荷兰全科医生协会制定了全科服务的范围(800~2750 人),对新的全科服务机构的分布也做了规定。荷兰全科医生 2008 年平均服务 2322 名居民(Hingstman & Kenens,2008)。有 71% 的病人称他们一直同全科医生保持联系($n=9334$)(超过 18 年),剩余的病人称他们也会找其他全科医生就医(Jabaaij et al.,2006)。

图 20.4 显示,几乎 3/4 的病人对医患关系、服务质量都比较满意。在一项国际调查中显示,26%($n=1557$)的荷兰人称他们对医生的就诊时间满意(Grol & Faber,2007),通常标准就诊时间为 10 分钟(Verheij et al.,2010b)。

荷兰所有的全科医生都会例行保存临床记录,并且都有计算机。98% 的荷兰全科医生使用全科医生信息系统(Huisarts Informatie Systeem,HIS)帮助工作,譬如财务管理、开药物处方并同药剂师沟通,或者使用病人信息系统保存病历等(Dobrev et al.,2008;Faber,Voerman & Grol,2009)。

在荷兰,病人找专科医生就诊需要转诊。所有的全科医生都要使用转诊单,要么通过全科医生信息系统(58%),要么采用常规的手写方式(40%)(Van den Heuvel & Kaag,2004)。

2009 年,电子病历开始在全科服务机构大规模使用,也包括加班公司提供的服务。如果他们都使用电子病历系统,那么信息就会及时传递。一般来说,全科医生从专科医生那里获得治疗后的信息需要两周时间(Faber,Voerman & Grol,2009)。

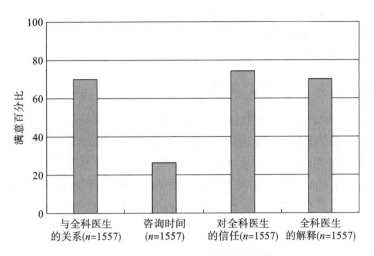

图 20.4 2007 年病人对服务的满意度

3.3 初级保健服务的合作

全科医生是卫生服务体系的"看门人",找专科医生看病需要转诊。但病人可以直接找家庭护理护师、理疗师、急诊助产士、职业医师、康复治疗师和牙医就诊(Verheij et al.,2010a)。

荷兰大多数(58.1%)的全科医生目前处于 2 个或以上集体行医的状态。剩下的都是独立行医(见图 20.5)(NIVEL,2009)。

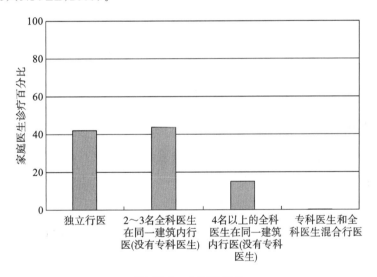

图 20.5 共享的服务

在荷兰,初级保健团队之间的合作是一件比较普遍的事情,主要存在于全科医生之间或者全科医生与其他专业人员之间,他们通常会定期开碰头会,尤其是那些在一栋大楼内一起行医的医务人员。全职工作人员与全职全科医生之比为 1∶4,主要为医务助理和护士(Faber,Voerman & Grol,2009)。在初级保健机构,由护士完成护理主导的糖尿病门诊非常普遍,也包括健康教育活动(Nielen & Schellevis,2008;Van den Berg et al.,2004)。

荷兰的初级保健和专科服务之间也保持着频繁的合作。譬如专科医生通常要为全科医生教授临床课程,全科医生也会经常通过电话向专科医生咨询。

荷兰有范围很广的(公立)卫生保健监督体系,全国 92 家全科服务机构构成了荷兰全科医生信息网络。有超过 35 万病人的数据通过系统自动处理并进行监控,如疾病的流行、医患行为、服务提供过程的监督等(Verheij et al.,2010a)。另外,荷兰还有特殊的供需监测(VAAM)

机制,可以通过常规的数据收集来分析某种人口学条件下某种疾病所需的卫生保健服务,或者判断针对这些疾病需要提供哪些不同的服务。根据上述信息,卫生保健相关的供需信息就可以提供给决策者作为参考(NIVEL,2010)。

3.4 初级保健服务的复杂性

荷兰96%的病人都是由全科医生独立处理而无须转诊(Verheij et al.,2010a)。这是衡量全科医生提供复杂、综合服务的指标,其他初级保健职业同样如此。

考虑到首诊问题的类型,全科医生可能会经常关心18岁以上的女性是否服用口服避孕药,或者确认是否怀孕,或者看儿童是否有严重的咳嗽以及其他心理问题。全科医生也会经常提供诊疗和跟踪服务,如针对Ⅱ型糖尿病、轻度抑郁、肿瘤(需要姑息治疗)以及充血性心力衰竭等(见表20.2)。

全科医生也会参与预防保健活动,譬如国家免疫规划项目、性传播疾病的检测、HIV/AIDS筛查等。全科医生还会参与计划生育活动,助产士会负责产前服务等,不过常规妇科监测由婴儿保健中心来完成。全科医生也经常会参加健康促进活动,譬如关于饮酒、戒烟以及体育锻炼活动的咨询等(Verheij et al.,2010a)。

表20.2 全科医生参与不同初级保健服务的程度 *

全科医生可能参与的服务	全科医生"总是"参与的服务	全科医生"从不"或"很少"参与的服务
首诊(共10项)	• 儿童伴剧烈咳嗽 • 年满8岁儿童伴听力问题 • 年满35岁女性月经不规则咨询 • 50岁以上女性伴乳房肿块	—
疾病的治疗和随访(共9项)	• 单纯Ⅱ型糖尿病	• 被养老院和疗养院接收的病人
医疗技术规程(共10项,包括全科医生或全科护士)	• 伤口缝合 • 疣切除术	• 静脉输液
预防性保健(共8项)	—	• 乳腺癌筛检 • 胆固醇水平检测
健康促进(共4项)	—	—

注释:* 回答全科医生参与的程度:(几乎)总是;通常;偶尔;很少或从不。

4. 初级保健体系的产出

4.1 初级保健的质量

2008年,荷兰全科医生人均每年提供6.7张处方(Verheij et al.,2010a)。2007年抗生素的全身用量为每千人每天12.8 DDD(Cars,Molstad & Melander,2001;ESAC,2009)。

荷兰慢病质量管理还有很大的提高空间,年满 25 岁糖尿病人群的指标如下:
- 45%的病人胆固醇含量超过 5 mmol/L;
- 过去 12 个月做过高血压检查的人群中,42%血压高于 140/90 mmHg;
- 48%的病人 HbA_1C 水平>7.0%;
- 过去 12 个月测量过 BMI 指数的病人,38%超重或者肥胖;
- 过去 12 个月,38%的病人做过眼底检查。

对于患有 COPD 的个体(Dutch Institute for Healthcare Improvement,2008;RIVM,2009;Verheij et al.,2010a):
- 33.9%的病人在过去 12 个月都做过功能测量;
- 77.0%的病人在过去 12 个月内接受过随访。

因初级保健无法治疗而住院的人数反映了初级保健的质量。图 20.6 显示 2008 年耳鼻喉感染的住院率极高,但是脱水和哮喘的住院率只是相对略高一些(Prismant,2008)。

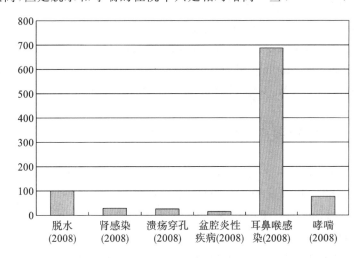

图 20.6 近年来每 10 万人群中因对初级保健诊断敏感而住院的人数

2007 年,荷兰 74%的风险人群(指标风险较高的 60 岁及以上人群)选择注射流感疫苗。

在荷兰,除了年满 12 岁的女孩子会接种 HPV 疫苗之外,对儿童一般会注射联合疫苗,如麻腮风、百白破等,一般从出生到 10 岁之间注射。如果这些孩子的父母愿意,或者他们因生活环境感染乙肝病毒的风险较高,这些儿童也会注射乙肝疫苗。每年大概有 3.6 万名儿童因为高风险接种乙肝疫苗(Zwakhals & Van Lier,2009a,2009b,2009c)。

荷兰每年大概有 110 万女性受邀接受乳腺癌筛查,但是实际检查的人数只有 85 万人,一般只有 50~75 岁的女性会受邀接受检查(Centraal Bureau voor de Statistiek,2008;Schopper & De Wolf,2007;Von Karsa et al.,2007)。

荷兰每年有 85 万名女性(年龄 30~60 岁)受邀接受巴氏涂片检查,其中 66%会参加筛查(2003 年)。巴氏涂片检查一般由全科医生及其助手完成(Isken,2009;Linos & Riza,2000)。

4.2 初级保健的效率

在 2008 年的全科诊疗服务中,有 5.8%是出诊服务,19.8%为电话问诊(Verheij et al.,2010a),平均问诊时间为 10 分钟(Van den Berg et al.,2010b)。

每位荷兰公民平均每年要找全科医生就诊 3.4 次。一个全科医生每周要接诊 123 次,其中直接花在病人服务上的时间占 69%(Faber,Voerman & Grol,2009;Verheij et al.,2010a)。

2008 年,荷兰大概每千名病人中有 188 名通过全科医生转诊到专科医生(Verheij et al.,2010a)。

参考文献

[1] ActiZ Visienota Eerstelijn(2008). Zorg in de toekomst-Toekomst in de zorg[Health care in the future-future in health care]. Utrecht,ActiZ.

[2] Bakker DH et al. (2005). Op een lijn: Toekomst-verkenningen eerstelijnszorg 2020 [Primary care forecast to 2020]. Bilthoven,NIVEL/RIVM.

[3] Beroepsvereniging Prakrijkverpleegkundigen en Praktijkondersteuners(2007). Opleiding Praktijkondersteuner in de Huisartsenpraktijk[Training for practice assistants in the general practice]. Utrecht, V&VN (http://www.praktijkverpleegkundigen-praktijkondersteuners.nl/pages/opleiding.php,accessed 15 September 2010).

[4] Bovendeur I(2008). Preventie van influenze samengevat [Prevention of influenza: summarized]. Bilthoven,RIVM.

[5] Capaciteitsorgaan(2008). Capaciteitsplan 2008 over de medische, tandheelkundige, klinisch technologische en aanverwante opleidingen[Capacity plan 2008 for medical, dentist and clinical-technological training cohorts]. Utrecht,Capaciteitsorgaan.

[6] Capaciteitsorgaan(2009). Capaciteitsplan 2009 [Capacity plan 2009]. Utrecht, Capaciteitsorgaan.

[7] Cars O,Molstad S,Melander A(2001). Variation in antibiotic use in the European Union. The Lancet,357:1851-1853.

[8] Centraal Bureau voor de Statistiek(2008). GGD-regio periode gemiddelde[Municipal health centre time-period average]. The Hague,Centraal Bureau voor de Statistiek.

[9] College voor Huisarts Geneeskunde (2008). V.e.m.z.v.g. Besluit Huisartsgeneeskunde[General Practice Act]. Utrecht,KNMG(http://knmg.artsennet.nl/Opleiding-en-Registratie/opleiding/hvrc.htm,accessed 15 September 2010).

[10] Dobrev A et al. (2008). Benchmarking ICT use among general practitioners in Europe. Bonn,Empirica.

[11] Dutch Institute for Health Care Improvement (2008). Final report, European Core Indicators in Diabetes project. EUCID Project. Utrecht,Dutch Institute for Health Care Improvement.

[12] Erasmus MC(2009). Studiegids 2009-2010. Beschrijving bachelorfase[Study guide 2009-2010]. Rotterdam,Erasmus MC[http://www.erasmusmc.nl/onderwijs/geneeskunde/studiegids/curriculum/algemeen/1955609,accessed 15 September 2009).

[13] ESAC(2009). [web site]. Antwerp, European Surveillance of Antimicrobial Consumption(http://app.esac.ua.ac.be/public/index.php/en_gb/home,accessed 9 December 2009).

[14] European Commission(2007). Special Eurobarometer 283:Health and long-term care in the European Commission. Brussels,European Commission.

[15] Eurostat(2009). Eurostat Statistics 2009. Luxembourg,Eurostat(http://epp.eurostat.ec.europa.eu/portal/page/portal/statistics/themes,accessed 15 September 2009).

[16] Faber M, Voerman G, Grol R (2009). International Health Policy Survey 2009 Commonwealth Fund:Onderzoek onder huisartsen in 11 landen. Nijmegen, Radboud University Nijmegen Medical Centre.

[17] Grol R,Faber M(2007). Onderzoek onder consumenten en patienten in 7 landen[Study

of patients and consumers in seven countries]. Nijmegen, Centre for Quality of Care Research UMC St. Radboud.

[18] Gusdorf LMA, Smit M, Voorbraak B (2009). Zorgthermometer [Health care measurement tool for general practice: first study]. Zeist, Vektis.

[19] Hingstman L, Kenens RJ(2008). Cijfers uit de registratie van huisartsen[Data from the registration of general practitioners]. Utrecht, NIVEL.

[20] Huisartsopleidingen Nederland(2010). Huisartsopleiding Nederland[Dutch training of general practitioners]. Utrecht, Huisartsopleiding Nederland(http://huisartsopleiding. nl/organisatie/huisartsopleiding-nederland. html, accessed 15 September 2009).

[21] Isken LD(2009). Preventie van baarmoederhalskanker samengevat [Prevention of cervical cancer: summarized], Bilthoven, RIVM.

[22] Jabaaij L et al. (2006)Altijd dezelfde huisarts? Een onderzoek naar wens en waardering van patienten [Always the same general practitioner? A study in relation to the satisfaction of patients with their experiences]. Huisarts en Wetenschap, 49 (13): 655-659.

[23] Klink A(2008). Een dynamische eerstelijnszorg[Dynamic primary care system]. The Hague, Ministerie van Volksgezondheid, Welzijn en Sport.

[24] Kroneman M, Maarse H, Van der Zee J(2006). Direct access in primary care and patient satisfaction: a European study. Health Policy(Amsterdam, Netherlands), 76: 72-79.

[25] LHV(2010). [web site]. Utrecht, Landelijke Huisartsen Vereniging[Dutch Association of General Practitioners](http://lhv. artsennet. nl/Home. htm, accessed 15 September 2009).

[26] LHV, CNV Publieke zaak, ABVAKABO FNV(2009). CAO Huisartsenzorg 1 januari 2009-31 maart 2010[Collective labour agreement for general practice, 1 January 2009-31 March 2010]. Utrecht, LHV

[27] Linos A, Riza E(2000). Comparisons of cervical cancer screening programmes in the European Union. European Journal of Cancer, 36: 2260-2265.

[28] Ministerie van Volksgezondheid, Welzijn en Sport(1993). Wet op de Beroepen in de Individuele Gezondheidszorg[Health Care Professions Act]. The Hague, Ministerie van Volksgezondheid, Welzijn en Sport.

[29] Ministerie van Volksgezondheid, Welzijn en Sport(1994). Wet op de Geneeskundige Behandelingsovereenkomst [Medical Treatment Agreement Act]. The Hague, Ministerie van Volksgezondheid, Welzijn en Sport.

[30] Ministerie van Volksgezondheid, Welzijn en Sport(2010). Beleidsagenda 2010[Annual policy paper, 2010]. The Hague, The Hague, Ministerie van Volksgezondheid, Welzijn en Sport.

[31] NHG(2010). [web site]. Nederlands Huisartsen Genootschap [Dutch College of General Practitioners]. Utrecht, Nederlands Huisartsen Genootschap (http://nhg. artsennet. nl/, accessed 15 September 2009).

[32] Nielen MMJ, Schellevis FJ(2008). Preventie in de huisartsenpraktijk anno 2008. De vroege opsporing van hart-en vaat ziekten, diabetes mellitus en nierziekten. [Prevention in general practice 2008. The early detection of cardiovascular disease, diabetes and kidney diseases]. Utrecht, NIVEL.

[33] NIVEL(2009). Registratie van huisartsen [Registration of general practitioners]. Utrecht, NIVEL.

[34] NIVEL(2010). [web site]. VAAM[Demand and supply analysis monitor]. Utrecht, NIVEL(http://www.nivel.nl/vaam, accessed 15 September 2009).

[35] OECD(2009). Health Data 2009. Paris, Organisation for Economic Co-operation and Development/IRDES(http://www.eco-sante.fr/index2.php? base=OCDE&langh=ENG&langs=ENG&sessionid=, accessed 15 September 2009).

[36] Prismant(2008). Landelijke LMR-informatie-Diagnosen [Dutch National Medical Registration and Information Database: Diagnosis]. Utrecht, Prismant (http://cognosserver.prismant.nl/cognos7/cgi-bin/ppdscgi.cgi? DC=Q&E=/Prisma-Landelijke-LMR/Landelijke+LMR-informatie+-+Diagnosen, accessed 15 September 2009).

[37] Rijksuniversiteit Groningen(2010). Het Gronings Curriculum voor de opleiding tot arts [The cohort of the faculty of medicine in Groningen]. Groningen, Rijksuniversiteit Groningen (http://www.rug.nl/umcg/_shared/pdf/herzcurrgeneeskunde.pdf, accessed 15 September 2009).

[38] RIVM(2009). [web site]. EUPHIX. Bilthoven, RIVM(http://www.euphix.org/object_document/o4581n27010.html, accessed 15 September 2009).

[39] Samenwerkende Gezondheidsfondsen (2010). Preventie met zorg [Prevention with care]. Amersfoort, Samenwerkende Gezondheidsfondsen.

[40] Schäfer W et al. (2010) The Netherlands: health system review. Health Systems in Transition, 12(1):1-229.

[41] Schopper D, De Wolf C(2007). Breast cancer screening by mammography: international evidence and the situation in Switzerland. Bern, Krebsliga Schweiz/Oncosuisse, Bern.

[42] UNDP(2010). International Human Development Indicators. New York, United Nations Development Programme (http://hdrstats.undp.org/en/countries/profiles/NLD.html, accessed 15 September 2009).

[43] Van den Berg MJ et al. (2004). Tweede Nationale Studie naar ziekten en verrichtingen in de huisartspraktijk. De werkbelasting van huisartsen[Second Dutch national study of diseases and procedures in general practice. The workload of general practitioners]. Utrecht, NIVEL.

[44] Van den Berg M et al. (2006). The workload of general practitioners in the Netherlands: 1987 and 2001. Oxford, Radcliffe Publishing.

[45] Van den Heuvel L, Kaag M(2004). Protocollen voor de briefwisseling tussen huisarts en specialist[Procedures for the exchange of information(referral letters)between GPs and medical specialists]. Medisch Contact, 32/33:1268-1270.

[46] Verheij R, Ton C, Tates K(2008). Huisartsenzorg in cijfers: Het e-consult: Hoe vaak en met wie? [General practice care in numbers. The e-consult: how often and with whom? Huisarts en Wetenschap, 51(7):317.

[47] Verheij RA et al. (2010a). Landelijk Informatienetwerk Huisartsenzorg. Feiten en cijfers over huisartsenzorg in Nederland. [Netherlands Information Network of General Practice. Facts and numbers of general practice in the Netherlands]. Utrecht/Nijmegen, NIVEL/WOK.

[48] Verheij RA et al. (2010b). LINH Kerncijfers 2008 [Netherlands Information Network of General Practice: statistics of 2008]. Utrecht, NIVEL.

[49] Von Karsa L et al. (2007). Cancer screening in the European Union. Report on the implementation of the Council Recommendation on cancer screening. First Report. Luxembourg, European Commission.

[50] Vrije Universiteit Amsterdam (2009). Geneeskunde VUmc-compas. Studiegids 2009-2010 [Study guide 2009-2010]. Amsterdam, Vrije Universiteit Amsterdam (http://www.vu.nl/nl/Images/Geneeskunde%20VUmc-compas_tcm9-95937.pdf, accessed 15 September 2009).

[51] Westert GP et al. (2010). Zorgbalans 2010 [Dutch health care performance report]. Bilthoven, RIVM.

[52] WHO(2006). Mortality country fact sheet 2006: the Netherlands. Copenhagen, WHO Regional Office for Europe (http://www.who.int/whosis/mort/profiles/mort_euro_nld_netherlands.pdf, accessed 15 September 2009).

[53] WHO Regional Office for Europe (2009). European Health for All Database (HFA-DB). (http://www.euro.who.int/HFADB, accessed 15 September 2009). WHO Regional Office for Europe (2010). European Health for All database [online database]. Copenhagen, WHO Regional Office for Europe (http://data.euro.who.int/hfadb/, accessed 13 April 2010).

[54] Witte KE(2006). Wat zijn de kosten van preventie? [What are the costs of prevention?]. Bilthoven, RIVM.

[55] Zwakhals SLN, Van Lier EA (2009a). BMR per gemeente 2009 [Mumps, measles, rubella per municipality in 2009]. Bilthoven, RIVM.

[56] Zwakhals SLN, Van Lier EA (2009b). DKTP per gemeente 2009 [Difteria, whooping cough, tetanus, polio per municipality in 2009]. Bilthoven, RIVM.

[57] Zwakhals SLN, Van Lier EA (2009c). Hepatitisch B endemisch per provincie 2009 [Endemic information of hepatitis B per state in 2009]. Bilthoven, RIVM.

21 挪威

T. Hasvold, B. Christensen

1. 初级保健的背景

1.1 国家与人口

挪威位于北欧,与(大西洋)北海和北大西洋相邻,与瑞典、芬兰和俄罗斯接壤。

挪威受北大西洋气流影响,属于温带海洋性气候,内陆比较寒冷。国内居民480万,生活在386958平方公里的土地上,人口密度约为每平方公里12.4人,是欧洲人口最稀少的国家之一。

2009年挪威人口增长1.2%,妇女生育率为1.98(Statistics Norway,2010c)。人口从北向西逐渐增多,到东南部趋于稳定(Statistics Norway,2010c)。挪威人口人均年龄39岁,25.5%的人口在20岁以下,61.5%的人口为20~66岁,13%的人口高于66岁。挪威人口呈现老龄化的趋势,2002年有60万67岁以上老龄人口,估计2050年老龄人口将在110万~140万之间(Statistics Norway,2010c)。

1.2 经济与发展

挪威是君主立宪制国家,世袭制君主是国家领袖,首相是政府首脑。议会共有169个席位,每隔四年进行一次普选。

2009年,挪威人均GDP为493032挪威克朗(62043欧元),比欧盟27国平均水平高78%,在欧盟,只有卢森堡比挪威高。

1.3 人口健康

挪威女性期望寿命为83岁、男性为78.5岁(Statistics Norway,2010c)。婴儿死亡率为3.7‰(2008)。2008年主要死因中,循环系统疾病占34%、肿瘤占25.5%、呼吸道疾病占9.6%(Statistics Norway,2010c)。

1.4 卫生保健体系的特征

从2001年医院改革开始,挪威从分散化决策的国民卫生服务模式转向了半集权化的模式。2001年以前医院归县所有。2001年国家收回了医院,但是建立了郡卫生行政部门,作为提供专业卫生服务的企业。这种兼有卫生行政部门和卫生企业性质的组织架构是挪威独有的。郡卫生行政部门有两种角色,即行政职能和企业职能。在提供专业卫生保健服务方面,首先应具备的是"保健角色",即确保人群获得某种特定的卫生保健服务;其次就是专业卫生服务的生产和提供,因为这些卫生服务供给方属于每个郡所有。在过去的三十年里,挪威发展了一种类似于私立部门的具有自由精神的服务提供企业,但是国家仍然从宏观上负责建立、指导并控制着这些企业,这显然是一种管理上的"折中办法"。因此,挪威初级保健和次级保健服务就分摊给了不同层级的政府来负责,郡卫生行政部门负责专科服务为主的次级保健服务,而市政行政部门负责初级保健。

挪威健康总支出占GDP的比例比欧盟平均水平略高,每10万人拥有的医院床位数比欧盟平均水平低一半,因急诊住院的人数与欧盟平均水平相当,但是住院时间更短(表21.1)。

表21.1 卫生保健资源的发展与利用

	健康总支出占GDP的百分比(%)		人均健康总支出(以购买力平价计,美元)		医院床位(每10万人口)		医生(每10万人口)		全科医生占医生的百分比(%)	
	挪威	欧盟[1]	挪威	欧盟[1]	挪威	欧盟[1]	挪威	欧盟[1]	挪威	欧盟
1995	7.9	7.6	1862	1275.9	401	740.9	n.a.	292.7	n.a.	27.5[6]
2000	8.4	7.9	3039	1608.0	381	669.0	n.a.	295.1	n.a.	28.3[5]
2005	9.1	8.5	4301	2150.9	404	604.6	362	316.0	12.4	26.3[4]
2009	n.a.	8.8	n.a.	2788.2	310[7]	564.8	n.a.	321.6	n.a.	25.5[3]

	护士(每10万人口)		医院平均住院时间(天数)		医院急诊接诊(每百人)		每人每年门诊次数	
	挪威	欧盟[2]	挪威	欧盟[1]	挪威	欧盟[1]	挪威	欧盟[1]
1995	n.a.	575.1	8.2	12.5	14.6	15.7	n.a.	6.6
2000	n.a.	655.9	7.8	10.3	15.5	17.7	n.a.	6.8
2005	1364	682.7	6.9	9.5	17.4	16.2	n.a.	6.8
2009	n.a.	745.5	4.6[7]	8.8	n.a.	15.6	n.a.	6.9

数据来源:欧盟的平均值来源于欧洲人人享有健康数据库(WHO Regional Office for Europe,2010)。挪威数据来源于欧洲人人享有健康数据库(WHO Regional Office for Europe,2010)和挪威统计局(2010c)。

注释:[1] 1992、1997、2002、2007年。[2] 1991、1996、2001、2006年。[3] 除了西班牙、塞浦路斯、希腊、马耳他、波兰、罗马尼亚、斯洛伐克和英国之外2005年欧盟的平均值。[4] 除了塞浦路斯、西班牙、希腊、马耳他、波兰和罗马尼亚之外2002年的欧盟平均值。[5] 除了保加利亚、塞浦路斯、西班牙、希腊、马耳他、荷兰、波兰、罗马尼亚和斯洛伐克之外1997年的欧盟平均值。[6] 除了塞浦路斯、西班牙、希腊、马耳他、荷兰、波兰和罗马尼亚之外1993年的欧盟平均值。[7] 数字来源于挪威统计局(2010c)。

2. 初级保健体系的架构

2.1 初级保健的治理

挪威卫生保健体系以提供独立于社会地位、区域和收入基础上的平等服务为基本原则。国家的角色是提供国民政策,起草和监督立法以及分配资金,卫生保健服务提供的主要职责在郡政府和 431 个市政当局。市政当局负责初级保健,初级保健的目的在于改善人群的一般健康问题,或者提供不需住院治疗的健康相关服务,包括预防和治疗活动,具体内容如下:

- 健康促进和疾病、伤害的预防,包括学校卫生,健康中心的运转,以及随访医生、助产士和医生提供的儿童保健,孕产检查以及根据免疫规划要求的接种服务;
- 诊断、治疗和康复,包括全科诊疗(包括急诊)、理疗和护理;
- 机构内外的护理服务,市政当局负责养老护理、家庭护理和家庭帮助护理服务。

由市政当局和私立卫生服务提供方签订的合同,在保障卫生保健服务质量方面起到了重要的作用,也保障了卫生体系内相关各方的良好合作。市政当局与全科医生也会签约,这些签约医生通常是国家正式全科医生计划的重要组成部分;同时,双方签订的合同主要是用来协调全科医生和市政当局的关系。譬如,市政当局有权命令全科医生完成市政当局的卫生保健工作(每周最多 7.5 小时);当然,前提是这个条款被写进合同。2006 年,99% 的人群与正规的全科服务方签约,这实际上是一个清单系统,目的在于给予病人选择医生的权利来强化医患关系。

挪威的全科医生是专科服务的"守门人"。也就是说如果需要某种专科服务,全科医生必须要把转诊单交给医院或者私营的专科医生。在不违反法律和经济条件允许的前提下,郡卫生行政部门和市政当局可以因地制宜地制订和运行公共卫生规划。但实际上这些都受到了有限的资源的限制。

虽然市政当局负责初级保健服务,中央政府有五个直属的公立卫生机构,他们是由卫生和保健服务部管辖的专业的行政实体部门。第一是挪威健康理事会,这是卫生和社会事务领域内具有立法权的专业团体。该理事会负责调整卫生保健服务的发展方向,同时也对卫生领域国民政策的制定和实施,以及某些领域具体行为的国家标准做出贡献(Ministry of Health and Care Services,2011)。第二是卫生局,这是国家监督行政部门,职责是全面监督卫生和社会服务,确保卫生服务严格按照专业标准来提供。第三是国家公共卫生研究所,这是一个负责健康监测,以及提供流行病、感染疾病控制,环境医学,砷中毒以及药物滥用等专业知识和指导的国家机构。因此,虽然中央政府将管制的责任交给地方当局,但中央仍然通过指导、指令、指南、立法、预算等方式由不同的中央政府下属机构来实施。

2.2 初级保健的经济背景

2009 年市政卫生费用总支出达到了 105 亿挪威克朗(18 亿欧元),比 2008 年增加了 6.8 亿挪威克朗(7600 万欧元),大概 7%。支出包括工资成本、私立医生和理疗师的补助、健康中心的服务以及预防性卫生保健的支出,增加了相当于人均 2160 挪威克朗(242 欧元)(Statistics Norway,2010a)。

2008 年,初级保健占卫生总费用的 5.8%(Helsedirektoratet,2010)。所有人群都享有公立健康保险提供的全科服务。不过,多数服务还是有自费部分,但费用一旦超过了某一设定的阈值,超出的部分就由健康保险负担,此封顶线跟收入无关。

2006 年,全科服务的自费部分是 12.4 亿挪威克朗(1.6 亿欧元),这大概占全科医生支出的 32.4%。大概 40% 的诊疗需要自费。全科医生在各级政府拿工资的比例占 7%,其余的 93% 是同地方卫生行政部门(市政)签约的私营医生。他们收入有几个来源,人头费、付费服务和病人的自费部分。估计中等职业年限的全科医生收入在 10 万到 13 万欧元之间。其他初级保健工作人员,像护士、助产士和理疗师都是由市政当局发固定工资。

2.3 初级保健的人力资源的发展

护士和全科医生是初级保健的核心。白皮书《合作改革》(*The collaboration reform*)(Norwegian Ministry of Health and Care Service,2010)的目标是强化初级保健以便应付更多

的卫生保健服务：过去属于专科服务的内容现今都转到初级保健。此外，全科医生需要将精力更多地放在慢病防治。因此，就需要其他更多的专业团体，如专业培养的护士、理疗师、社工和健康教育工作者（设想的新的工作团队，应该可以给予病人更好的应对慢病的能力），以及将来更多的团队合作。

2005年，挪威每10万人中有45名全科医生和362名医生。全科医生由2003年的每10万人拥有43名，增加到2010年的每10万人拥有48名（图21.1）。同时，医生和理疗师的数量也在增长。2008—2009年增加了104名新的医生年工作量，每千居民拥有医生的数量达到了9.5名；2008—2009年增加了60名新的理疗师年工作量，达到了每千居民拥有8.7名理疗师，与2008年持平。护士由2003年的14103名增加到2008年的18514名（Statistics Norway，2010a）。

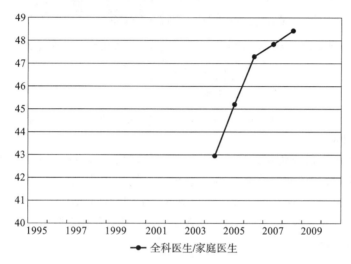

图 21.1　近五年每10万居民拥有的初级保健专业人员的供给变化

3. 初级保健的过程

3.1　初级保健服务的可及性

在挪威，从2001年就开始实施合格全科医生计划，目的是改善初级保健服务的质量和可及性。通常，病人有权选择全科医生并促进改善医患关系，不过病人每年只有两次选择的权利。挪威有病人注册系统，病人可通过该系统与医生签约，99%的人群都在此系统内，2007年每位医生的病人清单大约为1219人，不过该数字差别很大。2006年，71%的人群平均会找医生进行2.5次治疗（图21.2）。如果包含电话问诊，总次数增加到2.9次。挪威统计局报告指出每人每年会寻求4.6次全科服务，其中面对面诊疗每人每年为2.2次（Broyn, Kvalstad & Skretting Lunde, 2007）。

《挪威市政卫生服务法案》要求全科医生下班后提供急诊服务，通常由每个市安排一个急诊中心值班，并由本地的全科医生提供服务。此外，每千居民每年在急诊中心就诊数量为300次，找签约的专科医生就诊440次。

3.2　初级保健服务的连续性

如上说述，合格医生计划在于提高初级保健的连续性，尤其是老年人和慢病人群。病人似

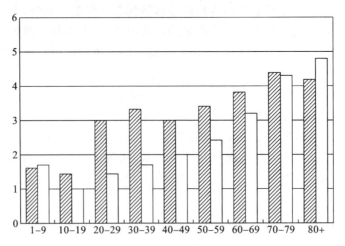

图 21.2　2006 年不同年龄和性别的居民诊疗次数（含家庭出诊）

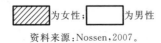 为女性；□ 为男性

资料来源：Nossen，2007。

乎对此安排比较满意，调查显示，挪威 94% 的病人对初级保健医患关系比较满意（Godager，Iversen & Luras，2007）。

所有初级保健医生需要为病人保存病历，其中 98% 病人都有电子病历。根据挪威的规定，记录不可以给其他同行，即使是多名全科医生在同一场所工作，其他医生代班工作时也不行。挪威护理服务也有记录，但这有可能导致医生和护士产生不同的医疗记录。在挪威，在必需之时获取这些信息往往非常困难，这也是《合作改革》白皮书出台的主要原因之一。挪威卫生部尤其强调发展电子信息（Sosial-og helsedepartementet，1996）。

3.3　初级保健服务的合作

在挪威，如果病人找专科医生就诊需要全科医生的转诊。不过病人也可以直接找专科医生，但是他们需要完全自费，也就是说国民健康保险完全没有补偿。如果病人出院，全科医生可以从医院领取电子出院单并负责病人出院后的随访服务，但是不包括同郡属健康保健机构签约的私人专科医生。市政护理服务通常与病人的家庭护理紧密相连。若病人需要转诊或直接看专科医生，他们必须先联系全科医生。病人出院，全科医生通常都会从医院收到出院单。

初级保健不同职业之间一般没有固定的会议安排。

3.4　初级保健服务的复杂性

表 21.2 给出了全科医生参与初级保健服务的概况。在挪威，孕期保健由全科医生和助产士完成，全科医生在孕妇怀孕期间也会提供问诊，但多数情况下都是由助产士完成，助产士也会提供产前保健课程。

表 21.2　全科医生融入不同初级保健服务的程度 *

全科医生可能参与的服务	全科医生"总是"参与的服务	全科医生"从不"或"很少"参与的服务
首诊（共 10 项）	· 年满 8 岁儿童伴听力问题 · 年满 50 岁女性伴乳房肿块 · 年满 28 岁男性伴首次惊厥	—

续表

全科医生可能参与的服务	全科医生"总是"参与的服务	全科医生"从不"或"很少"参与的服务
疾病的治疗和随访(共9项)	• 慢性支气管炎	—
	• 消化性溃疡	
	• 单纯Ⅱ型糖尿病	
	• 类风湿性关节炎	
	• 轻度抑郁症	
医疗技术规程(共10项,包括全科医生或全科护士)	• 宫内节育器植入	—
	• 眼底检查	
预防性保健(共8项)	• 性传播疾病检测	• 破伤风疫苗接种
	• HIV/AIDS筛查	
	• 宫颈癌筛检	
健康促进(共4项)	• 肥胖咨询	—
	• 运动(缺乏)咨询	
	• 戒烟咨询	
	• 酒精成瘾咨询	

注释：* 回答全科医生参与的程度：(几乎)总是；通常；偶尔；很少或从不。

公立机构的护士会根据国家接种项目和常规健康检查来跟踪12岁以下儿童出生以后的健康情况。公共护理服务也包括学校护理和学生问诊服务,其主要工作包括吸烟、饮酒和预防药物滥用的劝导以及避孕咨询等。当然,还有一项重要的功能是成为年轻人的对话伙伴以提高他们的认同感。

全科护理服务是每位市民的权利。除了疗养院,护理服务还包括为需要的人群提供家庭护理。

全科医生为所有成人和需要服务的儿童提供首诊。服务机构有诊断、治疗和小手术的设备。按通用代码ICPC-2排序,依次适用于肌肉/骨骼系统的疾病、心脏和循环系统的疾病、呼吸道/肺部疾病,这些疾病大概占整个问诊疾病的46%。在急诊服务中,最常见的是呼吸道/肺部疾病(Nossen,2007)。

4. 初级保健体系的产出

4.1 初级保健的质量

挪威2009年全科医生每千次诊疗的处方量为695次(表21.3)。

2007年,门诊抗生素的全身用量为每千人每天14.65 DDD(ESAC,2010)。

表21.3 2009年每千次诊疗各年龄组的处方量*

年龄组	每千次诊疗的处方量
不分年龄	695.07
0～9	495.60
10～19	498.32
20～29	667.28
30～39	675.60
40～49	702.93
50～59	787.12
60～69	874.02
70～79	934.30
80～89	918.44
90+	756.05

数据来源:(挪威)公共卫生研究所,2010b。

注释:数据库将每张处方记为一个病人,没有考虑一个病人可以有不止一张处方的情况。

挪威目前有14万人使用糖尿病药物。不过,还不知道究竟有多少确切的糖尿病病人,因为有些病人可能没有被诊断出来或者他们通过锻炼和饮食控制下来了。从挪威处方数据库获得的数据看,糖尿病药物使用量由2004年的7.9万片增加到2008年的10.5万片,尤其是随着老龄人群的增加变得更多(Norwegian Institute of Public Health,2010)。

使用量的增加,是由于预期生命的延长以及更多的人被诊断为糖尿病的缘故,所以更多的病人接受了药物治疗,也就是说接受强化治疗的人比以前增加了不少。糖尿病的风险随着年龄增长而增大。在60岁以上和75岁以上年龄人群中,分别有5%和10%的糖尿病病人(Norwegian Institute of Public Health,2010)。

挪威目前没有适当的数据来反映不当住院率指标。一项1999年的研究显示,有24%的长达6周的内科住院被专家陪审团诊断为不恰当(Eriksen et al.,1999)。图21.3显示,挪威慢病病人的住院率较高(Statistics Norway,2010b)。

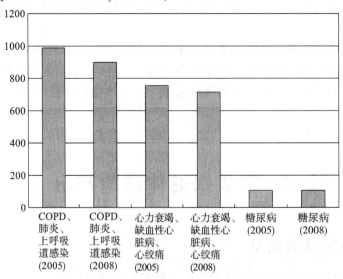

图21.3 近年来每10万人群中因对初级保健诊断敏感而住院的人数

资料来源:挪威统计局,2010b。

挪威儿童接种项目确保92%的婴儿接种了百白破和麻腮风疫苗,但是没有乙肝疫苗接种的数据,因为乙肝疫苗接种不是项目的要求。只有高风险人群(药物滥用者、乙肝高风险地区的移民)才会接种。

4.2 初级保健的效率

2006年,挪威全科医生共提供了1160万次问诊。其中出诊服务不到10万次,占1%以下。关于问诊时间的数据很少,但是估计标准的问诊和预期问诊时间为20分钟。

2005年挪威人均全科问诊为2.2次(人均每年就医4.6次)。2005年,医生平均每周诊疗81位病人,同年直接用于病人服务的平均时间占67%(Faber,Voerman & Grol,2009)。

参考文献

[1] Brøyn N, Kvalstad I., Skretting Lunde E. (2007). SEDA-sentrale data fra allmennlegetjenesten 2004—2006. Ny statistikk fra allmennlegetjenesten? [Key data from general practice 2004—2006: new statistics form genral practice]. Rapporter 2007/15. Oslo, Statistisk sentralbyrå.

[2] Eriksen BO et al. (1999). The cost of inappropriate admissions: a study of health benefits and resource utilization in a department of Internal medicine. Journal of Internal Medicine, 264(4): 379-387.

[3] ESAC(2010). [web site]. Antwerp, European Surveillance of Antimicrobial Consumption(http://app.esac.ua.ac.be/public/, accessed Please give date accessed).

[4] Faber M, Voerman G, Grol R (2009). International Health Policy Survey 2009, Commonwealth Fund: Onderzoek onder huisartsen in 11 landen. Nijmegen, Radboud University Nijmegen Medical Centre.

[5] Folkehelseinstituttet(2010a). [web site]. Oslo, Norhealth (www.norgeshelsa.no, accessed 3 May 2010).

[6] Folkehelseinstituttet(2010b). Norwegian Prescription Database. Oslo, Folkehelseinstituttet (http://www.norpd.no, accessed 28 September 2010).

[7] Godager G, Iversen T, Lurås H (2007). Fastlegeordningen. Utvikling i bruk, tilgjengelighet og fornøydhet. [Physician system: trends in the use, availability and satisfaction of care providers]. Oslo, Helseøkonomisk forskningsprogram ved Universitetet i Oslo.

[8] Helsedirektoratet(2010) Nøkkeltall for helsesektoren 2009. Oslo, Helsedirektoratet v/helsedirektør Bjørn-Inge Larsen.

[9] Norwegian Institute of Public Health (2010). Diabetes in Norway-fact sheet. Oslo, Norwegian Institute of Public Health(http://www.fhi.no/eway/default,aspx? pid=238&trg=MainLeft_5895&MainArea_5811=5895:0:15,4675:1:0:0:::0:0&MainLeft_5895=5825:74058::1:5896:1:::0:0, accessed 26 May 2010).

[10] Norwegian Ministry of Health and Care Services(2009). The Co-ordination Reform. Proper treatment-at the right place and right time, Report no. 47 (2008-2009) to the Storting. Oslo, Norwegian Ministry of Health and Care Services.

[11] Norwegian Ministry of Health and Care Services (2010). The collaboration reform. White Paper. Stortingsmelding No. 47/2010. Oslo, Ministry of Health and Care Service.

[12] Norwegian Ministry of Health and Care Services (2011). Norwegian Directorate of

[13] Nossen PJ(2007). Hva foregår på legekontorene? Ny statistikk fra NAV[What goes on in general practice? New statistics from NAV]. Arbeid og velferd,4:47-52.

[14] Sosial-og helsedepartementet(1996). Mer helse for hver B IT. Handlingsplan 1997-2000 [More health for each B IT. Action plan 1997-2000]. Oslo,Ministry of Health and Care Services.

[15] Statistics Norway (2010a). Major increase in municipal health expenditure. Oslo, Statistics Norway (http://www. ssb. no/english/subjects/03/02/helsetjko _ en/, accessed 8 July 2010).

[16] Statistics Norway(2010b). Pasientstatistikk[Patient statistics]. Oslo,Statistics Norway (http://statbank. ssb. no/statis tikkb anken/Default_FR. asp? PXSid＝0&nvl＝tru e&PLanguage ＝ 0&tilside ＝ selecttable/hovedtabellHjem. asp&KortnavnWeb ＝ pasient,3 October 2010).

[17] Statistics Norway(2010c). Statistics Norway. Oslo,Statistics Norway(www. ssb. no, accessed 29 September 2010).

[18] WHO Regional Office for Europe(2010). European Health for All Database(HFA-DB) [offline database]. Copenhagen,WHO Regional Office for Europe.

(Note: continuation from previous page — "Health. Oslo, Norwegian Ministry of Health and Care Services (http://www.regjeringen. no/en/dep/hod/About-the-Ministry/Subordinate-institutions/the-directorate-for-health-and-social-af. html? id＝213297,accessed 7 February 2011).")

22 波兰

A. Windak, M. Oleszczyk

1. 初级保健的背景

1.1 国家与人口

波兰位于中欧,国土面积 322575 平方公里。2008 年人口为 3814 万,女性人口占 51.7%,0~15 岁人口占 16.7%,65 岁以上老年人占 13.5%,人口密度约为 118 人/平方公里。波兰是议会共和国也是欧盟成员国,议员任职为每四年一届。波兰共和国总统采取普选,每届任期 5 年(Central Statistical Office,2010a,2010b)。

1.2 经济与发展

波兰 2008 年人均收入按照购买力平价计算为 17294 美元。波兰人力指数 2010 年为 0.795,排名世界 41 位。

目前(2010 年)波兰失业率为 13%。15 岁及以上人口受过高等教育的比例为 10.2%(Central Statistical Office,2010a,2010b;Klugman et al.,2010)。对外移民率为 5.1%,主要目的地为西欧国家。

1.3 人口健康

2008 年,波兰女性出生期望寿命为 80 岁,男性为 71 岁。60 岁预期生存期男女分别为 23 岁和 18 岁。2008 年婴儿死亡率为 5.64‰(Central Statistical Office,2010b)。波兰最常见的死亡原因为心血管疾病、肿瘤、事故和中毒,目前心血管疾病导致的死亡在不断减少,但是肿瘤致死的数量在不断增加(Centrum Systemów Informacyjnych w Ochronie Zdrowia,2009b)。

1.4 卫生保健体系的特征

波兰几乎所有人群都享有国民健康基金(Narodowy Fundusz Zdrowia,NFZ)提供的服务——中央政府管辖的垄断机构(Central Statistical Office,2010a,2010b)。

波兰卫生保健资源在过去 15 年里一直处于不断增加的态势(表 22.1),但仍然只达到欧盟平均水平的 65%。同时初级保健医生的门诊诊疗也一直稳步上升。在波兰,虽然在过去的 12 年里医院床位数下降了 1/3,但是住院比例却上升了,同时平均住院时间下降了一半(Centrum

Systemów Informacyjnych w Ochronie Zdrowia,2002,2006,2008；OECD,2010)。

表 22.1 卫生保健资源的发展与利用

	健康总支出占GDP的百分比（%）		人均健康总支出（以购买力平价计，美元）		医院床位（每10万人口）		医生（每10万人口）		全科医生占医生的百分比（%）	
	波兰	欧盟[1]	波兰	欧盟[1]	波兰	欧盟[1]	波兰	欧盟[1]	波兰	欧盟
1995	4.5	7.6	411	1275.9	629	740.9	230	292.7	n.a.	27.5[6]
2000	5.5	7.9	583	1608.0	581	669.0	222	295.1	13	28.3[5]
2005	6.2	8.5	857	2150.9	650	604.6	214	316.0	16	26.3[4]
2009	6.4	8.8	1035	2788.2	481	564.8	229	321.6	16	25.5[3]

	护士（每10万人口）		医院平均住院时间（天数）		医院急诊接诊（每百人）		每人每年门诊次数	
	波兰	欧盟[2]	波兰	欧盟[1]	波兰	欧盟[1]	波兰	欧盟[1]
1995	550	575.1	10.8	12.5	13.3	15.7	5.4	6.6
2000	496	655.9	8.9	10.3	15.5	17.7	5.4	6.8
2005	509	682.7	6.5	9.5	18.6	16.2	6.3	6.8
2009	520	745.5	5.9	8.8	19.43	15.6	6.8	6.9

数据来源：欧盟的平均值来源于欧洲人人享有健康数据库（WHO Regional Office for Europe,2010）。波兰平均值来源于Centrum Systemów Informacyjnych w Ochronie Zdrowia(2002,2006,2008；OECD,2010)。

注释：[1] 1992、1997、2002、2007年。[2] 1991、1996、2001、2006年。[3] 除了西班牙、塞浦路斯、希腊、马耳他、波兰、罗马尼亚、斯洛伐克和英国之外2005年欧盟的平均值。[4] 除了塞浦路斯、西班牙、希腊、马耳他、波兰和罗马尼亚之外2002年的欧盟平均值。[5] 除了保加利亚、塞浦路斯、西班牙、希腊、马耳他、荷兰、波兰、罗马尼亚和斯洛伐克之外1997年的欧盟平均值。[6] 除了塞浦路斯、西班牙、希腊、马耳他、荷兰、波兰和罗马尼亚之外1993年的欧盟平均值。

2. 初级保健体系的架构

2.1 初级保健的治理

20世纪90年代中期，波兰曾经期望通过推出政策来规划本国初级保健，但由于当时政府人员的频繁更换，目标并没有实现，政府一直没有出台有关初级保健的清晰政策，譬如如何促进初级保健提供方的公平分配，或者促进不同专业之间的合作等。目前，波兰卫生部也没有专门的部门来管理初级保健，而是交给地方政府以社区为单位进行管理。根据波兰法律，地方政府必须改善初级保健服务并保障全民的公平性和可及性。部分地方政府通常会直接参与服务并辖有专门的初级保健机构，但有些地方政府只是拥有私立健康服务机构的产权并采取雇佣服务的形式。

根据波兰法律规定，只有经过家庭医学或者全科医学培养的医生可以在公立服务机构提供初级保健服务（Act on Health Services Financed with Public Funds,2004）。不过，波兰目前仍然允许所有医生都能在初级保健机构工作，但是2017年之前必须完成家庭医学课程，否则就离开家庭医学的岗位(Zimna,2008)。初级保健服务的组织,包括设备设施等,都由国民健康基金(波兰唯一的健康保险公司)的主席负责具体的订购和管理。在波兰,偶尔会出版初级保健指南,主要是波兰家庭医学学会和其他专业科协共同编撰,多数情况下是以大家的共识为前提改编自国际通用的指南,有些指南会定时更新(如高血压和糖尿病)。

病人权利受法律保护,如知情同意权、医疗档案的获取权以及申诉权等(Act on Patients' Rights and Patient Rights Spokesman,2009)。

2.2 初级保健的经济背景

2009年,波兰计划用13%的国民健康基金预算提供初级保健服务,这一数字在过去五年一直在增加。此外,还有2%的预算用于预防服务,因为这些预防服务有一部分也是由初级保健机构提供(Narodowy Fundusz Zdrowia,2010)。

2008年,98%的波兰人都享有国民健康基金并覆盖所有初级保健服务(Narodowy Fundusz Zdrowia,2009),这些服务不需要任何自费。波兰初级保健医生开具的处方药,包括同国民健康基金签约的其他医生开具的处方药,可以分为三类:一类完全免费;第二类需要自费部分费用;第三类是完全自费。2007年只有8%的波兰人认为初级保健服务不能负担(European Commission,2007)。

波兰初级保健医生可以受雇拿薪酬也可以独立签约。2007年,57%的初级保健医生拿固定薪酬并受雇于公立健康中心、私立公司和其他组织,其中只有19%的医生有家庭医学文凭(Centrum Systemów Informacyjnych w Ochronie Zdrowia,2008)。通常医生拿的薪酬都是固定的,根据他们的服务年限会有少部分奖金,要依机构所有者、门诊负责人或者管理人员的意见而定。私立开业的医生,其收入主要来自于根据服务人群的年龄等因素调整的人头费(如是否患有心血管疾病、糖尿病或者是否住在本地居民区等),另有少部分收入来源于付费服务,主要是国民健康基金和地方政府支持的预防服务项目经费。在波兰,一个管理1600名病人的全科医生年收入在38400欧元左右,包括他们的服务成本(场所、人员及基本的附加检查)在内。不过收入会随着他们管理病人的数量急剧增加,同样,如果预防服务项目或者其他职责越多(如加班服务),收入也会越多。虽然目前还没有中等职业生涯全科医生净收入的官方数据,但大致相当于内科医生或者耳鼻喉科医生的水平,比护士或者助产士的工资要高很多,不过低于妇科、眼科、精神科或者外科医生的收入(图22.1)(Stefanska & Szarkowska,2009)。

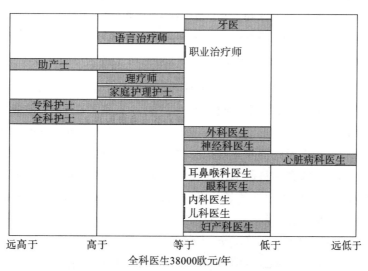

图22.1 中等职业生涯医务人员与中等职业生涯全科医生平均收入的关系

资料来源:Stefanska和Szarkowska,2009,不包括专家访谈。

2.3 初级保健人力资源的发展

所有享有保险的波兰居民可以不受限制地直接找初级保健医生(家庭医生或者内科和儿科医生)、牙医、初级保健护士和社区助产士问诊。虽然在波兰找心理医生、肿瘤医生、皮肤科或者眼科医生不需转诊,但他们的服务一般不被划入初级保健(Act on Health Services Financed with Public Funds,2004)。波兰的初级保健医生从周一到周五每天要开业10小时,不包括官方休假,这意味着每周要工作50小时(Ministry of Health,2009)。目前波兰初级保健工作人员的年龄没有可靠的数据来源。虽然初级保健医生的财务补偿比较吸引人(尤其是个体医生),但是波兰全科服务对医学毕业生来讲仍然不是很受欢迎(Windak et al.,2009)。家庭医学属于"赤子专业",政府必须提供更多的激励才能吸引年轻的医生加入这个队伍。目前这些努力收到了一些成效,2003年到2006年期间波兰家庭医生数量增加了27%(图22.2),而同一时期其他专科医生增长的比例较小。2007年,家庭医学的医生大概占所有在职医生的10%(Centrum Systemów Informacyjnych w Ochronie Zdrowia,2004,2008)。目前,关于初级保健劳动力需求和发展的研究没有能提供相应的数据。

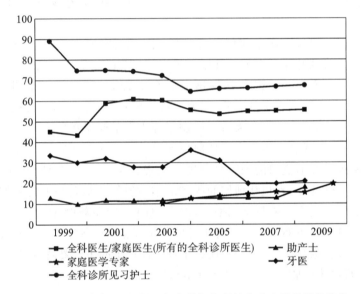

图 22.2 近五年每 10 万居民拥有的初级保健专业人员的供给变化

资料来源:卫生部,2009;国家健康基金(Narodowego Funduszu Zdrowia),2009;包括专家访谈。

家庭医学在波兰13所大学的12个医学院系都设有本科和研究生课程,所有的大学至少有一个家庭医学系,医学生必须完成至少100小时的家庭医学培养。波兰家庭医生的职业培养需要48个月,其中26个月要在全科服务机构学习。波兰家庭护士的专业培养需要665小时(Centrum Medyczne Ksztalcenia Podyplomowego,2003;Ministry of Health,2005)。

在波兰初级保健有很多活跃的专业组织。波兰家庭医学学会成立于1992年,主要负责全科医生的组织、质量监督、教育和科研工作。波兰家庭医学学会主要负责家庭医生的教育和研究,而初级保健就业者联盟作为独立的签约者,根据"绿山(Porozumienie Zielonogórskie)"协议负责保护家庭医生的经济利益。

《家庭医学问题》(*Problemy Medycyny Rodzinnej*)是波兰公开发行和同行评议的杂志,每季度发行一次,每次页面2000页。目前没有关于初级保健护理的杂志。

3. 初级保健过程

3.1 初级保健服务的可及性

2009年,大概每10万波兰居民拥有20名经过职业培养的家庭医生,但是不同地区差异很大。实际上,很多内科和儿科医生也在初级保健服务机构工作(每10万人中有55名医生在初级保健机构工作)。2008年,每10万人拥有67名初级保健护士和18名社区助产士(Centrum Systemów Informacyjnych w Ochronie Zdrowia,2009a)。目前没有相关数据反映波兰城乡初级保健水平的差异,不过专家估计初级保健医生不存在短缺现象,农村药剂师的供给也比较充足。

根据法律,波兰全科服务机构和其他初级保健中心必须每周8:00—18:00开业(Narodowego Funduszu Zdrowia,2009)。图22.3显示了初级保健机构的服务范围。对于多数波兰病人,可直接接触到广泛分布的初级卫生预约系统(Dobrev et al.,2008)。在波兰,加班服务可以直接同专科或者初级保健医生签约,他们一般采用就近轮班制或者转包给代理商。电子邮件问诊和某些病人的特殊问诊很少见。

购买了保险的居民可以免费享受坐诊和出诊服务,如果有转诊单,专科医生的服务也是免费的。根据法律,某些专科服务不需要转诊。一般来讲,90%的病人认为比较容易获得全科医生的服务(Paczkowska,2009)。

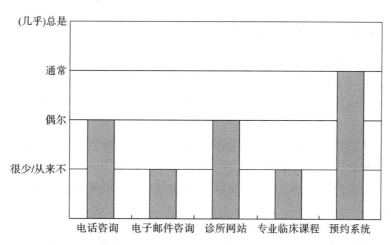

图22.3 初级保健机构或初级保健中心通常存在的工作方式及范围

资料来源 Dobrev等,2008;Marcinowicz,Konstantynowicz和Chlabicz,2008。

3.2 初级保健服务的连续性

在波兰,病人可以自由选择初级保健医生、护士和助产士。所有这些专业人员都有自己的服务病人清单(《公共资金资助卫生服务法案》,2004),2009年每位初级保健医生平均服务1539人。2008年,有85%的病人声称他们碰到一般健康问题时去找初级保健医生就医(Paczkowska,2009)。绝大多数(86%)的病人对医患关系满意(Marcinowicz,Konstantynowicz & Chlabicz,2008)。

波兰规定所有的初级保健服务者必须为病人保存临床记录(《病人权利和病人权利代言人法案》,2009),不过只有三分之一的病人使用电子记录系统,初级保健中心的计算机主要用于管理(Dobrev et al.,2008)。

如果病人需要转诊,初级保健医生需要开具转诊单(《公共资金资助卫生服务法案》,2004)。反过来,专科医生也要给全科医生相应的反馈,但是专科医生只会偶尔这样做,因为波兰法律要求他们每年只需要做一次就可以了。此外,专科医生加班时间提供的服务信息就更少传递给家庭医生了,主要是由于这些服务都代理给了其他医生。

3.3　初级保健服务的合作

在波兰,即便没有转诊,病人也可以找家庭医生或者其他初级保健医生、牙医和社区护士和助产士。找妇科、皮肤科、眼科、精神科或者肿瘤科医生也不需要转诊单,尽管这些医生一般不认为是初级保健医生。如果要找其他专科医生看病就需要转诊单(《公共资金资助卫生服务法案》,2004),通常是由初级保健医生或者与国民健康基金签约的医生提供。在某些情况下,出院单可以被看作是转诊单。

波兰多数初级保健服务工作人员在健康中心工作或者集体行医,2009年,只有6%的初级保健医生独立行医。初级保健工作者一般都是团队合作,家庭医生会定期与社区护士、助产士以及其他工作人员开碰头会,但很少直接与理疗师和社区药剂师接触。社区护士很少参与诸如糖尿病门诊之类的集体健康教育活动,不过他们经常会提供单独的健康咨询,譬如健康营养咨询等。门诊专科医生通常在医院门诊独立提供服务并且很少在工作中找初级保健医生。

初级保健工作人员必须向地区卫生监测机构报告法定传染病事件(《人类传染病防治法案》,2008)。不过,医疗档案几乎不会用于确定健康需求和卫生政策的制定。波兰偶尔会开展全国性的社区服务调查以提高初级保健的质量和反应(Kawecka-Jaszcz,Posnik-Urbanska & Jankowski,2007)。

3.4　初级保健服务的复杂性

波兰初级保健机构必须遵守国民健康基金关于设备标准的规定。如婴儿和儿童秤、糖试纸、绷带、心电图仪以及伤口缝合器械是必须配备的基本设施(Ministry of Health,2009;Narodowego Funduszu Zdrowia,2009)。多数机构配有耳镜,不过窥阴器和峰值流量计不是太常见。

表22.2显示了初级保健机构工作人员在不同服务中的作用。

在波兰,初级保健工作人员提供首诊服务的范围相对较窄。患有严重咳嗽或者听力问题的儿童多数情况下会找全科医生或者儿科医生首诊,患有乳腺肿块或者抑郁的人同样也会将家庭医生作为首诊选择。

表22.2　全科医生参与不同初级保健服务的程度*

全科医生可能参与的服务	全科医生"总是"参与的服务	全科医生"从不"或"很少"参与的服务
首诊(共10项)	• 儿童伴剧烈咳嗽	• 年满18周岁女性口服避孕药咨询 • 年满20岁女性妊娠确认 • 年满35岁女性月经不规则咨询 • 年满28岁男性伴首次惊厥 • 有自杀倾向的男性 • 52岁以上酒精成瘾的男性
疾病的治疗和随访(共9项)	• 慢性支气管炎	—

续表

全科医生可能参与的服务	全科医生"总是"参与的服务	全科医生"从不"或"很少"参与的服务
	・消化性溃疡 ・充血性心力衰竭 ・肺炎 ・单纯Ⅱ型糖尿病 ・类风湿性关节炎 ・轻度抑郁症 ・被养老院和疗养院接收的病人	
医疗技术规程(共10项,包括全科医生或全科护士)	—	・嵌脚趾甲楔形切除 ・头皮皮脂腺囊肿手术 ・伤口缝合 ・疣切除术 ・宫内节育器植入 ・角膜锈斑剔除 ・关节内注射
预防性保健(共8项)	・破伤风疫苗接种 ・高危人群流感疫苗接种 ・胆固醇水平检测	・过敏接种 ・性传播疾病检测
健康促进(共4项)	・4岁以下幼儿常规儿科检查	—

注释:＊回答全科医生参与的程度:(几乎)总是;通常;偶尔;很少或从不。

初级保健医生主要负责治疗和随访。患有慢病的病人(如肺部疾病、单纯糖尿病或者轻度抑郁)几乎都由初级保健医生承担随访的责任,老年公寓的老年人也是由家庭医生负责跟踪服务。

初级保健医生几乎不做小手术。

在波兰,儿童常规监测几乎都是由初级保健医生完成,他们还要负责儿童免疫规划并为儿童接种破伤风疫苗,或者为高风险成年人接种流感疫苗。生活方式咨询(如与肥胖、戒烟相关的问题)服务通常由初级保健医生和护士共同提供(Ministry of Health,2009;Narodowego Funduszu Zdrowia,2009)。

4. 初级保健体系的产出

4.1 初级保健的质量

波兰目前几乎没有数据来反映初级保健的质量。

虽然缺乏数据,但小范围研究的结果表明,急诊医生(普通医生和认可的专家)每天每千人开出的抗生素处方为 20 DDD(Dziurda et al.,2008;OECD,2009)。

慢病管理的质量可以用糖尿病人群的数据来说明：

- 52%的病人胆固醇含量＞5 mmol/L(2004)；
- 85%的病人超重或肥胖(2004)；
- 34.1%的病人 HbA$_1$C 水平＞7.0%(2008)(Cebolla & Bjornberg,2008;Fabian,2005;Fabian et al.,2008)。

这些数值相对较高，说明还有改善的空间。

波兰儿童疫苗接种率(如百白破)都高于 98%(Czarkowski et al.,2009)。但是老年人接种流感疫苗的比例就要低得多。2007—2008 年，只有 46%的 65 岁以上老年人接种了流感疫苗(Blank,Schwenkglenks & Szucs,2009)。

因初级保健无法治疗而住院的病人人数来源于未公开的 2008 年国民健康基金数据，具体见图 22.4(哮喘数据来源于 2004 年)。在波兰，患有哮喘脱水和耳鼻喉感染的病人住院率较高。

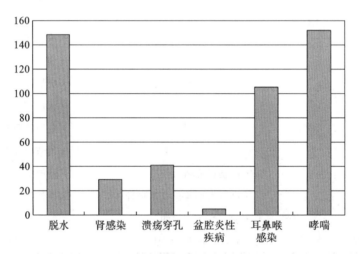

图 22.4 近五年每 10 万居民拥有的初级保健专业人员的供给变化

资料来源：Kupczyk 等,2010;国家健康基金非公开资料,2008。

4.2 初级保健的效率

波兰初级保健服务效率的数据十分有限。

一项区域研究表明，家庭医生平均诊疗时间为 10 分钟(Blank,Schwenkglenks & Szucs,2009;Pawlikowska et al.,2010)。88%的人群对初级保健医生就诊的时间满意(Marcinowicz,Konstantynowicz & Chlabicz,2008)。

波兰家庭医学专家平均每年为每位居民提供 3.78 次问诊(National Health Fund,2008)。

致谢

作者对提供波兰初级保健相关信息的所有专家表示感谢，感谢卫生部副部长 Marek Twardowski 博士，还要特别感谢国家健康基金中心办公室初级保健部的主任 Krzysztof Klichowicz。感谢波兰家庭医学学会的董事和波兰 EQuiP 的代表 Tomasz Tomasik。同样感谢波兰首席卫生监督官 Jacek Łuczak 博士和卢布林农业医学院老师 Lech Panasiuk 博士提供的支持。

参考文献

[1] [Act on Health Services Financed with Public Funds](2004). Ustawa z dnia 27 sierpnia 2004 r. o świadczeniach opieki zdrowotnej finansowanych ze środków publicznych Dz. U. 2004 nr 210 poz. 2135. Dziennik Ustaw[Daily Gazette]210/2135.

[2] [Act on Patients' Rights and Patient Rights Spokesman](2009). Ustawa z dnia 6 listopada 2008 r. o prawach pacjenta i Rzeczniku Praw Pacjenta Dz. U. 2009 nr 52 poz. 417. Dziennik Ustaw[Daily Gazette]52/417.

[3] Blank PR, Schwenkglenks M, Szucs TD(2009). Vaccination coverage rates in eleven European countries during two consecutive influenza seasons. Journal of Infection, 58: 446-458.

[4] Cebolla B, Bjornberg A(2008). Health Consumer Powerhouse: Euro Consumer Diabetes Index 2008. Täby, Sweden, Health Consumer Powerhouse.

[5] Central Statistical Office (2010a) Mały rocznik statystyczny Polski 2009 [Conscise statistical yearbook of Poland 2009]. Warsaw, Zaklad Wydawnict Statystycznych.

[6] Central Statistical Office(2010b). Rocznik demograficzny 2009[Demographic yearbook of Poland 2009]. Warsaw, Zaklad Wydawnict Statystycznych.

[7] Centrum Medyczne Kształcenia Podyplomowego (2003). Program specjalizacji w medycynie rodzinnej[Framework of vocational training in family medicine]. Warsaw, Centrum Medyczne Kształcenia Podyplomowego.

[8] Centrum Systemów Informacyjnych w Ochronie Zdrowia (2002). Biuletyn Statystyczny Ministerstwa Zdrowia 2001 [Statistical Bulletin of the Ministry of Health 2001]. Warsaw, Centrum Systemów Informacyjnych w Ochronie Zdrowia.

[9] Centrum Systemów Informacyjnych w Ochronie Zdrowia(2004). Biuletyn Statystyczny Ministerstwa Zdrowia 2004 [Statistical Bulletin of the Ministry of Health 2004]. Warsaw, Centrum Systemów Informacyjnych w Ochronie Zdrowia.

[10] Centrum Systemów Informacyjnych w Ochronie Zdrowia(2006). Biuletyn Statystyczny Ministerstwa Zdrowia 2006 [Statistical Bulletin of the Ministry of Health 2006]. Warsaw, Centrum Systemów Informacyjnych w Ochronie Zdrowia.

[11] Centrum Systemów Informacyjnych w Ochronie Zdrowia(2008). Biuletyn Statystyczny Ministerstwa Zdrowia 2008[Statistical Bulletin of Ministry of Health 2008]. Warsaw, Centrum Systemów Informacyjnych w Ochronie Zdrowia.

[12] Centrum Systemów Informacyjnych w Ochronie Zdrowia(2009a). Biuletyn Statystyczny Ministerstwa Zdrowia 2009[Statistical Bulletin of Ministry of Health 2009]. Warsaw, Centrum Systemów Informacyjnych w Ochronie Zdrowia.

[13] Centrum Systemów Informacyjnych w Ochronie Zdrowia(2009b). W 70 wskazników dookola zdrowia [Around Health in 70 Indicators]. Warsaw, Centrum Systemów Informacyjnych w Ochronie Zdrowia.

[14] Czarkowski MP et al. (2009). Vaccinations in Poland in 2008. Warsaw, National Institute of Public Health and Chief Sanitary Inspectorate.

[15] Dobrev A et al. (2008). Benchmarking ICT use among general practitioners in Europe. Bonn, Empirica.

[16] Dziurda D et al. (2008). Analysis of non-hospital antibacterial pharmacotherapy in

Poland. International journal of infectious Diseases,12:483-489.

[17] European Commission(2007). Special Eurobarometer 283:Health and long-term care in the European Commission. Brussels,European Commission.

[18] Fabian W (2005). Cukrzyca w praktyce lekarzy rodzinnych-częstosc występowania, sposób leczenia,stopień wyrównania i obecność powikłań[Diabetes in family physicians' practice-incidence,treatment,level of control and presence of complications]. Szczecin, Pomorska Akademia Medyczna.

[19] Fabian W et al. (2008). [Diabetes control in type II diabetic subjects treated in primary health care-how distant is actuality from standards?]. Przegląd lekarski,65:277-282.

[20] Kawecka-Jaszcz K,Posnik-Urbanska A,Jankowski P(2007). Rozpowszechnienie nadciśnienia tętniczego w zależnosci od płci w świetle badań epidemiologicznych w Polsce [Prevalence of arterial hypertension in Poland and impact of gender]. Nadciśnienie. tętnicze,5(11):377-383.

[21] Klugman J et al. (2010) Human development report 2010. The real wealth of nations: pathways to human development. New York,United Nations Development Programme.

[22] Kupczyk M et al. (2010). Reduction of asthma burden is possible through National Asthma Plans. Allergy,65:415-419.

[23] Marcinowicz L,Konstantynowicz J,Chlabicz S(2008). The patient's view of the acceptability of primary care in Poland. International Journal for Quality in Health Care,20:277-283.

[24] Ministry of Health(2005). Rozporzadzenie Ministra Zdrowia z dnia 20 października 2005 r. w sprawie specjalizacji lekarzy i lekarzy dentystów[Decree of the Ministry of Health on vocational training of medicine doctors and dentists]. Dziennik Ustaw[Daily Gazette],213/1779.

[25] Ministry of Health(2009). Rozporzadzenie Ministra Zdrowia z dnia 29 sierpnia 2009 r. w sprawie świadczeń gwarantowanych z zakresu podstawowej opieki zdrowotnej[Decree of the Ministry of Health on guaranteed services in primary health care]. Dziennik Ustaw [Daily Gazette],139/1139. 2009.

[26] Narodowego Funduszu Zdrowia(2009). Prezesa Narodowego Funduszu Zdrowia z dnia 29 grudnia 2009 r. zmieniajace zarzadzenie w sprawie okreslenia warunków zawierania i realizacji umów o udzielanie swiadczen w rodzaju: podstawowa opieka zdrowotna [Regulation of the Head of National Health Fund on principles of health service provision in primary care]. Zarzadzenie[Interim Management],91/2009/DSOZ.

[27] Narodowy Fundusz Zdrowia(2009). Sprawozdanie z dzialalnosci Narodowego Funduszu Zdrowia za 2008 rok[Annual report of National Health Fund 2008]. Warsaw,Narodowy Fundusz Zdrowia.

[28] Narodowy Fundusz Zdrowia(2010). Plan finansowy NFZ na rok 2009[Financial plan of National Health Fund for year 2009]. Warsaw,Narodowy Fundusz Zdrowia.

[29] OECD(2009). Health at glance 2009: OECD Indicators. Paris, Organisation for Economic Co-operation and Development.

[30] OECD(2010). OECD StatExtracts. Paris,Organisation for Economic Co-operation and Development(http://stats.oecd.org/Index.aspx? DataSetCode=HEALTH,accessed 1 January 2010).

[31] Paczkowska M(2009). Dostepnosc swiadczen zdrowotnych w opinii Polaków [Accessibility of health services in Polish patients' opinion]. Warsaw, Centrum Systemów Informacyjnych w Ochronie Zdrowia.

[32] Pawlikowska TR et al. (2010). Patient involvement in assessing consultation quality: a quantitative study of the Patient Enablement Instrument in Poland. Health Expectations: an international journal of public participation in health care and health policy,13(1):13-23.

[33] Stefanska M, Szarkowska E(2009). Zarobki lekarzy rosna[Incomes of physicians are growing]. Puls Medycyny,14(197).

[34] WHO Regional Office for Europe(2010). European Health for All Database(HFA-DB) [online database]. (http://www.euro.who.int/HFADB, accessed 13 April 2010).

[35] Windak A et al. (2009). [Family medicine as the career choice among students of the Faculty of Medicine of the Jagiellonian University]. Problemy Medycyny Rodzinnej,1(26):28-33.

[36] Zimna T(2008). Kwalifikacje lekarza podstawowej opieki zdrowotnej[Qualifications of primary health care physician]. (http://www.abc.com.pl/pytanie/860/7, accessed 3 May 2010).

23 葡萄牙

C. Fonseca, T. Dedeu, L. Pisco, A. Gouveia

1. 初级保健的背景

1.1 国家与人口

葡萄牙位于欧洲西南部，其领土包括 88966.7 平方公里的大陆，以及位于大西洋的亚速尔群岛和马德拉群岛。葡萄牙西部和南部被大西洋环绕，大陆海岸线长 1411 公里，另有 1320 公里在东部和北部与西班牙接壤。2009 年，葡萄牙估计人口为 1064 万，男性 515 万，女性 549 万，其中 0~14 岁人口为 160 万，65 岁以上人口为 190 万。葡萄牙人口密度约为每平方公里 115 人，在沿海地区聚集着主要的城市，那里的人口密度也较高。

1.2 经济与发展

葡萄牙 1143 年独立，1910 年成为共和国，1974 年成为民主国家并在 1986 年加入欧盟。葡萄牙卫生总费用占 GDP 的比例和人均卫生总费用近几十年来显著增长。卫生总费用在 GDP 中的占比由 1996 年的 8.0% 增长到 2007 年的 10.0%，比 OECD 国家平均水平（9%）高（OECD, 2010）。虽然葡萄牙卫生总费用占 GDP 的比例较高，但 2006 年人均卫生支出为 2151 美元，低于 2008 年 OECD 国家平均 3060 美元（以 PPP 计算）的水平，2009 年，葡萄牙人力发展指数为 0.897，失业率为 9.6%（UNDP, 2009）。

1.3 人口健康

到 20 世纪 70 年代，葡萄牙的经济、教育及卫生指标等都是欧洲最差的，但是自此以后葡萄牙开始飞速的发展，人口的健康状况得到巨大的改善（Instituto Nacional de Estatística, 2010）。目前葡萄牙的出生期望寿命正在接近欧洲平均水平，2006 年为 79.0 岁（同期欧盟平均水平为 80.31 岁），2008 年增加为 79.3 岁，与 OECD 国家平均水平相当。1980 年婴儿死亡率为 24.2‰，近几十年来急剧下降，2008 年为 3.3‰。葡萄牙 2007 年生育率为 1.3。2008 年葡萄牙死亡人群中，32.3% 死于循环系统疾病（包括缺血性心脏病和脑血管意外），22.9% 死于各种肿瘤，这是葡萄牙最近二十年主要的死因。但是具体的原因还在发生变化，因肿瘤而死亡的人数目前在不断攀升而循环系统导致死亡的比例在下降。2006 年，这些疾病的标准死亡率要显著低于欧盟 27 国平均水平。死亡率的显著下降得益于早死（如缺血性心脏病和中风导致的死亡）

人数的减少,但是像宫颈癌、结肠癌、直肠癌、自杀以及酒精相关疾病导致死亡的比例持平甚至有所上升(OECD,2010)。根据2005—2006年第四次国民健康调查的结果,53.4%的葡萄牙居民认为健康状况良好或非常好。葡萄牙居民最常见的慢病为高血压,占19.8%,风湿性疾病和慢性疼痛占大约16%,哮喘人群占5.5%,该病曾经是青年人群(15岁以下)中最常见的疾病(4.9%)。另外,有一半以上的15岁以下青年人群有体重问题,超重占36%,肥胖占15.2%。同一时期,有19.7%的10岁以上人群抽烟,其中17.6%人群每天抽烟(Direcçao-Geral da Saúde,2008)

1.4 卫生保健体系的特征

葡萄牙国民健康服务(NHS)使所有居民享有健康保护的权利,并为所有公民提供广覆盖的卫生保健服务(多数为免费),不分经济和社会背景。根据葡萄牙宪法,NHS被要求"广泛、综合和适当免费"。葡萄牙卫生体系主要由税收筹资,2006年71.5%的卫生支出来自于公立部门,略低于2008年OECD国家的平均水平(72.8%)(OECD,2010)。葡萄牙病人通过共付和共保机制也要参与部分筹资。2006年,药物支出占健康总支出的21.8%,高于OECD国家17.1%的水平。葡萄牙私立自费服务从20世纪90年代末开始就在20%~23%的水平徘徊,而多数欧盟15国成员都低于17%。葡萄牙人均健康总支出由1995年的1014欧元上升到2006年的2151欧元(表23.1)(WHO Regional Office for Europe,2010)。从2001年起,初级保健占卫生保健支出的比例就没有增长了。事实上,公立初级保健支出还在下降,私立部门支出的增长才能维持总体水平的基本持衡状态。

表23.1 卫生保健资源的发展与利用

	健康总支出占GDP的百分比(%)		人均健康总支出(以购买力平价计,美元)		医院床位(每10万人口)		医生(每10万人口)		全科医生占医生的百分比(%)	
	葡萄牙	欧盟[1]	葡萄牙	欧盟[1]	葡萄牙	欧盟[1]	葡萄牙	欧盟[1]	葡萄牙	欧盟
1995	7.8	7.6	1014	1275.9	391.7	740.9	292.6	292.7	51.6	27.5[6]
2000	8.8	7.9	1511	1608.0	380.5	669.0	317.8	295.1	48.4	28.3[5]
2005	10.2	8.5	2100	2150.9	353.9	604.6	342.6	316.0	49.0	26.3[4]
2009	9.9[7]	8.8	2151[7]	2788.2	336.7[8]	564.8	377.1	321.6	50.4	25.5[3]

	护士(每10万人口)		医院平均住院时间(天数)		医院急诊接诊(每百人)		每人每年门诊次数	
	葡萄牙	欧盟[2]	葡萄牙	欧盟[1]	葡萄牙	欧盟[1]	葡萄牙	欧盟[1]
1995	n.a.	575.1	9.8	12.5	11.1	15.7	3.2	6.6
2000	366.6	655.9	9.2	10.3	10.8	17.7	3.5	6.8
2005	456.5	682.7	8.7	9.5	11.2	16.2	3.9	6.8
2009	533.9[8]	745.5	8.2[8]	8.8	11.2[9]	15.6	4.5[8]	6.9

数据来源:欧盟和葡萄牙的平均值来源于欧洲人人享有健康数据库(WHO Regional Office for Europe,2010)。

注释:[1] 1992、1997、2002、2007年。[2] 1991、1996、2001、2006年。[3] 除了西班牙、塞浦路斯、希腊、马耳他、波兰、罗马尼亚、斯洛伐克和英国之外2005年欧盟的平均值。[4] 除了塞浦路斯、西班牙、希腊、马耳他、波兰和罗马尼亚之外2002年的欧盟平均值。[5] 除了保加利亚、塞浦路斯、西班牙、希腊、马耳他、荷兰、波兰、罗马尼亚和斯洛伐克之外1997年的欧盟平均值。[6] 除了塞浦路斯、西班牙、希腊、马耳他、荷兰、波兰和罗马尼亚之外1993年的欧盟平均值。[7] 2006年。[8] 2008年。[9] 2007年。

过去数十年,卫生部门的指标(表23.1)保持了连续性的趋势。2008年人力资源的指标保持了增长,尤其是护士。医院床位数下降了,而住院人数却在增加,住院时间在下降,但是预约就诊却在增加。

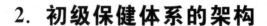

2. 初级保健体系的架构

2.1 初级保健的治理

20世纪70年代早期,葡萄牙是第一个通过发展健康中心网络来提供一体化初级保健服务的欧洲国家。从1979年起,葡萄牙开始实施 NHS,全国各地有350个健康中心以及2000个小的健康单位。葡萄牙每名全科医生大约服务1500名居民,这是健康中心的基础,全国都以大致统一的方式进行组织和管理。那些需要年轻医生工作的地方,要由葡萄牙卫生部根据各地的需求来决定。

到2005年底,葡萄牙启动了"初级保健改革任务单元"的初级保健改革。卫生部负责改革的实施,包括健康中心重塑战略的协调与跟踪,以及家庭健康单元的实施。

葡萄牙卫生部2006年出版了政策白皮书"初级保健优先发展战略",2007年又推出了2007—2009年战略计划,主要涵盖三个领域的内容:①变革与组织质量;②临床管理与知识管理;③可持续发展(Ministério da Saúde,2006,2007b)。初级保健改革的主要目标是提高可及性,提高专业人员和服务对象的满意度,改善服务的质量和连续性,提高效率。

健康中心的重塑包括两个行动,首先是成立独立的功能性家庭健康单元服务团队,负责就近为居民提供卫生保健和更高质量的服务;其次是同时进行资源和管理框架的整合,提高规模经济效益和管理创新,同时对健康中心团队开展临床管理(Ministério da Saúde,2004,2006,2007b;Pisco,2008)。

葡萄牙有五个大区卫生机构,他们负责医院和初级保健的资源配置。葡萄牙有专门的部门同医院和健康中心团队就预算问题进行谈判和签约。在大区水平,初级保健预算是独立的(Ministério da Saúde,2008)。

健康中心团队(全国有74个)一般负责5万到20万人的服务。所有的初级保健提供者都在健康中心网络内工作。每个健康中心团队由五个多种职业组成的家庭健康单元团队组成,他们有明确的目的,分工明确,相互协调、互补开展工作。独立的行政管理要根据所在社区和位置的资源、环境提出管理对策,这也是经过管理改革后提出的适宜的组织和管理架构。显然,这种框架会有一个清晰明确的领导和临床技术管理体系,同时,也为社区居民提供了参与和建议的机会和权利(Ministério da Saúde,2007c,2008)。

从服务水平的提供来看,家庭健康单元是小规模的多职业团队,由3~8名家庭医生以及同样数量的护士和管理人员组成,共同为400~18000位居民提供初级保健服务。团队在技术、功能和组织上高度自治,为居民提供便捷可及的服务。团队人员的薪酬由人头费、固定工资和专业奖励部分构成,工资对服务提供和可及性非常敏感,当然也包括服务质量(Ministério da Saúde,2007c,2008)。

所有以公务员身份在 NHS 供职的全科医生必须是全科医学协会的会员(Ordem dos Médicos),并且经过家庭医学的专业培训,这些医生都经过了四年的家庭医学培养。在葡萄牙,除了家庭健康单元团队,还有数量合适的初级保健中心。这些机构的布局和结构各不相同:要根据用途不同来合理分配空间和布局。在大城市,还有一些机构就设置在居民区内,不过这样做往往会忽略病人的实际需求。大多数健康单元都有专门设计的较好的设施设备,这些配置都必须满足卫生与安全法的强制要求。葡萄牙卫生部下属总署单独负责卫生保健的设施和设备配置,2006年11月,还专门发布了新建和改建家庭健康单元指南。

2.2 初级保健的经济背景

葡萄牙公立部门的初级保健,多数都由公共资金支持和管理的初级保健中心来提供。每个中心大约覆盖28000人,有些超过了10万人,有些低于5000人,共有30000名专业人员从事此类工作。

健康中心负责提供初级保健,但是在财务和管理上不是独立的。卫生部将资金分配给五个大区卫生行政部门,这些大区再将资金分配给每个健康中心供其开展活动。健康中心的资金都是根据往年的经验来具体安排的,只有小部分资金用于租房、购买设施等,所有其他成本都是直接通过经健康中心团队的协商后直接支付。在葡萄牙,固定薪酬与其服务能力和水平无关,主要是根据全科医生的职业和服务年限来定,一般分为三个档次:①选择每周为NHS工作35小时,但自己可以接一些私活获取额外的报酬;②拿高一些的薪酬但只为NHS每周工作35小时;③每周完全只为NHS工作42小时。大概70%的全科医生选择最后一种形式。

每周工作35小时的全科医生平均年薪为35000欧元,每周工作42小时则为60000欧元。在NHS,不同专业拿的薪酬是相同的,见图23.1,主要差别是全科医生服务的年限和他们职业生涯所能达到的能力和水平。问题是只有70%的全科医生完全为NHS工作,而医院只有30%的专科医生有同样的选择,也就是说,如果私营行医,他们要比为NHS工作赚得更多。

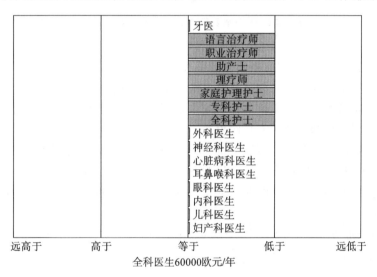

图23.1 中等职业生涯医务人员与中等职业生涯全科医生平均收入的关系

现在,混合支付体系替代了以前的固定工资体系,医生的薪酬包括基本的人头费、基本工资、特殊津贴以及基于绩效的奖励工资,这种工资体系显然以服务水平和可及性为导向,当然,质量也是基本的考量。全科医生的病人清单和绩效会在医生的收入结构中有所体现。不是所有的家庭健康单元都提供完全一样的服务包,要依具体情况而定,譬如他们的发展能力和信息系统的功能等,但是主要考虑的因素是可及性、服务效果、质量和经济绩效。如果家庭健康单元遵守合同,他们还将获得制度性的激励,一般这种激励可以用于荣誉记录,设施、设备的改善以及职业认证等方面(Ministério da Saúde,2007c)。

2.3 初级保健人力资源的发展

初级保健中心的目的在于有针对性地根据人群需求提供服务,包括为个体、家庭和社区提供健康促进和健康预警,以及预防、诊断和治疗服务,还包括为高风险和失能人群提供一些特殊的应对服务。

葡萄牙全科医生在初级保健中心的工作范围,包括为成年人提供全科服务,提供产前保健、儿童保健、妇女健康、计划生育和产后保健，以及职工工作能力的确认、出诊服务、预防服务（包括疫苗接种和乳腺、宫颈癌筛查和其他疾病预防工作）等（Ministério da Saúde，2007a）。

初级保健工作，主要由初级保健中心的全科医生/家庭医生和初级保健护士完成。大部分（65%）的全科医生年龄为45～55岁。图23.2显示，葡萄牙全科医生的需求逐年稳定增长。

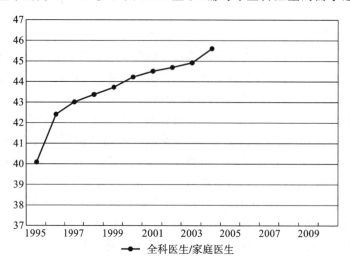

图23.2　近五年每10万居民拥有的初级保健专业人员的供给变化

资料来源：欧盟统计局，2010。

一些初级保健中心也会提供有限的专业服务，这主要是由于20世纪80年代社会福利医疗服务融入了整个NHS。以前为社会福利部工作的专科医生转到新成立的NHS初级保健中心重新签约工作，在初级保健中心工作的专科医生，一般称为门诊专科医生，如精神健康、心理健康、皮肤科、儿科、妇产科和外科等专科医生。

在葡萄牙，卫生部会为部分全科服务机构的医务人员提供职业培养。2006—2009年，大概有30%（1026个中的318个）的全科服务机构融入了全科培训。全科服务在全国所有的医学院系中都有对应的专业和部门，这些部门负责全科医学的本科和研究生培养（Ministério da Saúde，2009）。

葡萄牙全科医生协会（APMCG）已经成立25年，不仅负责编写一本全科医学学术杂志和一份专业报纸，还负责组织各类培训活动。

3. 初级保健的过程

3.1　初级保健服务的可及性

初级保健服务遍及葡萄牙各地，这是实现公民可及性的基本保证。根据"国民健康规划"最新的官方统计数据，2007年每10万居民拥有约62.7名全科医生。但是一项关于地区研究的报告显示，葡萄牙全科医生的分布是不均衡的。中部地区每10万人拥有71.4名全科医生，比例最高；里斯本和塔霍河谷地区比例最低，每10万居民拥有58.2名全科医生。从镇一级的区域来看，密度最低为每10万居民拥有39.2名全科医生，最高为96.6名。但这种不均衡还不能反映城乡之间的差异。在里斯本、波尔图和布拉加的某些郊区，全科医生还存在一定的短缺，包括阿连特茹和阿尔加维这样的农村小镇也存在这样的现象（Alto Comissariado da Saúde，2010a，2010b）。

葡萄牙初级保健机构周一到周五早上8点到晚上8点营业。加班服务也是以机构为基础。在初级保健机构工作的全科医生,或者集体行医的医生会制订加班计划并据此来服务病人。全科服务机构加班计划的形式都是统一的,唯一的差异是不同地区营业时间不同,这要根据服务点与最近的医院急诊的距离来定。如果附近有医院,初级保健加班服务一般只是前半夜开放;如果医院比较远,那么初级保健加班服务就会通宵营业。

2006年,葡萄牙每名全科医生每周出诊0.4次,过去三年出诊次数一直在增加,主要是由于在家庭健康单元工作的全科医生每月收取出诊费的次数提高到20次(Direcçao-Geral da Saúde,2007a)。

从2007年起,葡萄牙各地初级保健机构的信息系统得到了长足的发展,采用电子邮件咨询的数量和服务机构网站都在增加,见图23.3。葡萄牙NHS赋予所有公民都享有健康保护的权利,而且多数是免费的。较小比例的共付机制主要是在NHS内部收取诊疗的税收。碰到经济条件不好的病人、儿童、孕妇,计划生育有关的出诊,慢病病人,献血者和渔民等,都可以免除自费部分。2007年,葡萄牙37%的病人认为全科服务不太能或者完全不能负担,67%的病人认为比较容易获得全科医生的服务(European Commission,2007)。

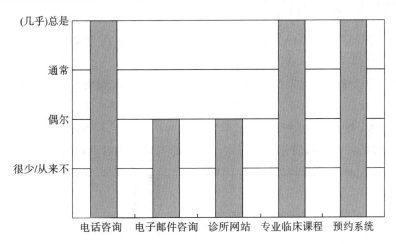

图23.3 初级保健机构或初级保健中心通常存在的工作方式及范围

资料来源:Dobrev等,2008。

3.2 初级保健服务的连续性

葡萄牙全科医生都有病人清单系统,一般服务人数为1500~2000人不等。从理论上讲,病人可以自由选择初级保健中心和全科医生,但是现实中由于某些地区全科医生的短缺,病人不能随意选择。根据相关数据显示葡萄牙病人对全科医生的满意度平均为75%(图23.4)。

从2005年的国家统计数据看出,葡萄牙有59.8%的人口每年要因常见健康问题至少找全科医生就诊1次,而2008年关于家庭健康单元的报告显示该数值为66.9%。

葡萄牙规定电子病历必须要为病人保存,这是整个临床电子支撑系统的基础,所有的服务机构都有互联网相连。计算机也会用来预约、开处方、请病假以及转诊等服务(Dobrev et al.,2008)。

关于转诊,全科医生一定会将诊疗的相关信息以文档的形式交给专科医生。在经过专科治疗后,专科医生通常会告知全科医生诊断治疗的过程等详细内容,但加班服务的这种反馈就不是很到位了,而且医生和药剂师之间也没有系统的沟通机制。

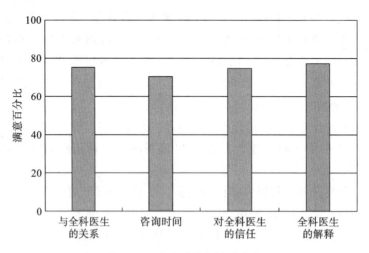

图 23.4 病人对服务的满意度

资料来源:Ferreira,Antunes 和 Portugal,2009。

3.3 初级保健服务的协调

在 NHS 内,病人需要全科医生的转诊单才能找其他专科医生看病。当然,病人看急诊或者全科医生下班后到医院急诊就医的情况例外。

葡萄牙所有的初级保健机构都是团队合作,且全科医生的职责相同(图 23.5)。在初级保健机构,全科医生经常会开碰头会,和护士之间的合作也很常见。由护士主导的服务,主要是健康教育和预防服务,属于日常性的工作。初级保健和医疗专科以及其他相关职业的接触并不多,但是有些机构也会远程问诊和联合问诊。全科医生很少通过电话向专科医生咨询。

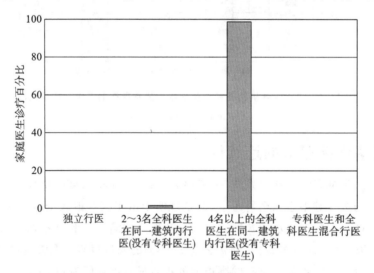

图 23.5 共享的服务

全科服务机构的病人档案一般会用于流行病学健康需求诊断,当然,主要还是在区域内评估(Ministério da Saúde,2008)。

3.4 初级保健服务的复杂性

葡萄牙全科医生提供的社区初级保健服务范围非常广,全科医生工作的复杂性近年来还在增加。如今,他们要处理大量的预防性事务,以及多数病人遇到的普通急慢性健康问题(表23.2)。

23 葡萄牙

表 23.2　全科医生参与不同初级保健服务的程度*

全科医生可能参与的服务	全科医生"总是"参与的服务	全科医生"从不"或"很少"参与的服务
首诊(共 10 项)	• 儿童伴剧烈咳嗽 • 年满 8 岁儿童伴听力问题 • 年满 18 周岁女性口服避孕药咨询 • 年满 20 岁女性妊娠确认 • 年满 35 岁女性月经不规则咨询 • 35 岁女性伴心理问题 • 50 岁以上女性伴乳房肿块 • 有自杀倾向的男性 • 52 岁以上酒精成瘾的男性	—
疾病的治疗和随访(共 9 项)	• 慢性支气管炎 • 消化性溃疡 • 充血性心力衰竭 • 单纯 Ⅱ 型糖尿病 • 轻度抑郁症	• 被养老院和疗养院接收的病人
医疗技术规程(共 10 项,包括全科医生或全科护士)	• 宫内节育器植入	• 嵌脚趾甲楔形切除 • 头皮皮脂腺囊肿手术 • 角膜锈斑剔除 • 关节内注射 • 静脉输液
预防性保健(共 8 项)	• 破伤风疫苗接种 • 性传播疾病检测 • 筛检 • 高危人群流感疫苗接种 • 宫颈癌筛检 • 乳腺癌筛检 • 胆固醇水平检测	• 过敏接种
健康促进(共 4 项)	• 肥胖咨询 • 运动(缺乏)咨询 • 戒烟咨询 • 酒精成瘾咨询	—

注释：* 回答全科医生参与的程度：(几乎)总是；通常；偶尔；很少或从不。

葡萄牙的健康中心通常非常宽敞,这些健康中心都有必要的设备,如婴儿秤、窥阴器和伤口缝合器械等。大多数的健康中心有心电图仪,但是使用频率不高,一般是病人病情紧急时才会使用。

健康中心碰到一般的急诊问题都承担了首诊的责任。在工作时间,病人都会去找他们自己的家庭医生就诊。在健康中心需要全科医生处理的急诊问题范围很广,包括妇产科问题,小的创伤处理以及精神健康等。如果是夜晚或者周末,有急诊需求的病人通常会去医院急诊科,这样必然就会造成医疗服务的过度使用(Barros & de Almeida Simoes,2007)。在一些偏远的农村地区,急诊也是健康中心服务的一部分,夜晚由全科医生值班,但是现在情况已经改变了。

另外,葡萄牙全科医生负责居民慢病问题的管理。只有5.56%的全科服务被转诊到医疗机构(Fleming,1992)。虽然一些特殊疾病需要医生随访,但病人仍然会就近找全科医生寻求预防指导(如免疫接种和肿瘤筛查)或者管理其他健康问题。

在葡萄牙,不止是计划生育,连产前保健服务也都是由NHS内的初级保健机构的全科医生和护士来提供。这些机构通常对孕妇都有健康监测计划,低风险的孕妇往往直到分娩前一周才会去健康中心就医(超声检查和实验室检查除外)。在城市地区,居民也会经常找私立妇产科医生咨询计划生育方面的问题,同样也包括低风险怀孕监测(但是这些服务不属于NHS),尤其是在病人购买了自愿健康保险的情况下更倾向于找私立医生。婴儿出生后,由全科医生和护士具体安排他们从第一周到18岁的具体的健康检查。全国接种计划也是在健康中心完成,是初级保健护士的主要职责之一。当然,家长可以找私立儿科医生监测孩子健康,也可以找该区域内的全科医生。

4. 初级保健体系的产出

4.1 初级保健的质量

从临床角度看,葡萄牙初级保健的质量正在不断改善。在实施电子健康档案之后,由于初级保健体系改革的实施,初级保健团队对其工作更富有责任感,当然,也会创造更好的绩效。

2007年,葡萄牙门诊医生使用抗生素的剂量为每千人每天21.81 DDD(ESAC,2009)。

就初级保健为糖尿病病人提供的服务来看,Falcao et al 在2005—2007年开展的研究(2008)揭示了25岁以上糖尿病人群的一些特征:

- 47.8%的病人 HbA_1C 水平>7.0%;
- 47%的病人胆固醇含量>5.2 mmol/L(或200 mg/dL);
- 16.9%的病人血压低于130/80;
- 16.1%的病人在过去12个月测量过BMI(如病人超重或者肥胖);
- 48.7%的病人在过去12个月做过眼底检查。

2007年,葡萄牙因哮喘住院的人数为每10万人中有30.79人(Bugalho de Almeida et al.,2009)。

2009年,"葡萄牙2011—2016国家健康计划"开始实施,该计划考虑因初级保健机构无法治疗而导致住院的增加问题,尽管目前在葡萄牙还缺乏相关的数据和分析,但人们还是希望初级保健领域应被更多地关注。

"葡萄牙接种计划"的覆盖率非常高,所有的初级保健工作者都需要参与宣传和普及工作。根据2009年最新的数据显示,98%的葡萄牙人接种了百白破、麻疹、乙肝疫苗,接种风疹疫苗的比例为95%(WHO Regional Office for Europe,2010)。

对于患有一种以上慢病(如肺部疾病、糖尿病、心脏病、高血压、肾功能或者肝功能疾病)的65岁及以上的老年人，2009—2010年流感疫苗的接种率为52.2%。

4.2 初级保健的效率

葡萄牙全科服务的核心业务都在健康中心。2007年，全科医生的诊疗中有5%是出诊服务(出诊142381次,诊疗总数为2848万次)(Direcçao-Geral da Saúde,2007b)。

2002年健康中心的诊疗时间平均为14.4分钟(Nogueira,2002)。

在所有的全科服务诊疗中,从初级保健机构转诊到医疗机构的转诊率为5.56%(Fleming,1992)。2009年,葡萄牙每位病人每年诊疗次数为4.2次(Ministério da Saúde,2010)。

参考文献

[1] Administraçáo Central do Sistema de Saúde(2009). Actividade USF 2008[Family health units activity 2008]. Lisbon,Administraçáo Central do Sistema de Saúde.

[2] Alto Comissariado da Saúde(2010a). Atlas do Plano Nacional de Saúde[National Atlas of Health]. Lisbon,Administraçáo Central do Sistema de Saúde.

[3] Alto Comissariado da Saúde(2010b). Plano Nacional de Saúde[National Health Plan]. Lisbon,Administraçáo Central do Sistema de Saúde.

[4] Barros P,de Almeida Simóes J(2007). Portugal:health system review. Health Systems in Transition,9(5):1-140.

[5] Branco MJ,Nunes B(2009). Vacinaçáo antigripal da populaçáo portuguesa em 2008-2009:cobertura e algumas caracteriusticas do acto vacinal. Relatório final[Influenza vaccination of the Portuguese population in 2008-2009:characteristics of coverage and some measure of vaccine. Final report]. Porto,National Institute Dr. Ricardo Jorge.

[6] Bugalho de Almeida A et al. (2009). Internamento e mortalidade intra-hospitalar por asma em Portugal continental(2000-2007)[Hospitalization and in-hospital mortality for asthma in continental Portugal(2000-2007)]. Revista Portuguesa de Pneumologia,15(3):367-383.

[7] Direcçáo-Geral da Saúide(2007a). Centros de saúde e hospitais-recursos e produçáo do SNS-2006[Hospitals and health centres-production resources and the NHS 2006]. Lisbon,Direcçáo-Geral da Saúde.

[8] Direcçáo-Geral da Saúide(2007b). Centros de saúde e hospitais-recursos e produçáo do SNS-2007[Hospitals and health centres-production resources and the NHS-2007]. Lisbon,Direcçáo-Geral da Saúde.

[9] Direcçáo-Geral da Saúde(2008). Health in Portugal:2007. Lisbon,Direcçáo-Geral da Saúde.

[10] Dobrev A et al. (2008). Benchmarking ICT use among general practitioners in Europe. Bonn,Empirica.

[11] European Commission(2007). Special Eurobarometer 283:health and long-term care in the European Commission. Brussels,European Commission.

[12] ESAC(2009). [web site]. Antwerp,European Surveillance of Antimicrobial Consumption(http://app.esac.ua.ac.be/public/index.php/en_gb/home,accessed 9 December 2009).

[13] Eurostat(2010). Eurostat statistics 2010. Luxembourg,Eurostat(http://epp.eurostat.

ec. europa. eu/portal/page/portal/statistics/themes, accessed 13 December 2009).

[14] Falcáo IM et al. (2008). Estudo da prevalência da diabetes e das suas complicações numa coorte de diabéicos portugueses: um estudo na Rede Méicos-Sentinela[Study of the prevalence of diabetes and its complications in a cohort of diabetic Portuguese: a study in the Medical Sentinel Network]. Revista Portuguesa de Clinica Geral, 24: 679-692.

[15] Ferreira PL, Antunes P, Portugal S(2009). O valor dos cuidados primários: perspectiva dos utilizadores das USF[The value of primary care: the perspective of users of the family health unit]. Lisbon: Ministéio da Saúde.

[16] Fleming DM(1992). The European study of referrals from primary to secondary care. Report to the Concerted Action Committee of Health Services Research for the European Community. Bristol, Royal College of General Practitioners.

[17] Instituto Nacional de Estatística(2010). Statistical yearbook of Portugal 2008. Lisbon, Instituto Nacional de Estatística.

[18] Ministério da Saúde(2004). Plano Nacional de Saúde 2004-2010[National Health Plan 2004-2010]. Lisbon: Ministério da Safide.

[19] Ministério da Saúde(2006). Linhas de acção prioritária para o desenvolvimento dos cuidados de saúde primários. [Priorities for the development of primary health care]. Missão para os Cuidados de Saúde Primários,1:48.

[20] Ministério da Saúde(2007a). Carteira básica de serviços[Portfolio of basic services]. 1368/2007. Lisbon, Ministério da Saúde.

[21] Ministéio da Saúde(2007b). Reforma dos cuidados de saúde primários. Plano Estratégico 2007-2009. [Reform of primary health care. Strategic Plan 2007-2009]. Missao para os Cuidados de Saúde Primários,1:39.

[22] Ministério da Saúde(2007c). Regime jurídico das unidades de saúde familiar[Legal regime of the family health units]. 298/2007 Lisbon, Ministério da Saúde.

[23] Ministéio da Saúde(2008). Regime juridico dos ACES [Legal regime of the Group of Health Centres]. 28/2008. Lisbon, Ministério da Saúde.

[24] Ministério da Saúde (2009). Programa de formação do internato médico da área profissional de especialização de medicina geral e familiar[Training program for medical internship in the professional expertise of general and family medicine]. 300/2009. Lisbon, Ministério da Saúde.

[25] Ministério da Saúde(2010). Relatório anual sobre o acesso a cuidados de saúde no SNS [Annual report on access to health care in the NHS]. Lisbon, Ministério da Saúde.

[26] Ministério da Saúde-Instituto de Gestáo Informática e Financeira da Saúde (2006). Centros de saúde-2005[Health centres-2005]. Lisbon, Ministério da Saúde.

[27] Nogueira JD (2002). Duração da consulta: perspectivas dos médicos c dos pacientes [Length of consultation: perspectives of physicians and patients]. Revista Portuguesa de Clinica Geral,18(303):312.

[28] OECD(2010). Health Data 2010. Paris, Organisation for Economic Co-operation and Development/IRDES(http://www. eco-sante. fr/index2. php? base = OCDE&langh = ENG&langs=ENG&sessionid=, accessed 10 May 2009).

[29] Pisco L(2008). Integrated care in Portugal. Revista de Innovación Sanitaria y Atención

Integrada,1(1):6.

[30] UNDP(2009). Human development report 2009. Overcoming barriers:human mobility and development. New York,United Nations Development Programme.

[31] WHO Regional Office for Europe(2010). European Health for All Database(HFA-DB) [online database]. Copenhagen,WHO Regional Office for Europe(http://www.euro.who.int/HFADB,accessed 10 September 2009).

24

罗马尼亚

D. Rotar Pavlič, R. Miftode, A. Balan, Z. Farkas Pall

1. 初级保健的背景

1.1 国家与人口

罗马尼亚位于东欧,国土面积 237500 平方公里,排名欧洲第 12 位。罗马尼亚是以总统为元首的共和国,议会为国家最高代表机构,参议院有 153 名议员,众议院有 343 名议员。从 1989 年起,罗马尼亚经历了一场巨变,经济改革过程却不是那么激进,主要部门的经济都掌握在国家手里,这使得罗马尼亚的经济得以在竞争性的环境中存活并发展(Predescu,2008;European Observatory on Health Care Systems,2000)。1992 年的调查显示,罗马尼亚人口为 2279 万,人口密度约为每平方公里 96 人。2003 年,65 岁以上人群占 14% 左右,15 岁以下人群占 18%。2003 年男女比例为 95∶100。根据联合国的数据,2000—2005 年人口增长率为 －0.23%(UNECE,2004),2010 年人口为 2146 万。

1.2 经济与发展

世界银行将罗马尼亚划为中等收入国家,2008 年的人均国民收入(GNI)为 7930 美元。1997 年罗马尼亚的通胀率达到 154.8%,2003 年下降到 15.3%,2004 年为 10%,到 2007 年为 7%(European Observatory on Health Care Systems,2000)。1990—2007 年,罗马尼亚的人力发展指数由 0.786 增长到 0.837,每年增长 0.37%,在 182 个国家和地区中排名 63 位(UNDP,2009)。有 1/4 的罗马尼亚人生活在贫困线以下。从经济的角度看,罗马尼亚仍然处于从苏联模式逐步转型的过程中。

官方数据表明,罗马尼亚的失业率在 2009 年上升到 7.6%(Eurostat,2010)。2003—2008 年的成人识字率为 98%,主要的文盲为女性和 65 岁以上老年人(Unicef,2010)。近来,罗马尼亚一项关于 25 万人工业小镇的研究表明,全国有 11% 的人没有接受初等教育。2010 年失业率上升到 8.4%(765 285 人)。

1.3 人口健康

罗马尼亚全人群出生期望寿命为 72.5 岁,男性为 69 岁、女性为 76.2 岁(2009 年估计数）。2008年罗马尼亚婴儿死亡率中女婴为9.46‰，男婴为12.38‰。标准化死亡率为欧盟的两倍。

2008年罗马尼亚专项死亡率如下（National Institute of Public Health，2010）。
- 循环系统疾病：712.12/10万。
- 恶性肿瘤：216.17/10万。
- 消化系统疾病：71.86/10万。
- 外部伤害与中毒：59.92/10万。
- 呼吸系统疾病：57.24/10万。

罗马尼亚产妇死亡率在保加利亚、匈牙利、摩尔多瓦、塞尔维亚和乌克兰等几个国家中排名仅次于摩尔多瓦，婴儿死亡率在上述国家中是最高的。

罗马尼亚卫生状况的数据呈现金字塔形，即从县（42个县公共卫生部门）到金字塔最高层（健康与家庭部卫生统计计算中心）。该中心每隔5～6年就会开展一次全国卫生调查以评估死亡率指标（USAID，2008）。在罗马尼亚，心血管疾病和神经系统疾病是人群失能的主要原因，也是其代表性疾病（National Institute of Public Health，2010）。

1.4 卫生保健体系的特征

1999年健康保险计划的实施，使公共部门卫生支出由1998年的2.8%增加到1999年的3.4%，与欧洲其他国家相比，罗马尼亚的数值是最低的（Vladescu et al.，2008）。85%的人群（2100万人中的1800万）享有国家健康保险机构提供的保险，每个罗马尼亚公民都必须强制性购买该保险。一般来讲，雇员每年需要交工资的5.5%，雇主需要另交5.6%。自由职业者至少需要交整个收入的5.5%。国民健康保险机构的预算包括预防性医疗服务、初级保健服务、门诊服务、住院、家庭护理以及部分药物的成本。初级保健服务、医疗服务门诊和住院一般来讲都是免费的，但是药物一般要部分自费，一些门诊调查、实验室分析、高水平的医院调查和整形手术同样也要病人承担部分费用。公立部门的卫生支出由2004年的21亿欧元上升到2007年的43亿欧元。虽然罗马尼亚期望将卫生预算增加到占GDP的6%，但不论是相对值（占GDP的比例）还是绝对值（Pîrvu，2008），罗马尼亚在卫生方面的支出还是要低于其他欧盟国家。由于罗马尼亚无法在经济上支撑中央政府控制的大量卫生保健机构及其设施的成本，政府已经宣布了未来的改革计划，主要目标是公立卫生机构的分权，提高稀缺资源配置的效率和透明度。这种分权化的战略决策已经在2009年通过政府决议的形式得到了批准。

罗马尼亚的医疗服务主要由公立医院、综合诊所、诊疗点、疗养院和药房提供。初级保健的医生有两种称谓，即家庭医生和全科医生，家庭医学属于初级保健专业。在初级保健领域，所有的医生都是家庭医生（并非职业头衔）。多数都是家庭医学专业的医生（需要完成三年的研究生职业培养），少数家庭医生不是家庭医学专业，但是全科医生（没有经过职业培养）在2005年以前都被认证为家庭医生（证明他们有能力在家庭医学领域工作）。

罗马尼亚卫生服务的私有化进程延续到2000—2006年，私有化的卫生网络在2005—2006年得到了发展。根据国民健康保险机构（National Health Insurance House，NHIH）数据库提供的数据（NHIH，2009），罗马尼亚共有11743名家庭医生与NHIH签约，还有其他卫生服务机构的2452名门诊专科医生同NHIH签约，另有签约的药房4626个（2008年）。每10万人中，罗马尼亚拥有社区药剂师23.13名。在签约的药房中，城市有3502个，农村为1124个。2003年每10万居民拥有的药剂师数量低于某些（35.86%）欧洲国家（Pîrvu，2008）。

表24.1比较了罗马尼亚卫生资源的发展、利用与欧盟平均水平的数据。

表 24.1 卫生保健资源的发展与利用

	健康总支出占GDP的百分比(%)		人均健康总支出(以购买力平价计,美元)		医院床位(每10万人口)		医生(每10万人口)		全科医生占医生的百分比(%)	
	罗马尼亚	欧盟[1]	罗马尼亚	欧盟[1]	罗马尼亚	欧盟[1]	罗马尼亚	欧盟[1]	罗马尼亚	欧盟
1995	3.8	7.6	n.a.	1275.9	769.5	740.9	176.5	292.7	n.a.	27.5[6]
2000	5.1	7.9	n.a.	1608.0	658	669.0	192	295.1	36	28.3[5]
2005	5.5	8.5	507	2150.9	658	604.6	195	316.0	n.a.	26.3[4]
2009	n.a.	8.8	n.a.	2788.2	632[9]	564.8	n.a.	321.6	n.a.	25.5[3]

	护士(每10万人口)		医院平均住院时间(天数)		医院急诊接诊(每百人)		每人每年门诊次数	
	罗马尼亚	欧盟[2]	罗马尼亚	欧盟[1]	罗马尼亚	欧盟[1]	罗马尼亚	欧盟[1]
1995	n.a.	575.1	10.3[7]	12.5	n.a.	15.7	n.a.	6.6
2000	397.4	655.9	7.6	10.3	n.a.	17.7	n.a.	6.8
2005	397	682.7	8	9.5	n.a.	16.2	6[8]	6.8
2009	397	745.5	n.a.	8.8	n.a.	15.6	5.9	6.9

数据来源:欧盟的平均值来源于欧洲人人享有健康数据库(WHO Regional Office for Europe,2010)。

注释:[1] 1992、1997、2002、2007年。[2] 1991、1996、2001、2006年。[3] 除了西班牙、塞浦路斯、希腊、马耳他、波兰、罗马尼亚、斯洛伐克和英国之外2005年欧盟的平均值。[4] 除了塞浦路斯、西班牙、希腊、马耳他、波兰和罗马尼亚之外2002年的欧盟平均值。[5] 除了保加利亚、塞浦路斯、西班牙、希腊、马耳他、荷兰、波兰、罗马尼亚和斯洛伐克之外1997年的欧盟平均值。[6] 除了塞浦路斯、西班牙、希腊、马耳他、荷兰、波兰和罗马尼亚之外1993年的欧盟平均值。[7] 1994年。[8] 2006年。[9] 2008年。

2. 初级保健体系的架构

2.1 初级保健的治理

罗马尼亚卫生部下属公共卫生、医疗救助和项目办来处理初级保健的相关事务,但没有专门的初级保健主管部门。初级保健多学科团队的建设,是由针对卫生体系发展的"总统战略"提到的发展愿景。根据罗马尼亚服务地域的特征,譬如农村或者城市,期望每个初级保健团队服务3000～7000名个体(National Institute of Statistics,2008)。通常,服务支付要算进投入成本:初级保健服务的支付方式是综合的,包括根据年龄调整的人头费(70%)和付费服务(30%),2011年的《国民框架协议》规定两种方式各占一半。但是目前的改革(如2006年卫生改革法案)主要集中于持续的分权化、私立部门的发展以及明晰社会福利和卫生系统的关系(Vladescu et al.,2008)。

2.2 初级保健的经济背景

从1994年开始,罗马尼亚居民可以自由选择全科医生。同时,家庭医生的支付方式也发生了变化,由原来的固定工资制改为人头费加付费服务的混合支付制(Vladescu et al.,2008; Florescu,2006)。人头费主要是根据年龄来调整,最高的是1岁以下的婴儿,最低的是5～59岁的普通人群。常见付费服务包括:疫苗接种,孕期妇女和0～18月婴儿监测、检查,计划生育和慢病随访(糖尿病、高血压和心力衰竭)。在罗马尼亚,每一种服务每年都有相应的积分,并会不断调整积分的价值。某些缺医少药地区的家庭医生,另外还会有额外的人头费和付费服务积分,即使他们服务的人数超过2000仍然要给予加分。家庭医生还可通过职业认证来加分,譬如有职业认证的高级家庭医生会加分20%,家庭医生如果不能通过相应的考试,那么就会罚扣除掉10%。此外,NHIH给予新参加工作的家庭医生在入职最初的六个月以同等待遇(每月300~350欧元,不包括工作经费),直到他们拥有最低限度的病人清单(根据框架协议)。如果他们有最低限度的病人清单(农村地区为每位医生服务600人,城市为1000人),医生可以加入国民卫生保健服务体系并根据他们服务病人的数量以及服务水平获取相应的报酬。医生的最低收入(除工作经费)是每月300~350欧元。2010年,国家医师协会的主席称10%的罗马尼亚医务工作者当年已经或正在离开罗马尼亚。一名年轻医生每月平均收入为250欧元,家庭医生每月平均收入为350欧元。当前,罗马尼亚国家医疗体系已经逐渐呈现出人员不足的状况(Ciobanu,2010)。根据罗马尼亚医师协会的数据,住院医师每月平均工资为200欧元。2008年NHIH付给家庭医生的总收入为14560亿罗马尼亚列伊(3.64亿欧元),即每年每人11400欧元。家庭医生每年的平均收入为31818欧元,而专科医生的收入要比全科医生的平均水平要高(图24.1)。

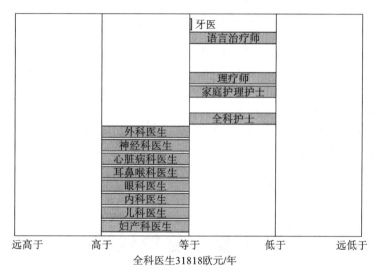

图24.1　中等职业生涯医务人员与中等职业生涯全科医生平均收入的关系

2.3　初级保健人力资源的发展

根据2006年Eurostat(2010)提供的数据,罗马尼亚每10万居民拥有80.9名家庭医生。

1990年,罗马尼亚开始引入家庭医学研究生培养课程。所有12所公立和私立医科大学都开设有三年的研究生家庭医学培养课程,其中一年用于初级保健实习。家庭医学共有10所院系,即布加勒斯特、雅西、克鲁日、蒂米什瓦拉、阿拉德、锡比乌、特尔古穆列什、克拉约瓦、布拉索夫和康斯坦察。不是所有的家庭医学院系都由教授主导,2010年,全国家庭医学教授只有8名。

在罗马尼亚,要通过全国统考才能进入家庭医学培养。一名医生通常要在教学医院各个科室以住院医师的身份学习三年,包括在城市初级保健站(诊疗所)为成人和儿童服务一年。通过上述每个阶段后,这些学生还必须通过笔试和临床考试。三年的学习和工作之后,学生还要通过家庭医学执业医师的考试,以及两个大学教授和两个高年资家庭医生(家庭医学讲师或培训师)专家小组的笔试、临床考试和口试。

全科医生的职责包括诊断和病人的随访(包括外科、儿科、老年看护、心理和妇科临床管理等内容),这些职责还包括出诊和加班服务,以及监测、支持、治疗、疫苗接种和筛查、参与临床质量改善活动等。而且,家庭医生要知晓血常规检查、子宫涂片检查和心电图检查。家庭医生还要负责很多专业咨询和住院等问题。他们必须看懂实验室检查和X线检查结果,会做孕检和产前保健,尤其是主动的产前保健,还有预防服务、计划生育、医疗咨询和慢病管理等内容(图24.2)。

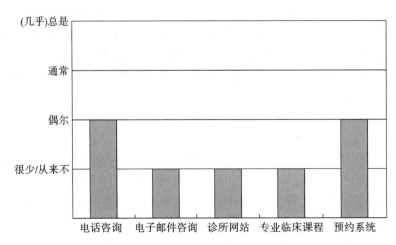

图 24.2　初级保健机构或初级保健中心通常存在的工作方式及范围

全国家庭医学学会是初级保健医生的专业组织,负责职业发展、教育、科研、立法和乡村医学等活动;全国家庭医生职业组织主要负责保护家庭医生的经济和实物利益。目前罗马尼亚有两本家庭医学杂志,即《罗马尼亚医学》(*Revista Medicala Romana*)和《家庭医学》(*Medicina Familiei*)。《家庭医学通讯》几年前停刊了,目前,布加勒斯特家庭医生协会(AMFB)每个季度都有自己的通讯,即《家庭医生》(*Jurnalul Mediculuide Familie*)。此外,还有《罗马尼亚医学》。2010年10月,全国家庭医生学会开始刊印《家庭医生》(*Ziarul Medicului de Familie*)报纸,暂定为月刊(Marginean,2005),但是这些报纸没有经过同行评议。

3. 初级保健的过程

3.1　初级保健服务的可及性

在罗马尼亚,多数人群(55.2%)居住在城市地区(320个市、镇),44.9%的人居住在农村地区(2860个农村社区)。在农村地区,目前还缺乏基本的卫生保健,农民还只能接触有限的现代医学服务(Predescu,2008)。平均来看,每10万罗马尼亚居民拥有53名家庭医生;城市地区每千人拥有1名家庭医生,农村是每2500～3000人拥有1名家庭医生。医疗专业人才的短缺在东部有些县表现得非常明显,多瑙河三角洲地区也是如此。根据健康保险法,地方议会可以为医生和护士提供不同的激励机制,促使他们在服务水平低下的地区更好的工作。NHIH为那些在生活水平低下或者偏远农村地区工作的家庭医生增加20%～100%的收入。为促进医疗服务的广泛普及,家庭医生不得不为所有服务名单上的保险人群提供医疗支持。因此,根据基本医疗服务包,一旦病人有急诊需求,就要为他们提供医疗支持。按照法律要求,这种服务主要是为那些没有保险或者没有交保险的人群提供,也包括那些选择性投保的人群(Predescu,2008)。

当前罗马尼亚针对卫生保健服务的分配还不公平,农村地区卫生保健服务的可及性还不够。家庭医生的数量各地有所不同,这与每个地方的经济发展和基础设施有关,当然,也包括社区规模和居民人数。在城市地区，家庭医生实际上是过多的，尤其是大城市（县内主要的城镇）以及大学城市中心（如布加勒斯特、雅西和克鲁日）(Predescu,2008)。此外，罗马尼亚每千人诊疗次数为 2970 次，意味着平均每个病人每年要找家庭医生就诊 3 次，或者说一名服务 2000 人的家庭医生每年要诊疗 6000 次。2009 年，预约系统并未普及，不过从 2010 年开始要强制执行。

3.2 初级保健服务的连续性

罗马尼亚家庭医生平均要服务 1200～1500 名被保险人。要成为一名与健康保险机构签约的家庭医生，必须最低服务 1000 名病人。在某些地区，家庭医生服务的最少病人数量由地方自行决定，主要是要考虑当地家庭医生的数量，这种情况下家庭医生服务的人数可以低于 1000 人。

如果家庭医生的服务人群超过 2000 人，他们在经济上会受到处罚。罗马尼亚所有的病人可以自由选择任何健康中心或者家庭医生。一般来讲，为病人保存病历是提高服务质量和连续性的主要指标，也是多数医生的日常工作之一。虽然信息的重新提取有些不同，但仍然很重要。在罗马尼亚，80%的病人对他们与初级保健医生之间的医患关系表示满意，75%的病人对全科医生或者初级保健医生的就诊时间表示满意，75%的病人信任他们的初级保健医生，60%的病人对初级保健医生针对具体问题给予的服务过程和治疗表示满意，见图 24.3。

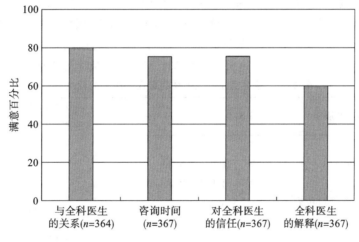

图 24.3　病人对服务的满意度

3.3 初级保健的合作

罗马尼亚卫生保健改革之前，社区医生会将很大一部分病人转诊到专科医生或者医院，这显然会占用大量的医院病床。其结果必然导致服务质量降低、满意度下降和成本的不断上升，而医务人员也不满意工作环境和薪酬。这些因素曾被认为是导致处方药过度使用、多重转诊、床位拥挤和成本增加的原因。

目前，门诊服务和医院专科服务都需要转诊。90%的病人碰到新的健康问题，在找专科医生之前都会找家庭医生。目前报告的转诊率（占所有坐诊和出诊的比例）分别如下：经过专业培养的家庭医生为 11.3%；没有经过专业培养的家庭医生为 8.8%；农村家庭医生为 8.9%；城市家庭医生为 12.1%。家庭医生总诊疗次数每年都在增加。需要指出的是，一些强制性的转诊没有考虑进来，毕竟这是例外而不是常规。

罗马尼亚多数家庭医生都是独立行医的（图 24.4）。

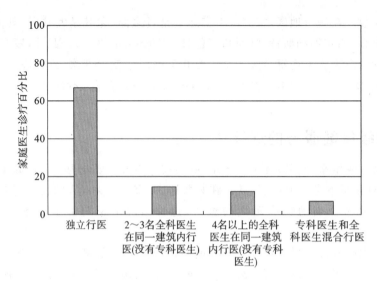

图 24.4 共享的服务

3.4 初级保健服务的复杂性

家庭医生的临床服务有的好有的差,譬如在疾病治疗方面还不错,但是针对不同健康问题的首诊方面就还需要提高,尤其是家庭医生关于非医学问题(如社会问题)的首诊。罗马尼亚的设备设施水平比较差,譬如少量的初级保健机构才有心电图仪、尿糖试纸和峰值流量计。正如 2.3 部分所述,家庭医生要管理大部分慢病病人,他们偶尔也会照顾轻度抑郁症病人和住进养老院的病人(表 24.2)。30%~40%的病人诊疗都是家庭医生独立处理而不经转诊。

表 24.2 全科医生融入不同初级保健服务的程度 *

全科医生可能参与的服务	全科医生"总是"参与的服务	全科医生"从不"或"很少"参与的服务
首诊(共 10 项)	—	—
疾病的治疗和随访(共 9 项)	·充血性心力衰竭 ·单纯Ⅱ型糖尿病	—
医疗技术规程(共 10 项,包括全科医生或全科护士)	—	·疣切除术 ·宫内节育器植入
预防性保健(共 8 项)	·破伤风疫苗接种 ·高危人群流感疫苗接种 ·胆固醇水平检测	—
健康促进(共 4 项)	·肥胖咨询	·改变健康生活方式咨询

注释:* 回答全科医生参与的程度:(几乎)总是;通常;偶尔;很少或从不。

4. 初级保健体系的产出

4.1 初级保健的质量

家庭医生的处方行为很难描述,因为在罗马尼亚,人群可以在药店购买抗生素进行自我药疗。每千名居民中有 307 人报告说在过去的 12 个月内使用过抗生素,每千名居民中有 198 位

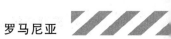

报告说在过去的12个月内进行了自我药疗(DeSchepper et al.,2008)。

依据IDF 2006年提供的糖尿病地图,估计罗马尼亚有9.4%的成年人患有糖尿病,150万人左右,预计该数字到2025年将增加到总人口的10.7%(World Diabetes Foundation,2006)。全科医生需要管理那些非胰岛素依赖型糖尿病病人,糖尿病专家则负责胰岛素依赖型糖尿病病人的管理。每年所有的糖尿病病人需要到42个指定的县健康中心找糖尿病专家做相应检查。如果症状没有改善或者出现糖尿病综合征,还需要提高检查的频率(FEND and International Diabetes Federation Europe,2008)。

在罗马尼亚,与家庭医学质量相关的重要项目于2001年启动,由国家家庭医学研究中心(NCSFM)同荷兰专家合作开展,项目称作"Qualy-Med"(Marginean,2005)。项目以循证医学为理论基础,在综合考虑欧盟推荐标准的前提下,为罗马尼亚40名家庭医生培训了编制指南的方法学问题(罗马尼亚NCSFM是国际指南协作网的成员)。2004年,共有5套以循证医学为基础的家庭医学指南在罗马尼亚出版,包括原发性高血压、Ⅱ型糖尿病、下脊柱疼痛、产前保健和女性尿道感染等。NCSFM也是世界家庭医生组织(WONCA)的成员。2009年,又出版了新的两本指南,一本是家庭医学抑郁管理,另一本是哮喘病人管理。

家庭医生和专科医生要完成巴氏涂片检查(宫颈细胞学检查)。在罗马尼亚性活跃期的妇女中,有80%从未做过巴氏涂片检查,还有37%从未听说过。宫颈癌的机会性筛查是从2005年开始的,主要由罗马尼亚卫生部的国家子项目支持。巴氏涂片筛查服务要想提高覆盖率,还有待家庭医生更加积极地干预(Minstry of Health,2005)。

4.2 初级保健的效率

初级保健由病人选择的家庭医生提供。当前,家庭医生承担了部分"看门人"的角色(Predescu,2008)。直到最近,罗马尼亚医生的活动主要局限于在办公室为享有医疗保险的病人提供医疗支持服务,他们很少出诊或者参与公共卫生服务活动。另外,还有很多无法证明是否已支付医疗保险的病人,他们被排除在家庭医生的服务清单外,这样就会失去持续的医疗救助。

罗马尼亚初级保健的资源还可更好地配置,包括效率和一体化的整合,只要通过多样化的支付机制就可以实现,譬如针对额外服务收取费用等。

致谢

向罗马尼亚家庭医学/全科医生学会的秘书Sandra Adalgiza Alexiu博士和George Haber博士表示感谢。

参考文献

[1] Ciobanu C(2010). Trade unions warn against unjustified pay cuts. Inter Press Service,23 May(http://ipsnews.net/news.asp?idnews=51543,accessed 1 June 2010).

[2] DeSchepper R et al.(2008). Are cultural dimensions relevant for explaining cross-national differences in antibiotic use in Europe. BMC Health Services Research,8:123.

[3] European Observatory on Health Care Systems(2000). Romania:health system review. Health care systems in transition.

[4] Eurostat(2010). Eurostat statistics 2010. Luxembourg,Eurostat(http://epp.eurostat.ec.europa.eu/portal/page/portal/statistics/themes,accessed 1 June 2010).

[5] FEND and International Diabetes Federation Europe(2008). Diabetes. The policy puzzle:

is Europe making progress? Brussels, IDF Europe/FEND.

[6] Filipescu I(2009). Romanian healthcare sector. Doing Business, October (http://rbd.doingbusiness.ro/en/5/most-recent-issue/1/256/romanian-healthcare-sector-raiffeisen-investment-romania-srl, accessed 1 October 2010).

[7] Florescu M(2006). Primary care in Romania. Permanente Journal, 10:52-53.

[8] IDF(2006). Diabetes atlas, 3rd edn. Brussels, International Diabetes Federation (http://www.idf.org/sites/default/files/da5/Diabetes%20Atlas%203rd%20edition.pdf, accessed 1 October 2010).

[9] Kozak D(2010). Romania. Country brief 2010. Washington, DC, World Bank (http://go.worldbank.org/81GB0S2FH1, accessed 1 October 2010).

[10] Marginean M(2005). Activities of quality improvement in Romanian family medicine. Frederiksberg, EQUIP.

[11] Ministry of Health(2005). Reproductive health survey Romania 2004. Bucharest, Ministry of Health.

[12] NHIH(2009) National Health Insurance House Database. Bucharest, National Health Insurance House.

[13] National Institute of Public Health (2010). [web site]. National Centre for Public Health Statistics and Information. Bucharest, Ministry of Health (http://www.ccss.ro/public_html/html/home-en.html, 1 October 2010).

[14] National Institute of Statistics (2008). [web site]. Bucharest, National Institute of Statistics (http://www.insse.ro/cms/, accessed 1 October 2010).

[15] Pîrvu D(2008). The reform of the health system financing in Romania. ISRICH Working Paper 7.

[16] Predescu M(2008). Quality in and equality of access to healthcare services. Country Report for Romania. Bucharest, Institute of Public Health.

[17] UNDP(2009). Human development report. Overcoming barriers: human mobility and development. New York, United Nations Development Programme.

[18] UNECE(2004). Trends in Europe and North America. The statistical yearbook of the Economic Commission for Europe 2005. Geneva, United Nations Economic Commission for Europe.

[19] Unicef(2010). Info by country. Romania. Statistics. Education. New York, Unicef (http://www.unicef.org/infobycountry/romania_statistics.html#67, accessed 1 October 2010).

[20] USAID(2008). Romanian Family Health Initiative. Country information. Boston, MA, JSI Research & Training Institute (http://www.unicef.org/infobycountry/romania_statistics.html#67, accessed 1 October 2010).

[21] Vládescu C, Scîntee G, Olsavszky V (2008). Romania: health system review. Health Systems in Transition, 10:1-181.

[22] WHO Regional Office for Europe (2010). European Health for All Database (HFA-DB). [offline database]. Copenhagen, WHO Regional Office for Europe (http://www.euro.who.int/hfadb, accessed 1 June 2010).

[23] World Diabetes Foundation (2006). Diabetes atlas. Gentofte, Denmark, World Diabetes Foundation.

25 斯洛伐克

A. Windak, M. Oleszczyk, E. Jurgova

1. 初级保健背景

1.1 国家与人口

斯洛伐克位于中欧内陆,国土面积49034平方公里,2008年人口约541万,女性占51.5%。人口密度平均为110人/平方公里,2006年斯洛伐克人口自然增长率为0.1%。15岁以下人口占总人口的15.8%,65岁以上人群为12%(Národné centrum zdravotníckych informácií,2008;Statistical Office of the Slovak Republic,2008)。

1.2 经济与发展

斯洛伐克是单院制议会共和国(Národná Rada Slovenskej Republiky),议员每隔四年进行普选,总统每隔五年由普选产生。斯洛伐克2004年成为欧盟成员国(Národné centrum zdravotníckych informácií,2008;Statistical Office of the Slovak Republic,2008)。

2008年,斯洛伐克人均GDP按照PPP计算为22141美元,为欧盟平均水平的72%。2010年失业率为13%,同年人力发展指数为0.818,世界排名31位。2007年对外移民为8.2%,主要目的地为西欧国家(OECD,2010;Statistical Office of the Slovak Republic,2010;UNDP,2010)。

1.3 人口健康

2008年,斯洛伐克人均出生期望寿命男性为70.9岁,女性为78.7岁。2006年,60岁预期生存时间男性为16.5岁,女性为21.1岁。2007年斯洛伐克人的主要死因为心血管疾病、肿瘤、外部原因、呼吸道疾病和消化道疾病。2006年药物消费为1.495亿包(Národné centrum zdravotníckych informácií,2008;Statistical Office of the Slovak Republic,2008;Szalay et al.,2011)。

1.4 卫生保健体系的特征

斯洛伐克所有居民都能享受普通健康保险。全国有多个健康保险公司,但是公立健康保险公司占主导地位(Národné centrum zdravotníckych informácií,2008;Statistical Office of the

Slovak Republic,2008)。

表 25.1 显示,斯洛伐克卫生支出的费用不断增加,但仍然低于欧盟平均水平。过去数十年,医院住院人数基本上保持稳定,但住院时间在不断缩短,门诊诊疗的次数也在下降,但仍然高于欧盟平均水平。全科医生占成人的比例基本稳定,全科医生数量占所有医生的 18%(Národné centrum zdravotníckych informácií,2001,2006,2008;OECD,2010;WHO Regional Office for Europe,2010a)。

表 25.1 卫生保健资源的发展与利用

	健康总支出占GDP 的百分比(%)		人均健康总支出(以购买力平价计,美元)		医院床位(每 10 万人口)		医生(每 10 万人口)		全科医生占医生的百分比(%)	
	斯洛伐克	欧盟[1]	斯洛伐克	欧盟[1]	斯洛伐克	欧盟[1]	斯洛伐克	欧盟[1]	斯洛伐克	欧盟
1995	n.a.	7.6	n.a.	1275.9	n.a.	740.9	n.a.	292.7	n.a.	27.5[6]
2000	5.5	7.9	603	1608.0	780	669.0	314	295.1	18.3	28.3[5]
2005	7.0	8.5	1139	2150.9	680	604.6	302	316.0	18.7	26.3[4]
2009	7.7[7]	8.8	1155[7]	2788.2	580[7]	564.8	368[7]	321.6	18.2[7]	25.5[3]

	护士(每 10 万人口)		医院平均住院时间(天数)		医院急诊接诊(每百人)		每人每年门诊次数	
	斯洛伐克	欧盟[2]	斯洛伐克	欧盟[1]	斯洛伐克	欧盟[1]	斯洛伐克	欧盟[1]
1995	n.a.	575.1	n.a.	12.5	n.a.	15.7	n.a.	6.6
2000	742	655.9	8.5	10.3	19.6	17.7	14.1	6.8
2005	599	682.7	7.3	9.5	19.8	16.2	9.5	6.8
2009	630.2[7]	745.5	7.07	8.8	19.1[7]	15.6	8.7[7]	6.9

数据来源:欧盟的平均值来源于欧洲人人享有健康数据库(WHO Regional Office for Europe,2010)。斯洛伐克数值来源于:Národné centrum zdravotníckych informácií,2001,2006,2008;OECD,2010;WHO Regional Office for Europe,2010a。

注释:[1] 1992、1997、2002、2007 年。[2] 1991、1996、2001、2006 年。[3] 除了西班牙、塞浦路斯、希腊、马耳他、波兰、罗马尼亚、斯洛伐克和英国之外 2005 年欧盟的平均值。[4] 除了塞浦路斯、西班牙、希腊、马耳他、波兰和罗马尼亚之外 2002 年的欧盟平均值。[5] 除了保加利亚、塞浦路斯、西班牙、希腊、马耳他、荷兰、波兰、罗马尼亚和斯洛伐克之外 1997 年的欧盟平均值。[6] 除了塞浦路斯、西班牙、希腊、马耳他、荷兰、波兰和罗马尼亚之外 1993 年的欧盟平均值。[7] 2007 年。

2. 初级保健体系的架构

2.1 初级保健的治理

虽然初级保健一直被广泛讨论,但是就当前和未来初级保健的发展愿景而言,斯洛伐克一直没有清晰和明确的政策。2010 年,新政府发表了一项声明,主要是促进卫生保健体系的深刻变革,包括取消全科服务转诊。但是,声明似乎更多地是表明一种政治态度而不是实际的行动计划(Government of the Slovak Republic,2010)。

斯洛伐克卫生部没有专门的部门处理初级保健问题,因此政府很难有清晰的初级保健政策,譬如怎样才能改善初级保健服务的公平提供,以及如何促进卫生职业之间的多学科合作等。初级保健没有专门的预算,一般都是从医疗费用中分出一块。相关利益者组织或者社区组织一般不参与初级保健政策的制定。

在斯洛伐克,只有完成了五年研究生培养课程并经过职业培养的医生才被允许在初级保健机构工作。从事全科服务还需要专门的执照(Ministry of Health,2004d)。

斯洛伐克推出了一些临床指南,多数都由斯洛伐克全科医学/家庭医学学会来组织制定,还有一部分交给各类专业科学协会承担。病人的权利受到法律的保护,包括知情同意权、医疗档案的获取权和机密使用权,也包括病人的申诉权(Ministry of Health,2004e)。

2.2 初级保健的经济背景

2006年,斯洛伐克超过23%的卫生支出用于门诊服务。这项支出不仅包括初级保健,还包括了门诊专科服务。根据专家的估计,初级保健支出估计占卫生总费用的8%。同年,4.5%的卫生保健预算用于公共卫生和疾病预防工作(Eurostat,2010)。

所有的斯洛伐克人都享有医疗保险,包括初级保健服务和全科医生开出的药物服务(Ministry of Health,2004c)。

几乎所有的初级保健医生都是与健康保险基金签约的个体医生。只有1%左右是拿工资的雇员,一般是受雇于其他全科医生或者当地卫生行政部门。后者的工资薪酬通常都是固定的,而其他医生的收入来源呈多样化,包括人头费、出诊费、接种费以及其他预防工作的费用。虽然公开的数据显示全科医生年平均收入超过28000(PPP)美元(OECD,2009),但多数初级保健专家认为,扣除税收和开支后的实际收入大约为12000欧元。图25.1表明,专科医生、牙医和职业医师通常比中等职业生涯全科医生的收入要高。不过全科医生比护士和其他医务人员,如语言治疗师的工资要高,在斯洛伐克,全科医生的平均工资是医院护士的两倍多。

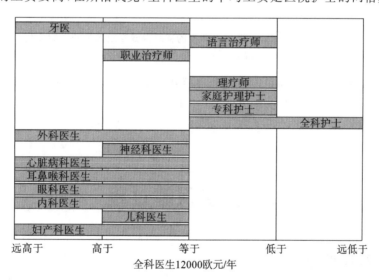

图25.1 中等职业生涯医务人员与中等职业生涯全科医生平均收入的关系

2.3 初级保健人力资源的发展

在斯洛伐克,只有全科医生、儿科医生、妇科医生、眼科医生和牙医无需转诊(Ministry of Health,2004a,2004b)。如果要找其他专科医生就医,需要初级保健医生的转诊。根据斯洛伐克医学会数据库的数据显示,全国全科医生的平均年龄为56岁。只有11%的医生小于35岁,16%为35~45岁,38%为45~55岁,35%高于55岁。

斯洛伐克卫生部明确规定,全科医生必须每周工作40小时(Ministry of Health,2006)。

全科服务在斯洛伐克并不太受欢迎,开展服务的补偿正如图25.1所示,只能是中等水平。2007年,只有6%的医学生选择全科医生作为未来的职业。2002—2006年,经过全科医学职业培养的专科医生下降了1/6。初级保健职业供给的变化如图25.2所示(Eurostat,2010;WHO Regional Office for Europe,2010a)。此外,多数专业的医务人员还是呈现增长的趋势。2007年,全科医生占所有斯洛伐克专业医务人员的12%(Ministry of Health,2006;Národné centrum zdravotníckych informácií,2008)。

1978年,全科医学在斯洛伐克成为医学专业的一员。医学研究生院(一个中央机构,负责医生的研究生教育)负责家庭医学的职业培养。目前全国各所大学没有家庭医学系,但是都开设有家庭医学课程,一般由专科医生授课,职业培养要持续五年,包括一年的全科医学实习(Ministry of Health,1988)。社区或实习护士没有专业的培训。

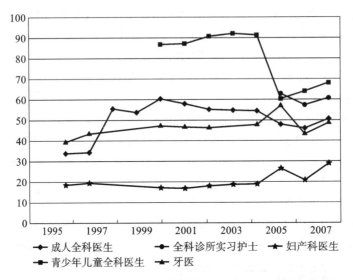

图25.2 近五年每10万居民拥有的初级保健专业人员的供给变化

资料来源:国家卫生信息中心(Národné centrum zdravotníckych informácií)1997,2003,2004,2005,2006,2007,2008。

斯洛伐克全科医生有自己的组织来处理科研和职业发展问题,也有教育类双月刊杂志《斯洛代克医生》和科学类季刊杂志《医学实践》。护士既没有专业协会,也没有家庭护士或者社区护士之类的专业杂志。

3. 初级保健过程

3.1 初级保健过程

2007年,每10万成年斯洛伐克人拥有50.5名全科医生,每10万名儿童和青年拥有68.2名全科医生、28.7名妇科医生和48.6名牙医。2007年,各地每10万居民拥有的全科医生略有不同,最高的是布拉迪斯拉夫斯基克拉伊(54.6%),最低的是普雷绍夫州(47.3%)(Národné centrum zdravotníckych informácií,2008)。城乡差异的数据目前还没有看到,相关专家也还未发现城乡全科服务或者社区药房可及性的主要问题。

图25.3显示初级保健机构或者健康中心的组织结构和工作范围。现代通信技术,如电子邮件或网页很少被使用。有限的数据显示,1/4的全科医生有自己的网站,但是只有2%多一点的医生使用电子邮件与病人沟通(Dobrev et al.,2008)。预约系统不是日常工作的一部分,偶尔才会使用。全科医生很少为特定病人(如糖尿病病人、孕妇)提供特定专业服务。

法律对全科服务的工作时间没有特定限制。加班服务主要由便民服务中心提供,实际上主

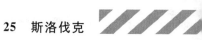

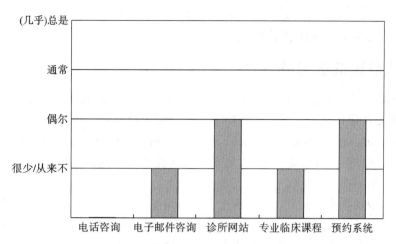

图 25.3 初级保健机构或初级保健中心通常存在的工作方式及范围

资料来源：Dobrev 等，2008 和专家访谈。

要也是由全科医生或者护士提供。在有些情况下，代理服务、医院急诊都有可能提供全科医生下班后的服务。多数服务如全科服务、专科诊疗和出诊，在斯洛伐克都是免费的。共付机制一般只针对一些特殊药物。2007 年，只有 14% 的斯洛伐克人认为卫生保健体系（的费用）不太容易或者完全不能负担。同年，83% 的病人发现比较容易找全科医生就诊（European Commission，2007；Projekt rozvoja kvality zdravotnej starostlivosti，2005）。

3.2 初级保健服务的连续性

所有的斯洛伐克居民都在初级保健医生清单中。根据斯洛伐克大众健康保险公司的内部数据，全科医生服务清单平均为 2163 人。98% 的病人报告称碰到一般健康问题会找初级保健医生。

所有的全科医生必须保存医疗就诊的记录。计算机目前在斯洛伐克广泛使用，90% 的全科医生会利用计算机从事管理。大概 89% 的全科医生使用计算机储存病人的档案，79% 的全科医生使用计算机开具处方（Dobrev et al.，2008）。

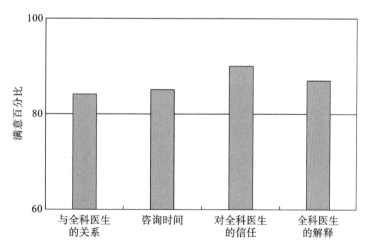

图 25.4 病人对服务的满意度

资料来源：优质医疗项目开发（Projekt rozvoja kvality zdravotnej starostlivosti），2005 和专家访谈。

全科服务一般都会用到转诊单转诊，专科医生在治疗后也会将信息反馈给全科医生。如果是全科医生下班后的服务，普通的就诊信息也会反馈给全科医生。在斯洛伐克，病人可以自由选择全科医生或者健康中心（Ministry of Health，2004c）。图 25.4 显示，84% 的病人报告称自己对医患关系比较满意，90% 的病人相信全科医生，87% 对医生的专业管理和解释表示满意

(Projekt rozvoja kvality zdravotnej starostlivosti,2005)。尽管全科服务的问诊时间通常为4～5分钟,但是大部分的病人对此表示满意。

3.3 初级保健服务的合作

在斯洛伐克,病人可以直接找全科医生、儿科医生、妇科医生、眼科医生和牙医就诊。若是找其他医生,需要初级保健医生开具的转诊单。如果病人没有转诊单,那么找其他专科医生看病就需要自费(Ministry of Health,2004c)。斯洛伐克所有的全科医生都是个体行医,也就是说每位医生的病人清单都是独立的。因此,病人一般情况下都是找自己的全科医生就诊,只有病人自己的全科医生不在岗的时候才会找其他专科医生。护士开展专科(如糖尿病)门诊或者从事健康教育活动的现象不太常见。专科医生在一般情况下不会找全科医生咨询或者联合问诊。全科医生也很少或者几乎不会电话咨询专科医生寻求专业建议。全科医生的病历几乎不会用于分析健康需求或者政策制定。斯洛伐克偶尔会开展地方健康调查,主要是改善全科医生的服务质量。

3.4 初级保健服务的复杂性

斯洛伐克的全科服务机构都有辅料和绷带、尿糖试纸或者血糖测试等设施设备。通常,这些机构都还配备有耳镜,但是心电图仪只有少数机构有,峰值流量计以及妇科和外科检查设备一般都没有。

表25.2提供了初级保健服务机构开展不同初级保健服务的概况。

表25.2 全科医生参与不同初级保健服务的程度 *

全科医生可能参与的服务	全科医生"总是"参与的服务	全科医生"从不"或"很少"参与的服务
首诊(共10项)	• 年满28岁男性伴首次惊厥	• 年满8岁儿童伴听力问题 • 年满18周岁女性口服避孕药咨询 • 年满20岁女性妊娠确认 • 年满35岁女性月经不规则咨询
疾病的治疗和随访(共9项)	• 肺炎	• 单纯Ⅱ型糖尿病 • 类风湿性关节炎
医疗技术规程(共10项,包括全科医生或全科护士)	—	• 嵌脚趾甲楔形切除 • 伤口缝合 • 疣切除术 • 宫内节育器植入 • 角膜锈斑剔除 • 眼底检查 • 关节内注射 • 踝关节(固定)包扎
预防性保健(共8项)	• 破伤风疫苗接种 • 高危人群流感疫苗接种	• 过敏接种 • 宫颈癌筛检
健康促进(共4项)	—	—

注释:*回答全科医生参与的程度:(几乎)总是;通常;偶尔;很少或从不。

斯洛伐克某些地区的全科服务受到年龄、性别、病人投诉的类型等相应限制（表25.2）（Ministry of Health,2008）。儿童一般会找儿科医生（为儿童和青少年服务的全科医生）就诊；妇女通常找妇科医生就诊，咨询怀孕相关问题时通常也是找妇科医生。多数全科医生可能也会处理病人的心理或者精神紊乱（如有自杀倾向或者酒精成瘾等）问题，至少他们可能最先了解病人的这些情况。

通常来说，医疗服务主要是专科医生负责，不过多数全科医生一般都会处理一些慢性疾病，如充血性心力衰竭、消化性溃疡和轻度抑郁以及肿瘤等。疗养院的病人一般也是由全科医生提供服务。但是像慢性支气管炎之类的疾病，偶尔才会由全科医生负责随诊，其他即使不复杂的疾病，如Ⅱ型糖尿病或者类风湿性关节炎，很少由全科医生随访。

在所有的诊疗中，72.2％由初级保健机构的全科医生独立处理而不经转诊。

在斯洛伐克，小手术（如嵌脚指甲楔形切除、伤口缝合、疣切除）、妇科操作（如宫内节育器的植入）或者其他人工操作（如眼底检查，角膜锈斑剔除或者关节内注射等）一般都不在初级保健机构完成，不过偶尔也会有一些静脉注射需要完成。多数上述服务由外科医生、妇科医生、眼科医生或者矫形外科医生完成。

斯洛伐克的全科医生一般只负责破伤风疫苗接种，或者高风险人群的流感疫苗接种，但需要负责HIV/AIDS和胆固醇筛查，包括性传播疾病的检查。乳腺癌筛查偶尔由全科医生完成，过敏接种和宫颈癌筛查几乎或很少由全科医生完成。计划生育和产前保健，或者儿童健康监测由妇科和儿科医生完成。儿童传染病接种（如白喉、百日咳、腮腺炎或风疹）完全由儿童青少年全科医生完成（地区儿科医生）。全科医生通常也会提供生活方式咨询，如肥胖、缺乏锻炼、抽烟和酒精滥用等问题。多数都是一对一的服务，集体健康教育活动基本上不会由全科医生来履行（Ministry of Health,2004b,2006）。

4. 初级保健体系的产出

4.1 初级保健的质量

2008年，斯洛伐克全科医生每千次诊疗开出的处方为418张。2007年的数据表明，所有的门诊医生每千人每天开出的抗生素为25.3 DDD（ESAC,2009）。

因初级保健机构无法治疗而住院的人数，深刻反映了初级保健的服务水平和质量。图25.5显示了2007年斯洛伐克患有盆腔炎性疾病、耳鼻喉感染和脱水等疾病人群的较高入院率数据（Národné centrum zdravotníckych informácií,2008）。

目前还没有关于糖尿病和慢阻肺病人的精确数据。图25.5显示哮喘病人住院率较低。

由青少年儿童全科医生完成的儿童接种率达到了99％，是欧盟最高的之一（OECD,2009）。2007年，21.3％的斯洛伐克60～68岁妇女接受了乳腺放射检查（Masak & Plesko,2007；OECD,2009），20％的18～64岁人群接受了巴氏涂片检查（Masak & Plesko,2007；OECD,2009）。这些操作主要在初级保健机构完成。

4.2 初级保健的效率

2007年，全科医生为成人提供的诊疗为人均4.75次，诊疗时间平均为4～5分钟（Projekt rozvoja kvality zdravotnej starostlivosti,2005），出诊占所有病人诊疗的3.4％。

2008年平均每名全科医生每千人开具278次转诊。

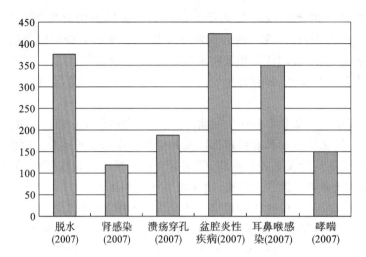

图 25.5 近年来每 10 万人群中对初级保健诊断敏感而入院治疗的人数

资料来源：国家卫生信息中心(Národné centrum zdravotníckych informácii),2008。

致谢

感谢所有提供斯洛伐克初级保健相关信息的专家,特别感谢卫生部卫生保健中心主任 Adam Hochel 博士。

感谢所有的专家和同行,包括来自布拉迪斯拉发的全科医生 Tibor Hlavaty 和来自赫洛赫维茨的 Peter Pekarovič,感谢他们提供的斯洛伐克初级保健渊博的知识。

本文部分信息是由大众健康保险公司的专家提供的友好、专业的帮助,如布拉迪斯拉发的 Eva Andrejčakova,特尔纳瓦的 Anna Novakova 和 Helena Szabova。

感谢特尔纳瓦地区当局卫生保健部主任 Katarina Nadova 博士为本文数据的收集提供的支持。还需要感谢斯洛伐克护理协会的 Jana Solčanizova,以及斯洛伐克医疗专家协会(Slovenská lekárska únia špecialistov,SLÚŚ)主席 Andrej Janco 博士所提供的支持。

参考文献

[1] Dobrev A et al. (2008). Benchmarking ICT use among general practitioners in Europe. Bonn,Empirica.

[2] ESAC(2009). [web site]. Antwerp, European Surveillance of Antimicrobial Consumption(http://app.esac.ua.ac.be/public/index.php/en_gb/home,accessed 9 December 2009).

[3] European Commission(2007). Special Eurobarometer 283:Health and long-term care in the European Commission. Brussels,European Commission.

[4] Eurostat(2010). Eurostat Database. Luxembourg,Eurostat (http://epp.eurostat.ec.europa.eu/portal/page/portal/statistics/search_database,accessed 14 January 2010).

[5] Government of the Slovak Republic (2010). Civic responsibility and co-operation. Manifesto of the government of the Slovak Republic for the period 2010-2014. Bratislava,Government of the Slovak Republic.

[6] Masak L,Plesko I(2007). Report of EUROCHIP-2 action in Slovakia:cervical carcinoma screening program in Slovakia. Final scientific report Annex 15c. Milan, Istituto Nazionale per lo Studio e la Cura e dei Tumori.

[7] Ministry of Health (1988). Zakon c. 20/1988 o postgradualnom vzdelavani lekarov a farmaeutov na slovensku[Act on postgraduate training of physicians and pharmacists]. Bratislava, Ministry of Health.

[8] Ministry of Health(2004a). 576 ZAKON z 21. oktobra 2004 o zdravotnej starostlivosti, sluzbach suvisiacich s poskytovanim zdravotnej starostlivosti a o zmene a doplneni niektorych zakonov[Act on health care services]. Zbierka zakonov. SR 243, 5138-5424. Bratislava, Ministry of Health.

[9] Ministry of Health(2004b). 577/2004 ZAKON z 21. oktobra 2004 o rozsahu zdravotnej starostlivosti uhradzanej na zaklade verejneho zdravotneho poistenia a o uhradach za sluzby suvisiace s poskytovanim zdravotnej starostlivosti[Act on services covered by general health insurance and reimbursement of health care services]. Zbierka zakonov. SR 244, 5426-5677. Bratislava, Ministry of Health.

[10] Ministry of Health(2004c). 580 ZAKON z 21. oktobra 2004 o zdravotnom poisteni a o zmene a doplneni zakona c. 95/2002 Z. z. o poistovnictve a o zmene a doplneni niektorych zakonov [Act on health insurance]. Zbierka zakonov. 246, 5765-5776. Bratislava, Ministry of Health.

[11] Ministry of Health (2004d). Vestnik Ministerstva zdravotnictva SR, osobtne vydanie 30.7.2005 Nariadenie vlady SR c. j. 213/2004 Z. z. o specializacnej priprave v odbore Vseobecne lekarstvo, odbor c. A 022[Decree of the Ministry of Health on specialization in general practice]. 213/2004. Bratislava, Ministry of Health.

[12] Ministry of Health (2004e). Zakon c. 578/2004 Z. z. o poskytovateloch zdravotnej starostlivosti, zdravotnickych pracovnikoch, stavovskych organizaciach v zdravotnictve a o zmene a doplneni niektorych zakonov[Act on health care, health care professionals and organization of health care]. Zbierka zakonov. SR 578/2004, 5682-5754. Bratislava, Ministry of Health.

[13] Ministry of Health (2006). Koncepcia zdravotnej starostlivosti v odbore všeobecné lekárstvo Èíslo: 15560/2006 [The concept of health care in general medicine]. Bratislava, Ministry of Health.

[14] Ministry of Health(2008). Vestník Ministerstva zdravotníctva SR, èiastka 33-39 z 31.8. 2009, Výnos MZSR è. 09812/2008-0L z 10. 9. 2008 o požiadavkách na personálne zabezpeèenie a materiélno technické vybavenia jednotlivých zdravotníckych zariadení v znení Výnosu MZ SR è. 25118/2008-0L z 10. 12. 2008[Decree of the Ministry of Health on staff and equipment requirements in individual practices]. Bratislava, Ministry of Health.

[15] Národné centrum zdravotníckych informácií (1997). Zdravotnícka roèenka Slovenskej republiky 1996 [Health statistics yearbook of the Slovak Republic 1996]. Bratislava, Národné centrum zdravotníckych informácií.

[16] Národné centrum zdravotníckych informácií (2001). Zdravotnícka roèenka Slovenskej republiky 2000 [Health statistics yearbook of the Slovak Republic 2000]. Bratislava, Národné centrum zdravotníckych informácií.

[17] Národné centrum zdravotníckych informácií (2003). Zdravotnícka roèenka Slovenskej republiky 2002 [Health statistics yearbook of the Slovak Republic 2002]. Bratislava, Národné centrum zdravotníckych informácií.

[18] Národné centrum zdravotníckych informácií (2004). Zdravotnícka roèenka Slovenskej republiky 2003 [Health statistics yearbook of the Slovak Republic 2003]. Bratislava, Národné centrum zdravotníckych informácií.

[19] Národné centrum zdravotníckych informácií (2005). Zdravotnícka roèenka Slovenskej republiky 2004 [Health statistics yearbook of the Slovak Republic 2004]. Bratislava, Národné centrum zdravotníckych informácií.

[20] Národné centrum zdravotníckych informácií (2006). Zdravotnícka roèenka Slovenskej republiky 2005 [Health statistics yearbook of the Slovak Republic 2005]. Bratislava, Národné centrum zdravotníckych informácií.

[21] Národné centrum zdravotníckych informácií (2007). Zdravotnícka roèenka Slovenskej republiky 2006 [Health statistics yearbook of the Slovak Republic 2006]. Bratislava, Národné centrum zdravotníckych informácií.

[22] Národné centrum zdravotníckych informácií (2008). Zdravotnícka rocenka Slovenskej republiky 2007 [Health statistics yearbook of the Slovak Republic 2007]. Bratislava, Národné centrum zdravotníckych informácií, Bratislava.

[23] OECD(2009). Health Data 2009. Paris, Organisation for Economic Co-operation and Development/IRDES(http://www.eco-sante.fr/index2.php?base=OCDE&langh=ENG&langs=ENG&sessionid=, accessed 16 July 2010).

[24] OECD(2010). OECD StatExtracts. Paris, Organisation for Economic Co-operation and Development/IRDES(http://stats.oecd.org/Index.aspx?DataSetCode=HEALTH, accessed 1 January 2010).

[25] Projekt rozvoja kvality zdravotnej starostlivosti [Health Care Quality Development Programme](2005). [web site]. (www.quality.healthnet.sk, accessed 16 July 2010).

[26] Statistical Office of the Slovak Republic (2008). Statistical yearbook of the Slovak Republic 2007. Bratislava, Statistical Office of the Slovak Republic.

[27] Statistical Office of the Slovak Republic(2010). [web site]. Bratislava, Statistical Office of the Slovak Republic (http://portal.statistics.sk/showdoc.do?docid=20901, accessed 16 July 2010).

[28] Szalay T et al. (2011) Slovakia: health system review. Health Systems in Transition, 13(2):1-200.

[29] UNDP(2010) Human Development Report 2010. The real wealth of nations: pathways to human development. New York, United Nations Development Programme.

[30] WHO Regional Office for Europe(2010a). European Health for All Database (HFA-DB) [online database. Copenhagen, WHO Regional Office for Europe (http://www.euro.who.int/HFADB, accessed 13 April 2010).

26 斯洛文尼亚

D. Rotar Pavlič, I. Švab, R. Brinovec Pribaković

1. 初级保健的背景

1.1 国家与人口

斯洛文尼亚共和国位于中欧,国土面积 20273 平方公里,人口 205 万(Statistical Office of the Republic of Slovenia,2010)。

斯洛文尼亚属于老龄化国家,1991 年的人口调查显示,65 岁以上老年人超过 11%,2006 年底已经达到 15.9%。到 2009 年,65 岁以上老年人接近 32 万。在斯洛文尼亚,老龄化指数(65 岁及以上老年人与 0~14 岁人群之比)已经超过 100,2006 年为 113.7,也就是说 2006 年底每 100 名 15 岁以下的青少年人群,对应 114 名 65 岁以上老年人(Statistical Office of the Republic of Slovenia,2010)。

1.2 经济与发展

斯洛文尼亚为议会制民主共和国,2004 年加入欧盟并将欧元作为国家货币。人力发展指数为 0.929,在 182 个国家和地区中排名 29 位(UNDP,2009)。2008 年 GDP 为 371.3 亿欧元,人均 GDP 为 18400 欧元。

从 2008 年第三季度起斯洛文尼亚失业率和失业人数一直不断攀升。1993 年开展了第一次劳动力调查,失业率最低值出现在 2008 年第三季度,为 4.1%。由于失业率不断攀升,到 2009 年增加到 6.4%(Statistical Office of the Republic of Slovenia,2010)。

斯洛文尼亚 49% 的人群受过中等以上的教育,15% 的人群接受终身教育,还有 22% 的人群只受过基础教育或者没有接受过教育(Statistical Office of the Republic of Slovenia,2010)。

1.3 人口健康

2007 年斯洛文尼亚男性出生期望寿命为 74.8 岁、女性为 82.1 岁,与欧盟 25 国数据大致相当(Albreht et al.,2009)。

斯洛文尼亚生育率从 2003 年起开始攀升,2009 年出生了 21817 名活婴(男孩 11126,女孩 10691),比上一年度增长 10%。2003 年斯洛文尼亚出生的活婴登记数最低,此后数字一直攀升,到 2009 年每千人口生育 10.8 名婴儿(2007 年为 9.8)。斯洛文尼亚目前仍然是欧洲国家中婴儿死亡率最低的国家之一,婴儿死亡率由2007年的2.8‰下降到2008年的2.4‰(Institute of Public Health of the Republic of Slovenia,2009)。

发病率和死亡率数据显示,斯洛文尼亚与其他西欧或中欧国家有类似的特征,2008年心血管疾病造成的死亡占39.5%。恶性肿瘤是第二大死因,占全国死亡的31.5%(Institute of Public Health of the Republic of Slovenia,2009)。

1.4 卫生保健体系的特征

斯洛文尼亚2008年健康总支出占GDP的比重为8.3%,略低于OECD国家的8.8%的平均水平(表26.1)。从人均卫生支出看,斯洛文尼亚低于欧盟平均水平,2008年以购买力平价计算为2329美元,而当年欧盟平均水平以购买力平价计算为2788美元(WHO Regional Office for Europe,2010)。2005年,74.8%的卫生支出用于治疗服务或者医疗产品。就健康总支出的构成而言,长期护理服务2008年占8%,居第二位,这些保健服务与社会服务一起,构成了当年总的长期护理支出,大概占GDP的1.1%。2005年,住院服务(包括专科门诊检查),加上护理和住院保健设施的投入,共占健康总支出的44.1%,而用于门诊卫生保健的费用占25.1%(Statistical Office of the Republic of Slovenia,2010)。

表26.1 卫生保健资源的发展与利用

	健康总支出占GDP的百分比(%)		人均健康总支出(以购买力平价计,美元)		医院床位(每10万人口)		医生(每10万人口)		全科医生占医生的百分比(%)	
	斯洛文尼亚	欧盟[1]	斯洛文尼亚	欧盟[1]	斯洛文尼亚	欧盟[1]	斯洛文尼亚	欧盟[1]	斯洛文尼亚	欧盟
1995	7.5	7.6	984	1275.9	574.1	740.9	n.a.	292.7	n.a.	27.5[6]
2000	8.3	7.9	1453	1608.0	539.9	669.0	215.0	295.1	n.a.	28.3[5]
2005	8.4	8.5	1978	2150.9	483.0	604.6	234.5	316.0	20.5	26.3[4]
2009	8.3[7]	8.8	2329[7]	2788.2	470.0[7]	564.8	238.0[7]	321.6	20.8[7]	25.5[3]

	护士(每10万人口)		医院平均住院时间(天数)		医院急诊接诊(每百人)		每人每年门诊次数	
	斯洛文尼亚	欧盟[2]	斯洛文尼亚	欧盟[1]	斯洛文尼亚	欧盟[1]	斯洛文尼亚	欧盟[1]
1995	n.a.	575.1	10.4	12.5	15.1	15.7	7.2	6.6
2000	685.0	655.9	8.6	10.3	16.0	17.7	6.8	6.8
2005	747.3	682.7	7.1	9.5	16.9	16.2	7.2	6.8
2009	780.8[7]	745.5	6.9	8.8	17.2	15.6	6.6	6.9

数据来源:欧盟和斯洛文尼亚的平均值来源于欧洲人人享有健康数据库(WHO Regional Office for Europe,2010)。

注释:[1] 1992、1997、2002、2007年。[2] 1991、1996、2001、2006年。[3] 除了西班牙、塞浦路斯、希腊、马耳他、波兰、罗马尼亚、斯洛伐克和英国之外2005年欧盟的平均值。[4] 除了塞浦路斯、西班牙、希腊、马耳他、波兰和罗马尼亚之外2002年的欧盟平均值。[5] 除了保加利亚、塞浦路斯、西班牙、希腊、马耳他、荷兰、波兰、罗马尼亚和斯洛伐克之外1997年的欧盟平均值。[6] 除了塞浦路斯、西班牙、希腊、马耳他、荷兰、波兰和罗马尼亚之外1993年的欧盟平均值。[7] 2008年。

2008年,斯洛文尼亚每千人拥有2.4名全科医生,要远低于欧盟平均水平。2008年每千人拥有护士7.8名,与欧盟7.5的平均数据相当。根据2009年的数据,斯洛文尼亚每人每年到门诊就医 6.6 次,低于 2004 年和 2007 年加入欧盟国家的平均水平,与欧盟(6.9 次)的平均水平相当(WHO Regional Office for Europe,2010)。

受政治意愿的影响,斯洛文尼亚卫生保健的私有化是一个渐进的过程。2008 年,已经有 30%的初级保健提供者私有化(全科医生、儿科医生和校医),还有 60%的牙医和 20%的门诊专科服务也私有化了。就医院而言,私有化仍然有限,卫生设施的私有化投资并不显著。

医院主要提供二级和三级保健服务(Markota et al.,1999)。

2. 初级保健体系的架构

2.1 初级保健的治理

斯洛文尼亚最新的有关卫生保健发展的立法政治文件,是关于实施《国民卫生保健规划 2008—2013》的决议(Ministry of Health of the Republic of Slovenia,2007),该文件明确规定了初级(社区)健康中心在提供急诊、治疗和预防服务方面的各种角色。该决议还确立了全科医生/家庭医生和具有执业资格的护士在初级保健中的作用。初级保健一般由各地自行组织,社区卫生保健中心是主要的服务机构,在那里可以提供基本的医疗和牙科服务(Markota et al.,1999)。初级保健服务也可以由称作"卫生站"的更小的健康中心提供。在斯洛文尼亚,初级保健的资金主要是由服务提供者与国民健康保险机构的契约通过合同来具体安排,这种契约安排也主要是根据人头费和付费服务来制定相应的标准。初级保健由市行政当局管辖,同时也负责制定本地的卫生保健政策,市政当局也是初级保健机构的所有者。斯洛文尼亚初级保健的私有化开始于 1992 年,目前越来越多的初级保健医生选择个体行医,他们直接同国民健康保险机构签约。起初,选择独立行医的专业人员多数为牙医(其中有部分选择完全自费支付),随后是全科医生。这些全科医生直接同国民健康保险机构签约。其中有些医生会给病人提供"附加收益"的服务并据此收取额外的费用,譬如提前预约、单独的私人医生服务、24 小时服务等。初级保健机构的医生承担了"看门人"的角色,每位病人必须要选择自己的全科医生或家庭医生。

2002 年,根据欧洲全科医生联盟(UEMO)提供的建议,斯洛文尼亚开始引入新的家庭医学职业培养模式。根据新的项目要求,全科医学培养要持续四年时间,其中一半时间在医院,一半时间在全科服务机构,每位受训者都配备有专门的培训人员负责监督(Bulc et al.,2006)。

在保护病人权利方面,最近实施了新的《病人权利法案》(Ministry of Health of the Republic of Slovenia,2008)。该法案赋予病人享有卫生服务的权利,尤其是当病人在服务过程中的权利受到侵害时。因此,所有的服务提供者更要注重强化病人的权利以避免上述情况的发生。该法案的目的在于促进公平、合理、一致和安全的并以医患双方信任和尊重为基础且合乎标准的卫生保健服务。除了《病人权利法案》,《卫生服务法案》(Ministry of Health of the Republic of Slovenia,1992)也对病人的权利提供了法律保障。《卫生服务法案》要求,医生必须采取措施和行动来保障健康、预防疾病和诊疗病人。该法案同时明确了医学治疗和公共卫生保健服务的性质和过程,以及卫生保健组织和各种协会、学会医学专业人员之间的联系(Ministry of Health of the Republic of Slovenia,1992)。

2.2 初级保健的经济背景

2003—2007 年,斯洛文尼亚健康总支出的名义增长率为 5.6%,落后于 GDP 的增长。2006 年,斯洛文尼亚卫生保健支出为 25.64 亿欧元,2007 年为 27.02 亿欧元,比 2006 年增长了

5.4%。其中 3/4(2007 年为 77.9%)用于治疗和购买医疗产品(Statistical Office of the Republic of Slovenia,2010),12.23%的卫生支出用于初级保健部门。

在斯洛文尼亚,所有的人群都有由保险来支付全科服务的费用(包括坐诊和出诊)。72%的全科医生都从不同层级的政府领取薪酬,剩余的 28%为个体医生,他们同健康保险基金或者卫生当局签约。全科医生的薪酬同服务人群的数量,以及全民健康保险公司提供给全科医生的具体卫生保健项目有关(共占 92%),另有 4%为预防保健服务的费用。一个中等职业生涯的全科医生每年收入为 44877 欧元,技术人员或护士的年收入为 16169 欧元,管理辅助人员的年收入为 5088 欧元。如果考虑所有的全科服务(团队建设、设备折旧、实验室成本/原料成本等),团队每年的毛收入为 115000 欧元。当然,根据医生服务的病人人数,金额可能会增加。团队收入包括所有的工作成本,平均有 1 名医生和 1.1 名护士或者其他医技人员,也包括了管理成本,原料成本和设备折旧费用等。图 26.1 显示,全科医生的平均收入比专科医生和牙医的收入低,但是比护士和其他医务人员的收入高。

通常,斯洛文尼亚病人就医时需支付 15%的药物成本,除非根据《卫生系统和卫生保险法》第 23 条明确要求全额补偿,该法案第 23 条第一段明确规定,多数传染病都可以全额补偿,包括艾滋病和性传播疾病,糖尿病,主要的精神病、癫痫、肌肉萎缩以及多发性硬化症和牛皮癣(Fürst,2006)。

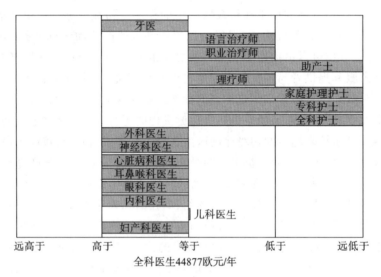

图 26.1　中等职业生涯医务人员与中等职业生涯全科医生平均收入的关系

资料来源:欧盟统计局,2011。

2.3　初级保健人力资源的发展

2006 年,斯洛文尼亚每千人口拥有 0.46 名全科医生,远低于欧洲其他国家(图 26.2)(Institute of Public Health of the Republic of Slovenia,2009)。其中外国医务人员不到 1%。2006 年,同全科医生一道工作的团队护士共有 1045 名(全职)。其中 25 名护士有大学文凭,985 名护士上过四年(相当于中等教育)的护校。初级保健机构没有高等级的护士。保健护士负责家庭看护,尤其是老年人和失能人群。其他初级保健医务人员包括口腔医生(无需转诊)、药剂师、理疗师和助产士。初级保健儿科医生和校医也是初级保健的一部分。可以无需转诊的专科医生还包括妇科医生和心理医生。

在斯洛文尼亚,每个病人只要愿意加入卫生保健体系,都可以选择他们自己的家庭医生。家庭医生必须为其管理的病人提供初级保健服务,包括 24 小时全天候的服务。同样,这些家庭医生为其病人提供急诊服务是其日常工作之一,包括加班服务或者单独服务。家庭医生的"看

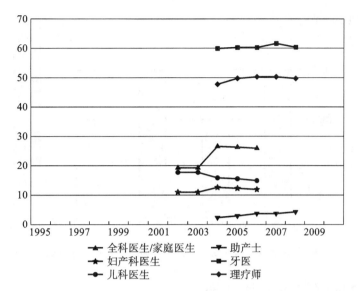

图 26.2 近五年每 10 万居民拥有的初级保健专业人员的供给变化

门人"角色,意味着他们承担着整个卫生保健体系成本控制和质量保障的任务。

卢布尔雅那大学医学院有家庭医学系,另一个家庭医学系在马里博尔大学,其医学院 2003 年才成立。斯洛文尼亚家庭医学会是一个非营利性的家庭医生组织,其目的在于促进斯洛文尼亚家庭医学的发展,开展家庭医学培训,为家庭医生提供服务,譬如继续医学教育、开设论坛以及为开展研究和改善质量提供技术平台等(Slovene Family Medicine Society,2011)。

3. 初级保健过程

3.1 初级保健服务的可及性

斯洛文尼亚医学会自 1995 年之后就曾讨论过医生的短缺问题,在下个十年内,斯洛文尼亚将有 540 名家庭医生退休(2006 年统计总数为 904 名)。在某些地区,家庭医生的平均年龄为 50 岁。因此,在下个十年共需要 500 名家庭医生(或者说每年需要 50 名)(Matos,2000)。

斯洛文尼亚的公立和私立机构都可以提供相应的初级保健服务。在公立服务机构,有卫生保健中心和卫生服务站。卫生保健中心的选址要与相应社区的容量相匹配(1995 年以前),卫生服务站的选址要与重要的中心位置有关(如小城镇、屯或村)。初级保健中心在过去十年经历了环境巨变所带来的转型。社会和政治生态的变化引起了需求的改变,如竞争机制的引入、其他改善卫生保健需求和效率之市场要素的改变等(Albreht,Delnoij & Klazinga,2006)。卫生保健中心会使用预约系统,通常提供电话问诊(图 26.3)。电子邮件问诊偶尔才会有,虽然这些卫生保健中心一般都有自己的专门网站。

据一项病人满意度的研究发现,72.9%的受访者对卫生保健服务的组织比较满意,95.5%的受访者对他们自己选择的家庭医生表示满意,58%的受访者对其家庭医生提供的服务水平表示非常满意。通常,病人对家庭医生更高的满意度最能反映病人对卫生保健体系的满意水平。结果显示,斯洛文尼亚的卫生保健改革对消费者的某些观点有正面影响,譬如提高了卫生保健质量,实施了改善消费者满意度的措施,提高了病人选择家庭医生的概率以及对家庭医生的总体满意度(Kersnik,2001)。

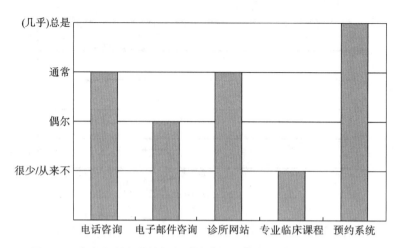

图 26.3 初级保健机构或初级保健中心通常存在的工作方式及范围

3.2 初级保健服务的连续性

斯洛文尼亚的全科医生有自己的病人清单系统。所有在私立全科医生清单上注册的病人都可以享受转诊服务。每位全科医生的清单平均有 1798 名病人(2004 年最少 862 人,最多 3186 人)(Švab et al.,2005)。2007 年,几乎所有的全科医生都会为病人保存病历,38%的全科医生报告称他们在使用计算机储存病人的药物使用信息,78%的全科医生报告称会使用计算机记录和储存病人的诊断数据(Dobrev et al.,2008;Kolšek,2009)。通常,全科医生都会采用转诊单与专科医生联系,转诊单包括咨询、诊断和治疗的过程等内容。如果转诊单明确提出需要治疗,那么专科医生必须为病人提供所有必需的服务,包括开具药物和随访。当然,专科医生在治疗后一般也会与全科医生沟通。

一项 2000 年的研究表明,58.2%的斯洛文尼亚受访者认为全科医生的服务水平非常优秀,但是有部分受访者(26%)对等待时间的评价非常低。受访者对自身感知的诊疗时间表示满意,认为优秀的为 51.6%,良好的占 40%(图 26.4)。不过,病人对医生的服务评价处于中等水平,认为家庭医生对病人身体状况显示关心的占 46.5%,认为家庭医生问题解释得到位的占 49.1%。另外,病人还称赞了家庭医生在其他方面的服务,譬如病历的机密使用(77%),家庭医生的倾听能力(69.4%),与家庭医生电话沟通(72%)等方面。总体结果显示,服务质量仍需要改善,譬如缩短等待时间和强化沟通技能等问题(Kersnik,2000)。

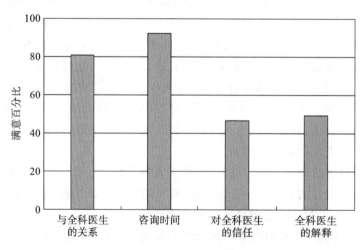

图 26.4 病人对服务的满意度

3.3 初级保健服务的合作

团队合作将会成为斯洛文尼亚卫生保健体系的标志,主要是以健康中心的形式表现。这些机构也是组织和提供初级保健服务的地方。实际上,目前的这种方式还有很多问题,远谈不上完美。但不同服务之间的横向合作在小的健康中心还表现较好。

斯洛文尼亚的全科医生作为"看门人"的角色已经存在数十年了。当然,还有很多儿科医生、校医和妇科医生在医疗和康复机构工作。因此,转诊服务是必须的。女性病人可以直接找初级保健妇科医生。但专科护士,如糖尿病护理,发展得并不好,虽然有些护士会在初级保健健康教育中心工作,有些在综合门诊,有些在医院工作。

多数全科服务都是在健康中心提供集体服务(图 26.5)。全科医生与社区护士至少每月会召开一次面对面的会议,会议频率要由全科医生自己决定。

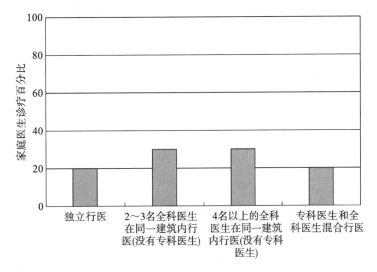

图 26.5　共享的服务

全科医生与社区药剂师的会面非常少见。虽然有些时候全科医生会打电话给社工,或者写信给市政当局的社会保健中心阐述一些社会问题,但是社工认为与全科医生的会议不是其工作内容,与全科医生讨论社会问题也不一定恰当。

全科医生同医疗服务和其他卫生服务之间的合作都是一些例行的工作安排。联合诊疗或者专科医生替代诊疗的事情很少发生,虽然全科医生有时候也会打电话给专科医生寻求建议。

全科服务中的病人病历和相关信息,会被国家和地方政府用于服务供给方和政策制定者提供建议。

3.4 初级保健服务的复杂性

据估计,斯洛文尼亚全科医生单独处理 80% 的病人而不经转诊。来自于 2010 年和 2011 年的实地调查显示,全科医生自己会提出 4%～6% 的转诊。在所有的转诊中,专科医生认为有必要开展检查而转诊的比例大概不到 40%。全科医生提供的服务范围往往非常广,包括诊断、慢病随访等,虽然尽管表面上看起来他们提供的服务没有那么强的技术性(如妇科检查或小手术等),见表 26.2。过去数年斯洛文尼亚转诊病人的数量有所增加,主要是由于全科医生的负担过重。

全科医生一般会参与心血管风险因素和肠癌的筛查。但是他们不太常参与一些特殊疾病的筛查,如性传播疾病或宫颈癌筛查。全科医生需要接种破伤风和流感疫苗,但是儿科医生会完成针对儿童的多数其他接种服务。

表 26.2　全科医生参与不同初级保健服务的程度*

全科医生可能参与的服务	全科医生"总是"参与的服务	全科医生"从不"或"很少"参与的服务
首诊(共 10 项)	• 年满 35 岁女性伴心理问题 • 年满 50 岁女性伴乳房肿块 • 年满 28 岁男性伴首次惊厥 • 52 岁以上酒精成瘾的男性	—
疾病的治疗和随访(共 9 项)	• 慢性支气管炎 • 轻度抑郁症 • 消化性溃疡 • 肺炎 • 被养老院和疗养院接收的病人	—
医疗技术规程(共 10 项,包括全科医生或全科护士)	—	• 眼底检查 • 疣切除术 • 角膜锈斑剔除 • 伤口缝合 • 宫内节育器植入
预防性保健(共 8 项)	• 破伤风疫苗接种 • 高危人群流感疫苗接种	• 性传播疾病检测 • HIV/AIDS 筛查
健康促进(共 4 项)	• 肥胖咨询 • 运动(缺乏)咨询 • 戒烟咨询	—

注释:* 回答全科医生参与的程度:(几乎)总是;通常;偶尔;很少或从不。

至于健康教育和健康促进,主要是一对一地针对病人进行,健康中心的健康教育老师也会组织一些集体健康教育活动。在斯洛文尼亚,有很多用于组织病人戒烟、减重或者锻炼身体的活动场所。

4. 初级保健体系的产出

4.1　初级保健的质量

斯洛文尼亚初级保健质量的数据非常少。

目前,全科医生开处方的趋势越来越明显,2008 年每千次诊疗的处方量为 1904 张(Kersnik,2000),每千次诊疗开出 115.9 张抗生素处方。

儿童疫苗接种率非常高,但仍然需改善,其中百白破为 97.4%,麻腮风为 95.9%,乙肝为 97.3%(Institute of Public Health of the Republic of Slovenia,2009)。

4.2 初级保健的效率

在 Švab 等 2005 年的研究中显示,斯洛文尼亚全科服务平均诊疗时间为 7 分钟(2003—2004 年),对单一健康问题的咨询时间为 6.9 分钟,如果还有其他的健康问题,问诊时间平均延长 2 分钟。在一次就医中,病人平均咨询的健康问题为 1.6 个(范围为 1~8 个)(Deveugele et al.,2002)。全科医生每天平均会接受 9 次电话咨询(Dobrev et al.,2008),不过电话咨询不能替代医生的坐诊。如果病人不需诊断而只是咨询,可以打电话给医生,当然,病人也可以当面找医生寻求正式的诊断。如果通过电话咨询,可能会有涉及病人的身份确认的问题,以及病人相关数据的机密性等问题等。通过电话告知病人检查结果是一项精细活,只有部分医生通过电话告知检查结果。多数情况下,检查结果直接交给个人或者通过常规的邮寄送达。不过,对于那些慢性病病人,医生还是希望通过电话来复述处方。

在斯洛文尼亚,大概 20.2% 的全科诊疗会转诊给专科医生(2004 年,17% 为急诊转诊,83% 为非急诊转诊)。这些转诊中,有 46% 使用转诊单,主要由全科医生决定是否需要转诊;此外,32% 的转诊由临床专科医生向全科医生提出申请,并决定病人是否需要进行治疗和康复服务(Švab et al.,2005)。

致谢

感谢斯洛文尼亚卫生部的国务秘书 Ivan Eržen 医学博士,感谢健康保险研究所的计划与分析顾问 Karmen Grom,医学院卫生经济、计划与分析系主任 Nika Sokolič,以及梅德沃德社区健康中心的 Rajko Vajd 医学博士,感谢他们参与了数据的收集和分析工作。同样也要感谢马里博尔大学家庭医学系主任、Janko Kersnik 医学博士,以及卢布尔雅那大学家庭医学教授 Marija Petek Šter 博士。

参考文献

[1] Albreht T,Delnoij D,Klazinga N(2006). Changes in primary health care centres over the transition period in Slovenia. European Journal of Public Health,16:237-242.
[2] Albreht T et al.(2009). Slovenia:health system review. Health Systems in Transition 11(3):1-168.
[3] Bulc M et al.(2006). Specialist training of Slovene family physicians. European Journal of General Practice,12:128-132.
[4] Deveugele M et al.(2002). Consultation length in general practice:cross-sectional study in six European countries. British Medical Journal,325:472-478.
[5] Dobrev A et al.(2008). Benchmarking ICT use among general practitioners in Europe. Bonn,Empirica.
[6] Eurostat(2011). Eurostat statistics 2011. Luxembourg,Eurostat(http://epp.eurostat.ec.europa.eu/portal/page/portal/eurostat/home/,accessed 21 May 2010).
[7] Fürst J(2006). Pricing and reimbursement of pharmaceuticals. Ljubljana,Health Insurance Institute of Slovenia(http://www.mz.gov.si/fileadmin/mz.gov.si/pageuploads/angleska_verzija_MZ/LSE-Slovenia-2006.doc,accessed 21 May 2010).
[8] Institute of Public Health of the Republic of Slovenia(2009). Database of the Institute of Public Health of the Republic of Slovenia. Ljubljana,Institute of Public Health of the Republic of Slovenia.

[9] Kersnik J(2000). An evaluation of patient satisfaction with family practice care in Slovenia. International Journal of Quality in Health Care,12:143-147.

[10] Kersnik J(2001). Determinants of customer satisfaction with the health care system, with the possibility to choose a personal physician and with a family doctor in a transition country. Health Policy,57:155-164.

[11] Kolšek M(2009). Working at the primary care level. Srpski Arhiv Celokupno Lekarstvo,137:664-669.

[12] Markota M et al. (1999). Slovenian experience on health care reform. Croatian Medical Journal,40:190-194.

[13] Matos U(2000). Zdravniška luknja[medical hole]: Dr. France Cukjati, State Secretary for primary care about the reasons for the acute lack of family practitioners and how the problem could be solved. Mladina,37.

[14] Ministry of Health of the Republic of Slovenia(2007). Resolution on the National Health Care Plan 2008-2013. Ljubljana,Ministry of Health of the Republic of Slovenia (NPZV 08-13).

[15] Ministry of Health of the Republic of Slovenia(1992). Health Services Act. Official Gazette of the Republic of Slovenia,9/92.

[16] Ministry of Health of the Republic of Slovenia(2008). Act on Patients' Rights. Official Gazette of the Republic of Slovenia,15/08.

[17] Slovene Family Medicine Society (2011). [web site]. Ljubljana, Slovene Family Medicine Society(http://www.drmed.org/index.php?k=10,accessed 21 May 2010).

[18] Statistical Office of the Republic of Slovenia(2010). [web site]. Ljubljana,Statistical Office of the Republic of Slovenia(http://www.stat.si/eng/,1 March 2010).

[19] Švab I et al. (2005). A cross-sectional study of performance of Slovene general practitioners. Zdravstveno varstvo,44:183-192.

[20] UNDP(2009). Human development report 2009. Overcoming barriers:human mobility and development. New York,United Nations Development Programme.

[21] WHO Regional Office for Europe(2010). European Health for All Database(HFA-DB) [offline database]. Copenhagen,WHO Regional Office for Europe(http://www.euro.who.int/HFADB,accessed 21 May 2010).

27

西班牙

T. Dedeu, B. Bolibar, J. Gene, C. Pareja, C. Violan

1. 初级保健背景

1.1 国家与人口

西班牙是位于欧洲西南的欧盟国家,政治上是君主立宪的议会制民主国家。全国分为17个自治区(ACs),每个自治区都有广泛的立法权和行政自治权,包括独立的议会和政府。西班牙居民为 4599 万(Eurostat,2010),领土面积 504750 平方公里,17 个自治区人口密度差异较大,卡斯蒂利亚-拉曼恰自治区的人口密度为每平方公里 26.19 人,马德里自治区为每平方公里 803.49 人(INE,2010b)。2009 年西班牙人口增长率为 0.07%,妇女生育率为 1.4。目前,23.3%的西班牙人口在 16 岁以下,有 24.61%的西班牙人口超过 65 岁(INE,2010b)。同其他西欧国家第二次世界大战后的婴儿潮一样,估计到 2050 年西班牙有超过 1/3 的人口在 60 岁以上。

1.2 经济与发展

西班牙在过去的三十年经历了深刻的转型,主要特点就是广泛的政治分权。在中央层面,立法权赋予两院(国会与参议院)。在各个自治区都有其自己的法律和选举的议会、政府。多数自治区的法律与国家的法律地位等同。

西班牙 1986 年加入欧盟并在随后 20 年里经历了经济的快速增长,GDP 年均增长率超过了 3%(Eurostat,2009)。不过目前速度逐渐在减缓,在过去两年里甚至出现了负增长,这导致了较高的失业率,由 2008 年的 9.3%上升到 2010 年中期的 19.9%(UNDP,2009;INE,2010a)。人均 GDP 在 2009 年以购买力平价计算为 32030 美元,估计 2010 年为 29900 美元。西班牙人力发展指数为 0.863,世界排名 20 位。目前,移民正成为一种新的现象,从 2000 年到 2010 年中期,有 490 万人移民到西班牙。西班牙整个的移民人数占总人口的 12.2%。从教育水平看,有 68.1%的人群完成了中等教育,2.1%的人群为文盲(eLiceo,2010)。

1.3 人口健康

西班牙人均出生期望寿命女性为 84.27 岁,男性为 78.06 岁。健康期望寿命女性为 63.2 岁,男性为 63.7 岁(Eurostat,2009)。婴儿死亡率 2009 年为 4.21‰(WHO Regional Office for Europe,2010)。女性生育率为 1.47。西班牙人的主要死因为缺血性心脏病(13%)和脑血管疾病(10%),还有气管、支气管和肺部肿瘤(5%),以及慢性阻塞性肺部疾病(5%)(WHO,2009)。

1.4 卫生保健体系的特征

伴随着以成立自治区为核心的国家政治体系的重构,西班牙卫生保健体系经历了深刻的转型,由过去以福利为基础的俾斯麦模式转向国民健康体系(NHS)。1986年的《普通健康法案》详细说明了西班牙的NHS,其主要原理如下:

- 广覆盖,全人群自由可及的卫生保健;
- 以普通税收为主的公共筹资;
- NHS内卫生服务网的整合,权利下放到自治区;
- 新的初级保健模式,强调促进、预防、康复的整合;
- 初级保健扮演"看门人"的角色。

西班牙卫生部门的权利下放是逐步实现的过程。1981年加泰罗尼亚开始独立管理其自己的卫生体系,安达卢西亚开始于1984年,随后是1987年的巴斯克地区。除了上面提到的自治区,到2001年中央政府已经将卫生保健网络的管辖权下放到加那利群岛、加利西亚、纳瓦拉和瓦伦西亚地区,大约覆盖了西班牙2/3的人口。此外,中央机构(INSALUD)负责有效地管理其他10个自治区的卫生保健服务。这种社会福利卫生保健网络的转型耗费了相当长的时间,直到2002年才基本完成。每个自治区在政府部门或者卫生行政部门的领导下管理本地的卫生服务,主要负责本地卫生服务的规划、筹资、服务提供和公共卫生。因此,在西班牙各地呈现出了不同的模式(BOE,2006)。根据这种设计,中央政府的责任在于促进卫生部门的合作,保证服务质量的改善,以及全国各地卫生服务的公平可及性。政府本身也要保持适度的竞争以处理好国外健康、国际关系、药物政策以及科研和高水平的监测等工作(BOE,1986)。表27.1给出了一些西班牙卫生保健体系的主要指标。西班牙健康总支出和人均健康总支出都高于欧盟平均水平。

表27.1 卫生保健资源的发展和利用

	健康总支出占GDP的百分比(%)		人均健康总支出(以购买力平价计,美元)		医院床位(每10万人口)		医生(每10万人口)		全科医生占医生的百分比(%)	
	西班牙	欧盟[1]	西班牙	欧盟[1]	西班牙	欧盟[1]	西班牙	欧盟[1]	西班牙	欧盟
1995	7.4	7.6	1190	1275.9	394.4	740.9	268.8	292.7	n.a.	27.5[6]
2000	7.2	7.9	1538	1608.0	368.6	669.0	330.8	295.1	n.a.	28.3[5]
2005	8.3	8.5	2268	2150.9	336.1	604.6	376.7	316.0	19.1	26.3[4]
2009	9.0[7]	8.8	2902[7]	2788.2	322.3[7]	564.8	354.0	321.6	20.9[7]	25.5[3]

	护士(每10万人口)		医院平均住院时间(天数)		医院急诊接诊(每百人)		每人每年门诊次数	
	西班牙	欧盟[2]	西班牙	欧盟[1]	西班牙	欧盟[1]	西班牙	欧盟[1]
1995	297.6	575.1	10.5	12.5	10.7	15.7	7.8	6.6
2000	357.5	655.9	9.0	10.3	11.8	17.7	8.7[9]	6.8
2005	418.5	682.7	8.5	9.5	11.6	16.2	9.5[8]	6.8
2009	492.7	745.5	8.1[7]	8.8	11.4[7]	15.6	n.a.	6.9

数据来源:欧盟和西班牙的平均值来源于欧洲人人享有健康数据库(WHO Regional Office for Europe,2010)。

注释:[1] 1992、1997、2002、2007年。[2] 1991、1996、2001、2006年。[3] 除了西班牙、塞浦路斯、希腊、马耳他、波兰、罗马尼亚、斯洛伐克和英国之外2005年欧盟的平均值。[4] 除了塞浦路斯、西班牙、希腊、马耳他、波兰和罗马尼亚之外2002年的欧盟平均值。[5] 除了保加利亚、塞浦路斯、西班牙、希腊、马耳他、荷兰、波兰、罗马尼亚和斯洛伐克之外1997年的欧盟平均值。[6] 除了塞浦路斯、西班牙、希腊、马耳他、荷兰、波兰和罗马尼亚之外1993年的欧盟平均值。[7] 2008年。[8] 2003年。[9] 2001年。

2. 初级保健体系的架构

2.1 初级保健的治理

西班牙的初级保健在过去五十多年里一直起着非常重要的作用。从 20 世纪 70 年代开始，初级保健扮演了"看门人"的角色，并在 1986 年的《普通健康法案》中得到了明确、公开的认可，并进一步确认了现今的 NHS 模式。该法案同时也详细描述了初级保健的核心活动及地域分布等内容(BOE,1986)。在此之前，西班牙家庭社区医学于 1979 年设立，显然，这也是促进初级保健改革实施的另一个基本因素。改革正式开始于 1984 年，当时已经有好几个自治区实施了卫生服务的转型，并已能通过新的立法来重构初级保健相关的卫生服务(DOGC,1985)。由于各地立法的差异性，使得西班牙各地初级保健的管理和服务模式呈现了多样性的特征(Navarro & Martín-Zurro,2009)。不过，西班牙《普通健康法案》规定了初级保健的基本特征和支撑，如"看门人"的作用、自由可及的服务、多学科团队合作等，都必须在各自治区受到保护。2000 年，中央政府卫生部推出了一项初级保健相关利益方的协商机制，并出台了一份关于 21 世纪初级保健战略发展的文件(Ministry of Health and Social Policies,2009)。目前，受到卫生部的鼓舞，各地都主动采取了不同的措施和发展战略(PIAPC,2010)

在初级保健公平可及的基础上，西班牙《普通健康法案》规定了西班牙国内卫生保健机构的最低配置要求(PIAPC,2010)，各个自治区可在管辖范围内调整卫生保健设施机构的数量和初级卫生中心工作人员的比例，根据地域分布的差异，考量不同需求的多学科团队的构成。卫生保健服务基础设施和设备的质量标准由各地自行制定。卫生保健提供方必须与自治区卫生主管部门签约并接受监管，各地可以为更好地完成目标自行决定运行机制和操作方式。而且，这些合同的有效时间及操作，需根据每个自治区不同的运行机制和规则来定。不同自治区的质量指标主要是根据绩效、可及性和成本-效率分析来决定(Gené,2009)。每个卫生保健服务机构都有自己的临床指南及继续医学教育(CME)的条款和运作机制。而且，西班牙的初级保健科学学会和行业协会是制定临床指南和实施继续医学教育的执行者。卫生专业课程和学位的认可，包括本科和研究生教育，都由国家卫生部统一认证。不过，专业人员的招聘是自治区和卫生服务机构的责任。如果要从业，卫生工作人员必须得到专业团体发放的证书，譬如医学院校或护理院校，不过这种权利一般由自治区或者自治区内的各省负责。

西班牙《普通健康法案》对市民和社区参与卫生政策的决策过程做了专门的规定(BOE,1986:条款 5.1)，通常由各地的卫生委员会来倾听和采纳市民的呼声。在民主管理的基础上，不同的各自治区都将市民的参与以法律的形式进行了确定，并对卫生委员会的胜任力、功能和责任进行了详细的描述(DOGC,2006:Article 4.3)。这些卫生委员会的目的之一，在于监控社区公共政策的社会影响和客观结果。西班牙普通病人的权利在全国各地都能受到很好的保护，如知情同意权、医疗档案的机密使用权和病人的申诉权等。而且，会定期开展专门针对初级保健服务病人的满意度调查，该调查同时被纳入针对服务提供方的考核和支付机制(Direcció General de Planificació i Avaluació,2005;DOGC,2004)。

2.2 初级保健的经济背景

2005 年，西班牙初级保健支出占健康总支出的 14.09%。不过 2009 年 OECD 国家的数据表明，门诊总支出在 2007 年占健康总支出的 29.7%(OECD,2009)。从两组数字可以说明，医院门诊服务的费用被纳入了2007年的统计数据。按绝对值计算,在过去15年,西班牙初级保健的支出一直在不断增加。从1992年到2005年,初级保健的支出占GDP的比重一直在0.85%到0.91%之间变化。这主要是由于医院和专科服务增加了10%,无形中拉开了初级保健和医院预算之间的差距。如果对数据进一步分解,可以看到不同自治区初级保健支出占GDP的比例处于1.47%到0.66%之间。预防保健和健康促进占所有卫生支出的2.2%(Espasa,2009)。

包括初级保健在内,西班牙的卫生保健覆盖范围非常广泛。所有的西班牙居民都可以自由获得公立卫生体系的服务(BOE,1986)。除65岁以下门诊病人需要支付40%的药物成本外(某些治疗特殊疾病的药物只收取最低的价格),居民可以享有免费提供的公立健康服务包。

除少数自治区的以外,西班牙多数初级保健工作人员都享有公务员的待遇,非公务员待遇的医务人员需要签约才能服务。因此,初级保健工作人员以拿薪酬为主,不过补贴的范围也非常广泛(需要考虑人口的地理分布、教学和交通等因素)。自2003年后,要根据不同的激励机制给予不同的工资,如职业生涯、绩效相关质量指标的完成度,尤其是成本效率分析的结果(BOE,2003)。一些自治区将激励机制从医生推广到所有的初级保健工作人员,包括接待员在内,目的是强化团队合作和多学科的协作。而且,不管是初级保健还是医院的专业人员,他们的平均工资非常接近(图27.1)。护士和其他医务人员的情况也类似。初级保健医生税前净收入为39000~60000欧元,这要看每个自治区具体激励机制的实施情况了。

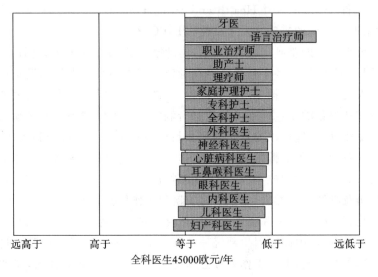

图27.1 中等职业生涯医务人员与中等职业生涯全科医生平均收入的关系

2.3 初级保健人力资源的发展

西班牙初级保健人力资源通常根据多学科团队的组建来安排,在扮演"看门人"角色的同时提供预防疾病和促进健康、急慢病诊疗、家庭保健和社区保健等服务。团队成员包括家庭或社区医学的专科医生、儿科医生、护士、辅助护士、社工、牙医和管理人员。团队与助产士、妇科医生、公共卫生工作人员、药剂师、放射医生、理疗师和实验室工作人员紧密合作。随着信息技术(IT)的普及,初级保健与其他健康专业,以及不同层级的卫生保健合作良好,这也得益于电子档案的普及实施,目前有超过97%的初级保健机构采用电子档案的方式(Borkan et al.,2010)。

西班牙初级保健的主要特征,是其在卫生保健体系中扮演的角色,即如果没有全科医生的转诊,病人无法获得专科服务(BOE,1986)。转诊的数量相对较少,不到初级保健整个诊疗比例的 6%(Peiró,2008)。这首先得益于多数自治区内家庭医生可自由订购实验室和影像检查;其次是专业人员的认证和培养(Violan et al.,2009)。西班牙所有的医学专业人员必须经过四年的研究生专业培养,护士必须拥有大学文凭。此外,在岗期间的继续医学教育,以及专业人员职业生涯的确定促进了初级保健的研究。在西班牙,初级保健护士和地区护士没有专门的区分,在初级保健中心工作的护士负责家庭保健工作。目前,护士的职责正在扩展,他们在健康促进、疾病预防和慢病随访工作中扮演了关键角色,也包括社区保健和家庭护理工作。在某些自治区,护士还有一定的处方权,可以有选择性地开具部分药物,因此护士在护理病人的决策过程中具有很大的自主权(COIB,2007)。护士的工作通常由社工来补充。初级保健团队通常还包括牙医,他们会参与口腔卫生的健康促进和疾病预防工作,既有在初级保健中心的活动,也有社区开展的活动。

2009年,38.1%的西班牙医务人员为家庭医生,相当于每10万居民拥有85名,其中的60.5%超过了50岁,2/3的39岁以下的家庭医生为女性(Barber & González,2009)。图27.2显示了部分初级保健相关专业人员供给变化的总体发展趋势。西班牙初级保健工作人员每周工作40小时,不包括经医生电话预约出诊以及农村地区的护士出诊服务。

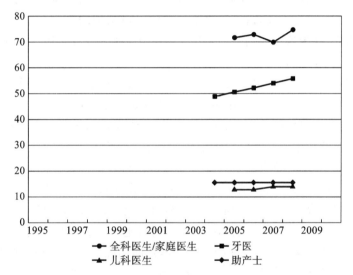

图27.2 近五年每10万居民拥有的初级保健专业人员的供给变化
资料来源:OECD,2010;欧盟统计局,2010。

与很多欧洲国家不太一样的是,西班牙的大学没有专门的家庭医学系。专业化的培养在家庭医学和社区医学教学单位进行,他们负责四年家庭医学、社区医学本科学习和研究生专业培养的衔接。这些教学单位由全国医学专业委员会和教育部负责组织认证(Violan et al.,2009)。2005年,家庭医学和社区医学护理专业也得以通过,目前其课程正在开发中(Violan et al.,2009)。

西班牙有针对医生和护士的家庭医学协会和科学学会(semFYC,SEMERGEN,SEMG,AIFICC等)。这些组织采取自愿注册的方式,主要是为专业人员提供科研和继续教育。不同的机构可能都需要承担部分职业发展和医学教育的服务。如果要在西班牙执业,那么注册并取得执照是强制性的过程,一般这些任务都交由那些称作"官方大学"的专业实体机构完成,具体的职业包括医生、护士、社工、牙医、理疗师等。这种官方大学一般都有省或者自治区的授权。

3. 初级保健的过程

3.1 初级保健服务的可及性

西班牙初级保健的可及性受到法律的保护(BOE,1986)。在过去三十年里,西班牙初级保健中心和初级保健人员的分布尽可能做到公平地发展。每个自治区对初级保健人员的分布有专门的管制措施,目的就是保护初级保健的公平可及性。专业人员与居民的比例以及在具体区域内的分布都有明确的规定(DOGC,1985,1990)。为了更好地配置资源,每个自治区都有不同的规划过程,在规划的过程中会使用不同的预测模型对当前最新形势做出分析(the Department of Health,2008)。这种规划会促进设施机构和人员的公平分布,因为在规划的时候就考虑了很多因素,如考虑是否为农村地区,各地的社会经济和人口状况,人群的疾病流行态势等。从区域人员分布的角度看,人才的招聘问题不大,因为西班牙主要是采取公务员体系和记分系统,专业人员不能直接选择,他们必须根据排名来工作。也正是基于此机制,西班牙所有的地区都可以被覆盖。最近五年,由于移民所导致的人口结构的急剧改变,西班牙对专业人员的需求显得更加急迫,这导致了国内外医生比例的变化,目前多数西班牙新注册的医生主要来自拉美国家(Barber & González,2007)。

西班牙每10万居民拥有85名全科医生,并且在全国做到了公平分配(图27.2)。该数字还包括了在初级保健机构工作的儿科医生。护士的数据呈现类似的特征,人均拥有护士和全科医生的比例是相同的。西班牙每个自治区可以自行立法决定初级保健服务的工作时间。具体的营业时间要看初级健康中心是在农村还是城市地区。在农村,一般都是一年365天,每天24小时营业。在城市地区,不是所有的地区都24小时营业,但是一般在路程为30分钟的半径范围内总有一家初级保健中心全天候值班。最常见的工作安排是从早上8:00到晚上8:00。其他的加班服务系统同样存在,如呼叫中心分诊机构,他们会协调或处理最常见的卫生保健服务,居民总会会找到相应的专业人员。通常,病人可以通过电话、网络预约,或者直接到初级保健中心就诊,具体见图27.3。健康中心往往会开展集体咨询和社区宣传活动。在西班牙,病人可以选择初级保健团队的任何人,包括社工,只要病人在服务名单上就行。如果病人认为某天必须要看病,他们的请求也必须得到保护而且不得拖延。如果是急诊,所有的病人都可以去初级健康中心。通常,获取初级保健不存在经济上的障碍,病人无需付费(BOE,1986)。根据2007年的可及性的调查,97%的人群认为较容易找到全科医生就诊(IIS,2009)。

3.2 初级保健服务的连续性

西班牙各自治区的全科医生和护士都有病人清单。病人可以同时选择全科医生或护士。而且病人有可能选择其居住地以外健康中心的全科医生或护士。在某些自治区,病人可以选择自治区内的任何全科医生(Catalan Health Service,2006)。为了保证服务的连续性,病人大多数情况下都选择由同一位医生或护士负责。每位病人在初级保健机构只有一份记录,目前97%的临床记录或病历都实施了电子化(Borkan et al.,2010)。西班牙全科服务的平均诊疗时间为13.4分钟(2009年加泰罗尼亚地区的数据),如果是护士服务,平均时间为30分钟。多数的疾病预防和健康促进活动,以及家庭保健和慢病随访工作都由护士来完成,他们还要同全科医生一道制订病人的卫生保健计划。图27.4显示,病人对全科医生提供的各类服务表示非常满意(Direcció General de Planificació i Avaluació,2005)。

西班牙所有的初级卫生团队都使用电子病历或档案,这些资料可以供不同的服务团队分

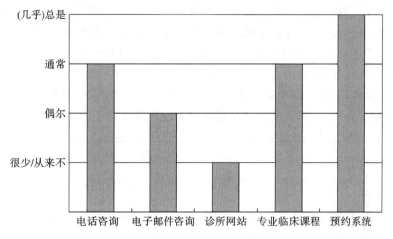

图 27.3 初级保健机构或初级保健中心通常存在的工作方式及范围

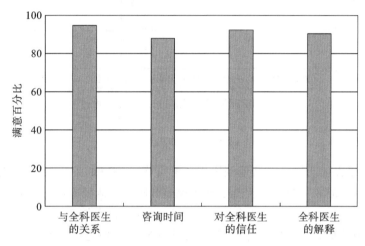

图 27.4 病人对服务的满意度

享,同时也为那些提供加班服务的团队带来了方便。当然,初级保健机构也安装了相应的安全和机密性保障设施。此外,在少数自治区,一些关于电子病历、数字影像和处方等有选择性的信息,可以在不同层次的卫生保健服务机构使用(TicSalut,2010)。在西班牙,病人的转诊(上转和下转)既可以手写也可以使用电子文档。实验室检查和影像学检查一定会提供报告;在某些自治区,全科医生可以获得医院提供的数字影像资料和实验室检查结果,并可以下载到病人的电子病历中。在部分自治区,信息服务的连续性还拓展到药房,有些地方甚至完全使用电子处方(TicSalut,2010)。

3.3 初级保健服务的合作

西班牙的"看门人"体系从 20 世纪 70 年代中期就开始了,但是直到 1986 年的卫生系统改革才促成了初级保健体系的大力发展并形成了高效的体系。初级保健的效率可以从转诊数量的减少看出来,目前 94% 的诊疗都是在初级保健机构独立完成。不过,如果是急诊,病人可以不经转诊直接到医院急诊室(A&E)就诊。

初级保健的多学科团队合作,是西班牙 20 世纪 80 年代初级保健改革的重要内容之一(BOE,1984)。多学科团队是指在同一个健康中心工作,为了共同的目标,致力于迅速改善西班牙群众健康水平的一种工作模式(图 27.5)。西班牙的健康总支出大概占 GDP 的 6%。与其他健康结果相比,可以发现西班牙的初级保健成本-效率非常可观(Bernal-Delgado & Ortún-Rubio,2010)。另外一项西班牙初级保健的特征是团队中的儿科医生,他们负责 15 岁以下儿童的健康,若15岁以上则由家庭医生负责。在多数自治区,护士的职责在不断扩大,目前他们在病人的卫生保健过程中已经成为独立的决策者(DOGC,1990)。疾病预防、健康促进、家庭护理和社区保健活动都是由医生、护士、牙医和社工合作完成。这种合作可以节约开展联合行动的时间,促进团队战略的形成,促进成员之间的沟通,以及促进开展继续医学教育运作和研究的可能性。此模式的实施,以大量的前期基础设施和设备的投入为前提,只有如此才能适应团队工作的需要,譬如提供会议室,团队工作和社区活动的场所等。

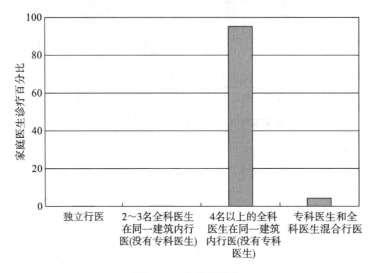

图27.5 共享的服务

在西班牙,初级保健与医疗及其他健康服务的合作是例行的工作,临床档案的电子化促进了这种合作。加泰罗尼亚目前已经实现了初级保健和医疗临床档案的分享,包括医院和精神卫生中心(TicSalut,2010)。譬如,该自治区3/4的X射线检查和核磁共振成像实现了数字化从而更能够更方便地共享。医院出院计划,包括强化初级保健护士作为联络员的角色,部分早期肿瘤快速检测通道的开设等,都已经在不同的自治区开始实施(Agustí et al.,2006)。目前,联合诊疗在不断增加,利用互联网和电话咨询专科医生的数量也在增加。

3.4 初级保健服务的复杂性

西班牙初级保健中心都配备有小型的手术设备,还有一些诊断设备,如肺活量测量仪、心电图仪、视网膜数字成像以及急救材料等。目前,超过94%的病人诊疗都是由初级保健中心不同的专业人员独立完成而不经转诊。西班牙初级保健中心的服务范围很广,譬如从健康促进到疾病预防的评估,再到疾病的诊断和慢病的随访等工作(表27.2)。一些特殊疾病的筛查,如肿瘤和心血管风险因素的筛查,也是由初级保健多学科团队来完成。家庭保健和社区保健同样也在初级保健服务包的范围内。儿科医生和护士承担了多数的接种任务。在某些自治区,孕产妇保健由全科医生承担,另有部分地方由助产士承担。健康教育和促进既可以采取一对一的服务,也会采用集体咨询的形式。以社区导向的初级保健方法经常会用来确定卫生保健的优先工作,同时这些方法还应用于指导初级保健团队参加社区联合行动(AUPA,2010;PACAP,2010)。

表27.2 全科医生参与不同初级保健服务的程度*

全科医生可能参与的服务	全科医生"总是"参与的服务	全科医生"从不"或"很少"参与的服务
首诊(共10项)	• 儿童伴剧烈咳嗽	—

续表

全科医生可能参与的服务	全科医生"总是"参与的服务	全科医生"从不"或"很少"参与的服务
疾病的治疗和随访(共9项)	• 年满8岁儿童伴听力问题 • 50岁以上女性伴乳房肿块 • 52岁以上酒精成瘾的男性 • 慢性支气管炎 • 消化性溃疡 • 单纯Ⅱ型糖尿病 • 轻度抑郁症 • 被养老院和疗养院接收的病人	—
医疗技术规程(共10项,包括全科医生或全科护士)	• 伤口缝合 • 踝关节(固定)包扎	• 眼底检查
预防性保健(共8项)	• 破伤风疫苗接种 • 高危人群流感疫苗接种 • 胆固醇水平检测	—
健康促进(共4项)	• 肥胖咨询 • 运动(缺乏)咨询 • 酒精成瘾咨询	—

注释：* 回答全科医生参与的程度:(几乎)总是;通常;偶尔;很少或从不。

4. 初级保健体系的产出

4.1 初级保健的质量

西班牙没有太多质量相关指标的分类数据。初级保健处方不一定都由初级保健机构开出，这些处方的数据还包括门诊处方。2009年西班牙人均处方量为1.7张,有35%的DDD用于心血管疾病,用于消化和代谢疾病、神经系统疾病、呼吸系统和心血管系统疾病的药物占所有DDD的77%。2006年,每千人每天门诊抗生素的使用量为18.6 DDD(ESAC,2009)。

一项针对加泰罗尼亚卫生机构2007年1月到9月药物处方质量标准的研究表明,药品清单上91.1%的药物都证明是有效的。非品牌药物的使用量在不断增加,不过关于初级保健药物使用的进一步研究还有待开展(ICS,2007)。

在西班牙,慢病管理主要由初级保健机构实施。针对过去五年的分析表明,多数慢病的管理质量都得到了改善。譬如,25岁以上糖尿病人群HbA_1C水平高于7.0%的比例从2005年的64%下降到2009年的19.2%。而且,慢性阻塞性肺疾病和哮喘由初级保健机构进行随访的比例分别为97.6%和91.0%。

百白破疫苗的接种覆盖率为87.2%,麻腮风疫苗接种覆盖率为90.4%,乙肝疫苗接种覆盖率为95.2%。2009年57.4%的65岁及以上加泰罗尼亚人接种了流感疫苗。上述数据来自于加泰罗尼亚自治区,占整个西班牙人口的15.77%(Institut Catala de la Salut,2009/2010)。

因初级保健诊断敏感而住院的人数反映了初级保健的服务质量,加泰罗尼亚地区2008年的数据见图27.6。

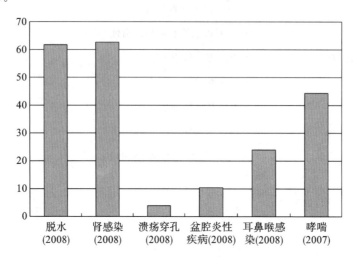

图27.6 近年来每10万人群中因对初级保健诊断敏感而住院的人数

4.2 初级保健的效率

初级保健的效率在西班牙各地不同,主要受以下因素的影响:初级保健中心成立的时间,人口的社会人口结构,医生的病人清单数量,以及初级保健中心的组织特征等;另外,各自治区以及自治区内信息技术和电子病历的普及程度也有一定影响。目前,专业人员的绩效差异正在缩小(Institut Catala de la Salut,2009/2010)。

本部分的数据都与加泰罗尼亚有关,由于其他不同自治区的数据差异不大。所以,为了提供更加精确的数据,作者决定只分析加泰罗尼亚地区的数据。该地区人口占西班牙总人口的15.77%。

至于家庭保健,从2004年就实施了综合性的多学科家庭保健项目,包括全科医生、护士和社工都要参与此工作。该项目推出的目的,主要在于提高出诊以及针对无力到初级保健中心的慢病病人随访的合理性。项目已优先采取了一些行动,并直接提高了出诊的效率和服务效果。2009年,出诊占所有初级保健全科医生诊疗次数的1.5%,这是一个非常低的数字,暗示着项目已经成功地实施(Departament de Sanitat i Seguretat Social,1994)。虽然初级保健专业人员都有电话以方便病人咨询,但是电话问诊仍然不太普及(占全科医生诊疗的2.71%),主要是文化背景所致。不过与前些年相比,近年来电话咨询的数量还是稳定地增加了一些。根据2009年加泰罗尼亚自治区的数据,全科医生的坐诊服务时间为次均13.4分钟。自从2010年早期引入电子处方系统之后,到初级保健机构咨询问题的病人数量减少了12%,但是医生的工作量增加了。2009年每位病人的诊疗次数为4.3次(Institut Catala de la Salut,2009/2010)。

致谢

感谢Carmen Ibanez、Anna Moleras、Edurne Zabaleta、Francesc Fina和加泰罗尼亚卫生部健康研究所提供的支持和意见。

参考文献

[1] Agustí E et al. (2006). Aplicación de un sistema de pago en la población de Cataluña [The application of a payment system in Catalonia]. In: Ibern P, ed. Integración asistencial: fundamentos, experiencias y vías de avance [Care integration: foundation, experiences and ways forward]. Barcelona, Masson.

[2] AUPA(2010). Towards Unity for Health Network. Ghent, Ghent University Hospital (http://www.gencat.cat/salut/ies-aupa/Du29/html/ca/dir1551/doc10970.html, accessed 22 June 2010).

[3] Barber P, González B (2009). Oferta y necesidad de especialistas médicos en España (2008-2025) [Supply and need for medical specialists in Spain]. Las Palmas, Universidad de Las Palmas, Ministerio de Sanidady Consumo.

[4] Bernal-Delgado E, Ortún-Rubio V (2010). The quality of the National Health System: basis for its desirability and sustainability. Gaceta Sanitaria, 24(3):254-258.

[5] BOE(1984). Real Decreto I37/1984, de 11 de enero, sobre estructuras básicas de salud [Restructuring primary health care]. Official State Gazette, 7:2627-2629 (www.boe.es/boe/dias/1984/pdfs/, accessed 17 February 2010).

[6] BOE(1986). Ley I4/I986, de 25 de abril, general de sanidad [General Health Care Act I4/1986, 25 April]. (www.boe.es/boe/dias/1986/04/29/pdfs/A15207-15224.pdf, accessed 22 June 2010).

[7] BOE(2003). Ley 44/2003 de 21 de noviembre, de ordenación de las profesiones sanitarias (LOPS) [Law 44/2003 on the regulation of health professions]. (www.boe.es, accessed 22 June 2010).

[8] BOE(2006). Real Decreto 1030/2006, de 15 de septiembre, por el que se establece la cartera de servicios comunes del Sistema Nacional de Salud y el procedimiento para su actualización [Royal Decree 1030/2006, 15 September, on the common benefits basket for the SNS and updating procedures]. (www.msc.es/profesionales/.../publicaciones/.../carteraServicios.pdf, accessed 6 June 2010).

[9] Borkan J et al. (2010). Renewing primary care: lessons learned from the Spanish health care system. Health Affairs, 29(8):1432-1441.

[10] Catalan Health Service(2006). Procedure of free choice of primary health care centre, family doctor, paediatrician or nurse. Bylaw: Instruction 05/2006. Barcelona, Servei Català de la Salut-CatSalut.

[11] COIB(2007). La prescripció infermera [The limitation periods]. Barcelona, Informe del Consell de Col. legis de Diplomats en Infermeria de Catalunya (www.coib.org/.../DEF%20CATALÀ%20La%20Prescripció%20Infermera%2001%2009%, accessed 22 June 2010).

[12] Departament de Sanitat i Seguretat Social(1994). Programa marc d'atenció a domicili (ATDOM) [Homecare framework programme in Catalonia]. Barcelona: Servei Català de la Salut (Pla de Salut, Quadern no. 4).

[13] Department of Health (2008). Health and social map of Catalonia 2008. Barcelona, Government of Catalonia (http://www.gencat.cat/salut/depsalut/html/ca/dir488/index.html, accessed 16 April 2010).

[14] Direcció General de Planificació i Avaluació(2005). Enquesta de Salut de Catalunya 2005[Health survey of Catalonia 2005]. Barcelona,Department de Salut(www.gencat.cat/salut/depsalut/html/es/dirl06/encuestainf.pdf,accessed 22 June 2014).

[15] DOGC(1985). Decree of measures for the reform of primary health care in Catalonia 84/1985,of 21 March. Correction of errors in the DOGC,552 from 19 June 1985. DOGC Official Gazette of the Catalan Government,527.

[16] DOGC(1990). Health Care Organisation Act of Catalonia 15/1990, of 9 July. DOGC Official Gazette of the Catalan Government. (Modified by Act 11/1995, of 29 September.)

[17] DOGC(2004). Decree 467/2004. Barcelona,Government of Catalonia.

[18] DOGC(2006). Decree of regulation of the creation of the regional governments 38/2006,of 14 March. DOGC Official Gazette of the Catalan Government. (Specified by the Order for the creation of the Programme for the implementation and development of the regional health governments 260/2007,dated 16 July.)

[19] eLiceo(2010) Spain. (www.eliceo.com/stag/tasa-de-analfabetismo-en-espana.html,accessed 22 June 2010).

[20] ESAC(2009). [web site]. Antwerp, European Surveillance of Antimicrobial Consumption.

[21] Espasa M(2009). Gasto y financiación en atención primaria[Expenditure and financing in primary care]. In:Proyecto de Investigación,La atención primaria de salud en España y sus comunidades autónomas[Research project:primary health care in Spain and its autonomous communities]. Barcelona,IDIAP and University Pompeu Fabra.

[22] Eurostat(2010). Eurostat database. Luxembourg, Eurostat(http://epp.eurostat.ec.europa.eu/portal/page/portal/statistics/search_database,accessed 17 February 2009).

[23] Gené J(2009). Gestión de la atención primaria de salud [Primary health care management]. In:Proyecto de Investigación:La atención primaria de salud en España y sus comunidades autónomas[Research project:primary health care in Spain and its autonomous communities]. Barcelona,IDIAP and University Pompeu Fabra.

[24] ICS(2007). Quality standard of pharmaceutical prescription in primary care. Barcelona, Pharmaceutical Unit, Catalan Institute of Health (http://www.gencat.net/ics/professionals/pdf/eqpf_2007.pdf,22 June 2010).

[25] IIS(2009). [National Survey 2007]. Instituto de Información Sanitaria/Institute of Health Information,Ministry of Health and Consumers.

[26] INE(2010a). Encuesta de población activa, Ministerio de Trabajo e Inmigración, España. Madrid,Instituto Nacional de Estadística(www.ine.es,22 June 2010).

[27] INE(2010b).[web site]. Madrid,National Institute of Statistics,Spain(www.ine.es, accessed 22 June 2010).

[28] Institut Català de la Salut (2009/2010). Sistema de Información de los Servicios de Atención Primaria (SISAP) [Primary care information system]. Barcelona, Institut Català de la Salut(http://www.gencat.cat/ics/,accessed 22 June 2010).

[29] Magallón MR(2009). Condiciones de trabajo y satisfacción de los profesionales de la atención primaria[trans.]. Proyecto de Investigación,La atención primaria de salud en España y sus comunidades autónomas[Research project:primary health care in Spain

and its autonomous communities]. Barcelona, IDIAP and University Pompeu Fabra.

[30] Ministry of Health and Social Policies (2009). Marco Estratégico AP-21-Marco Estratégico para la mejora dela atención primaria en España: 2007-2012. Strategyus Ministerio de Sanidad y Consumo. Sanidad 2007. (www.msps.es/profesionales/.../docs/AP21MarcoEstrategico2007_2012.pdf, accessed 6 December 2009).

[31] Navarro V, Martín-Zurro A (2009). La atención primaria de salud en España y sus comunidades autónomas [Primary health care in Spain and its Autonomous Communities]. Barcelona, IDIAP and University Pompeu Fabra.

[32] OECD(2005). Health Data 2005. Paris, Organisation for Economic Co-operation and Development(www.oecd.org/health/healthdata, 22 June 2010).

[33] OECD(2009). Health Data 2009. Paris, Organisation for Economic Co-operation and Development(www.oecd.org/health/healthdata, 22 June 2010).

[34] OECD(2010). Health Data 2010. Paris, Organisation for Economic Co-operation and Development(www.oecd.org/health/healthdata, 22 June 2010).

[35] PACAP(2010). [web site]semFYC's Community Care Activities Network. Barcelona, semFYC(www.pacap.net/es/que_es/actividades.html, accessed 22 June 2010).

[36] peiró S(2008). La derivación primaria especializada como problema y síntoma[Primary branch specializing as a problem and a symptom]. Gestión Clínica y Sanitaria, 10(3):84-88.

[37] PIAPC(2010). Pla d'innovació d'atenció primària i salut comunitària[Innovation plan for primary healthcare]. Barcelona, Department of Health, Government of Catalonia. (www.gencat.cat/salut/depsalut/html/ca/dir2390/piapiscllfebrer2010.pdf, 15 December 2010).

[38] TicSalut(2010). Electronic prescription. Barcelona, Department of Health, Government of Catalonia. (http://www.gencat, cat/salut/ticsalut/html/ca/dir1769/doc16131.html, accessed 14 July 2010).

[39] UNDP(2009). Human Development Report 2009 statistical tables. New York, United Nations Development Programme(http://hdr.undp.org/en/statistics/data/, accessed 17 February 2010).

[40] UNDP(2010). Human Development Report 2010 statistical tables. New York, United Nations Development Programme(http://hdr.undp.org/en/statistics/data/, accessed 22 June 2010).

[41] Violan C et al. (2009). Docencia y formación en atención primaria [Teaching and training in primary care]. In: Proyecto de Investigación, La atención primaria de salud en España y sus comunidades autónomas[Research project: primary health care in Spain and its autonomous communities]. Barcelona, IDIAP and University Pompeu Fabra.

[42] WHO Regional Office for Europe(2010). European Health for All Database(HFA-DB) [offline database]. Copenhagen, WHO Regional Office for Europe(http://www.euro.who.int/HFADB, accessed 22 June 2010).

28 瑞典

T. Hasvold

1. 初级保健的背景

1.1 国家与人口

瑞典由21个省和290个市组成,2010年人口为907万。瑞典国土面积为45万平方公里,与波罗的海、波的尼亚湾、卡特加特海峡和斯卡格拉克海峡相邻,陆地与挪威和芬兰左右接壤。平均每平方公里人口约20人。

瑞典有好几个民族,包括说芬兰语的族群和萨米人(拉普兰人),还有罗马人和犹太人。根据2003年的统计,瑞典人中12%为移民,主要是北欧国家、南斯拉夫和中东的移民。其中15~64岁人口男女比为1.02∶1,65岁以上人群男女比为0.8∶1。

瑞典80%的人信路德教(CIA,2010)。

1.2 经济与发展

瑞典是君主立宪制的议会政体。瑞典政治体系是资本主义和强大福利制度的混合体系。2009年GDP以购买力平价计算为3314亿美元。受全球经济危机的影响,2009年GDP下跌了5.1%。

瑞典GDP的主要来源是服务业,占70.7%;其次是工业,占28.2%;农业占1.1%。2009年失业率为8.3%。

瑞典的教育经费占GDP的比例为6.7%,2007年世界排名28位。全国只有1%的人为文盲(CIA,2010),人均接受11.6年的教育。

2010年瑞典人力发展指数为0.885,世界排名19位(UNDP,2009)。

1.3 人口健康

2008年瑞典人均出生期望寿命为81.0岁,男性为78.9岁,女性为83.0岁,但是各省的情况略有不同,从81.3岁到83.4岁不等(OECD,2010)。

瑞典总生育率为1.67。5岁以下儿童死亡率由1980年的8.4‰下降到2009年的2.8‰。2010年婴儿死亡率为每千名活产婴儿2.74,世界排名倒数第四。孕产妇死亡率为8人/10万。

男性每年死亡率为8.2‰,女性为5.1‰。总死亡率略高于出生率,人口的正增长主要是移民所致。

根据最新的公共卫生和社会状况报告,虽然绝大多数的瑞典人健康状况良好,但仍然要注意一些不好的趋势,比如自诉的精神疾病与酒精相关的问题和超重等。人群自述患有抑郁、恐惧或焦虑的比例在所有年龄组都有所增加,尤其是城市地区和单亲母亲抚养成长的家庭。排名前三位的疾病和伤害构成了主要的疾病负担,即缺血性心脏病、抑郁和神经官能症、中风等,男性还有酒精成瘾和自我伤害,女性则有痴呆和乳腺癌(Sundhedsstyrelsen,2010)。

1.4 卫生保健体系的特征

瑞典卫生保健体系的最大特点是广泛的分权。国家负责制定卫生保健的政策,21个省政府和290个市政当局负责各自管辖区域卫生保健的筹资和提供(CIA,2010)。

根据三级医疗保健的原理,瑞典21个省分成6个医疗保健区域,目的是促进相互的合作。瑞典私立医院很少,私立医生和健康中心的数量各省都不相同。290个市负责本地的养老保健、社会服务和老年人家庭护理等。

卫生体系的筹资主要来源于税收。各省的支付机制都不相同,但是多数都实行总额预算和人头支付。多数医生和其他医务工作者都拿固定工资。

表28.1显示,瑞典卫生保健支出高于欧盟平均水平。虽然瑞典的医生和护士数量都较多,但是全科医生占医生的比例远低于欧盟平均水平。住院数量与欧盟平均水平相当,住院时间和人均门诊数量要低于欧盟平均水平。

表28.1 卫生保健资源的发展与利用

	健康总支出占GDP的百分比(%)		人均健康总支出(以购买力平价计,美元)		医院床位(每10万人口)		医生(每10万人口)		全科医生占医生的百分比(%)	
	瑞典	欧盟[1]	瑞典	欧盟[1]	瑞典	欧盟[1]	瑞典	欧盟[1]	瑞典	欧盟
1995	8.0	7.6	1741	1275.9	n.a.	740.9	288.7	292.7	16.7	27.5[6]
2000	8.2	7.9	2286	1608.0	n.a.	669.0	308.2	295.1	17.2	28.3[5]
2005	9.2	8.5	2958	2150.9	n.a.	604.6	349.4	316.0	16.9	26.3[4]
2009	9.4[7]	8.8	3470[7]	2788.2	n.a.	564.8	n.a.	321.6	n.a.	25.5[3]

	护士(每10万人口)		医院平均住院时间(天数)		医院急诊接诊(每百人)		每人每年门诊次数	
	瑞典	欧盟[2]	瑞典	欧盟[1]	瑞典	欧盟[1]	瑞典	欧盟[1]
1995	965.9	575.1	7.8	12.5	16.3	15.7	3.0	6.6
2000	991.8	655.9	6.8	10.3	15.5	17.7	2.8	6.8
2005	1069.4	682.7	6.3	9.5	15.1	16.2	2.8	6.8
2009	n.a.	745.5	6.2[8]	8.8	15.2	15.6	n.a.	6.9

数据来源:欧盟和瑞典的平均值来源于欧洲人人享有健康数据库(WHO Regional Office for Europe,2010)。

注释:[1]1992、1997、2002、2007年。[2] 1991、1996、2001、2006年。[3]除了西班牙、塞浦路斯、希腊、马耳他、波兰、罗马尼亚、斯洛伐克和英国之外2005年欧盟的平均值。[4]除了塞浦路斯、西班牙、希腊、马耳他、波兰和罗马尼亚之外2002年的欧盟平均值。[5]除了保加利亚、塞浦路斯、西班牙、希腊、马耳他、荷兰、罗马尼亚和斯洛伐克之外1997年的欧盟平均值。[6]除了塞浦路斯、西班牙、希腊、马耳他、荷兰、波兰和罗马尼亚之外1993年的欧盟平均值。[7] 2008年。[8] 2007年。

2. 初级保健体系的架构

2.1 初级保健的治理

迄今,瑞典没有就当前和未来初级保健明确的发展目标制定相应的政策(Sveriges läkarförbund,2010)。1994年,非社会主义联合政府推出了《家庭医生法案》和《自由成立私立诊所法案》(1994)。但当年社会民主党重新掌权,到1995年6月,这两项法案还没有完全实施就被废止了,不过法案还是在某种程度上催生了某些初级保健部分的改革。由于该法案的推出,好几个省已经启动了初级保健服务供给,该法案允许各省自行组织本省的门诊初级保健,允许所有本省居民选择一名家庭医生(全科医生)。病人对医生的自由选择权,涵盖了那些没有同省政府签约的私立全科医生。传统的初级保健,包括与责任区内的保健护士的合作,目前都被家庭医生体系所取代。通常情况下,省政府批准的支付,包括每个月根据医生服务人数提供的基本固定人头费,也会加上部分付费服务费用。显然,对家庭医生的激励机制要看他们如何吸引病人。改革的主要目的,在于提高初级保健的可及性和连续性。1994年的《自由成立私立诊所法案》,原本期望减少和解除地方政府管制私立诊所数量和补贴的权力,从而尽可能增加私立诊所开业的可能性。本来各地准备在1995年底实施此项改革,但社会民主党政府当年6月就取消了相应的两个法案。不过,《家庭医生法案》和《自由成立私立诊所法案》还是在某种程度上推动了部分省的私有化改革(Glenngard et al.,2005)。

初级保健的主要目的在于提高人群的健康,治疗那些无需住院的疾病和伤害。初级保健还需要正确引导病人选择适当水平的服务。根据1995年的政府决策,瑞典所有初级保健的医务人员必须是全科服务方面的专家。全科医生提供治疗、健康咨询和疾病预防。其他在初级保健的工作人员还包括护士、助产士、理疗师和妇科医生。每个省都可自由决定本省人群初级保健服务的方式。

初级保健和医疗服务之间没有那么明显的界限,两者的所有者和管理者都是一样的,因此瑞典卫生部没有专门的初级保健管理部门(Sveriges Kommuner och Landsting,2010)。初级保健预算要纳入政府预算,其中70%来自市政税。

私立健康中心及其从业人员在大城市和其他城市地区都比较普遍。2003年,瑞典大约有1100家健康中心,其中300家左右是私立的。从国际的视角看,瑞典人均医生的数量相对较少。2003年门诊(健康中心的部门,包括公立和私立)服务为每人2.8次。卫生保健的质量要符合相关法律要求。初级保健机构中心和人员的调配要依据《卫生和医疗服务法案》进行。瑞典各省自己负责辖区内的卫生保健,他们各自采取管理的办法和优先服务事项均有所不同,服务提供由六个区域独立负责管理(Ministry of Health and Social Affairs,1982)。瑞典国家健康委员会负责全科卫生部门的质量控制(Glenngard et al.,2005)。

健康和福利全国委员会(Sundhedsstyrelsen,2010)是一个半独立的公立部门,负责监督省级卫生和社会服务。该委员会还负责监督公共卫生立法和具体事务的实施。同时,该委员会负责医生和其他卫生服务人员的注册,并在欧洲共同市场的授权下负责医学文凭和证书的双向认证。通常,国家要负责卫生保健服务的质量保障,除全国健康和服务委员会外,医疗责任委员会、医疗产品代理处、瑞典卫生保健技术评估理事会、药品福利委员会和国家公共卫生研究所同样有质量保障的责任。

全国质量登记系统覆盖所有的瑞典人,同时,候诊时间的登记和"健康晴雨表"的运作受到省议会联盟的保护(Glenngard et al.,2005)。

2.2 初级保健的经济背景

由于每个省都独立发展自己的卫生服务,因此用于初级保健的费用也不尽相同,但都能保证全省居民卫生服务的可及。目前,瑞典还没有初级保健总支出的官方数据。根据 OECD 提供的数据,2007 年瑞典健康总支出中 33.2%用于门诊服务,3.5%用于预防和公共卫生(OECD,2010)。

瑞典有全国性的健康保险系统并做到了全民覆盖。目前私立健康保险的数量在不断增加,2008 年,有 16%的瑞典人购买了私立保险,其中 87%由其雇主负担费用(FAFO,2010)。在瑞典还实施病人共付机制,不过每个省病人支付的费用不一样。瑞典 18 岁以下的儿童及青少年不需要付费。每次找全科医生就诊的费用,从 150 到 300 瑞典克朗(14.69~29.38 欧元)不等;找专科医生看病需要支付 300~400 克朗(29.38~39.17 欧元);找护士或者其他医务人员,需要支付 80~150 克朗(29.38~39.17 欧元)。如果需要医生提供加班服务,费用会更高。不过共付机制实行封顶制:每年如果费用达到 900 克朗(88.14 欧元)就可以享受减免,直到 1800 克朗(176.29 欧元)以后该病人全年的费用将被免除(Läkemedelsverket,2011)。一项 2007 年的调查显示,仍有 4%的受访者认为全科服务不太能或者完全不能负担(European Commission,2007)。

初级保健在每个省的组织形式都不尽相同。多数健康中心由省政府所有并负责运作,全科医生和其他医务人员都是拿薪酬的雇员。多数公立初级保健服务机构的支付多以人头费为基础,比付费服务和目标支付的比例要大。私立初级保健服务人员,以及同各省政府签约的门诊专科医生的数量都在不断增加;在某些省半数的初级保健机构都是私营的。以服务成本和服务量为基础的自费支付机制在私立部门更加常见,尤其是门诊专科医生(Glenngard et al.,2005)。

如前所述,多数全科医生都受雇于各省政府而且领取固定报酬(Sveriges läkarförbund,2010)。平均来看,男性全科医生每年收入在 58500 欧元,女性为 51240 欧元。

全科医生的年收入(平均 54870 欧元)相当于或略低于专科医生的年收入,农村地区差距最大,具体见图 28.1。与初级保健护士/全科护士、专科护士、家庭保健护士、理疗师、助产士、职业医师和语言治疗师相比,全科医生每年的总收入更高。全科医生比牙医的收入都高。

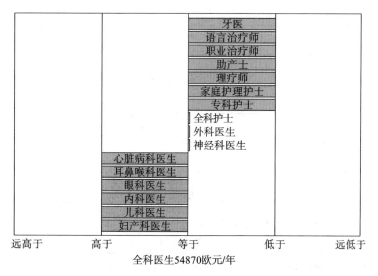

图 28.1　中等职业生涯医务人员与中等职业生涯全科医生平均收入的关系

每个省对卫生资源配置采取的原则也不太一样。多数省政府通过打包预算的方式将卫生保健的财务权利下放到各区。像精神病学、老年病学和急诊服务通常由国家负责预算。大约一半的省政府医院和初级保健中心的支付主要来自于国民预算(Sveriges Kommuner och

Landsting,2010)。此外,还有五个省仍然采用次均付费机制,对某些费用实行封顶(首先考虑医院),并对初级保健采取按人头支付的模式。在另一些省,初级保健的支付正朝着人头支付的模式推进,但国民预算适用于所有的服务。人头支付是1993—1994年开始在瑞典引入的,那时候相关家庭医生的法律刚刚得到通过。

2.3 初级保健人力资源的发展

瑞典卫生部门比其他OECD国家使用的资源更多。2006年(能够获得的最近一年的数据),瑞典每千人拥有3.6名全科医生,与2008年OECD国家的数据相当。2006年瑞典每千人拥有10.8名护士,而OECD国家2008年拥有9.0名。

此外,2005年(能够获得的最近一年的数据)瑞典每千人拥有2.2张医院急诊床位,低于2008年OECD国家3.6张的水平。同多数OECD国家类似,瑞典的人均床位数呈不断下降趋势,住院天数也在下降(OECD,2010)。

瑞典的实际情况是,卫生保健工作人员的数量从20世纪90年代开始就下降,只有医生、护士和助产士例外。医疗部门的人数,由1992年的每千人拥有46.7人下降到31.9人,其主要原因是结构调整,即专科医疗向初级保健的转移。医院床位的总数量从1993年到2003年减少了40%,从而进一步导致了平均住院时间的缩短。2002年瑞典全国有大约27000名注册医生和91000名注册护士。瑞典平均每千人拥有3名医生,各省医生的密度由每千人2.3到4.4人不等。与其他北欧国家相比,瑞典在医院工作的医生比例更高,大概占60%。从1990年中期开始,医生和护士的数量要比人口增长的速度略快,每千居民拥有的医生和护士数量在增加,而牙医和其他卫生保健工作人员在过去的数十年一直保持稳定。

与其他北欧国家(丹麦、芬兰和挪威)相比,2000年瑞典每千人拥有的医生数量更少,该数字也低于欧盟平均水平。挪威和芬兰的护士数量比瑞典多,但是瑞典比欧盟平均水平高,与丹麦相当。瑞典人均拥有医生的数量在过去二十年高于挪威和芬兰,直到20世纪90年代中期(Glenngard et al.,2005)。图28.2显示了初级保健职业在近五年来的发展趋势(Eurostat,2010;OECD,2010)。

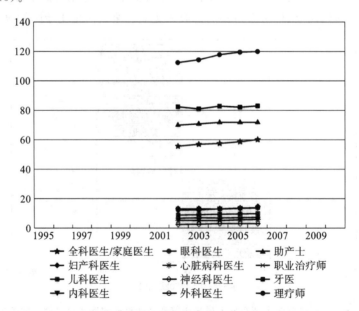

图28.2 近五年每10万居民拥有的初级保健专业人员的供给变化

资料来源:欧盟统计局,2010;OECD,2010。

目前,瑞典没有专门的立法来规范卫生专业人员的任务和职责。

1992年的改革之后,瑞典将出院后病人的随访工作交给了初级保健部门,这显然会增加初级保健部门卫生服务的需求。一般来说,市政部门在招募护士和医务辅助人员的时候会面临一些困难,社会服务也面临更加复杂的需求,譬如患有多种疾病的病人。为解决这个问题,省、市政府就必须为那些需要更广泛支持的老年人提供整合保健服务。

瑞典社会保健委员会负责为各地提供劳动力的需求状况,但目前没有这方面的数据。

目前,也未见本科生选择家庭医学作为研究生深造的具体数据,但瑞典专家估计在25%左右。瑞典六所具备医学教育的大学都有家庭医学系。

全科医生和保健护士都有其全国性的协会(Sveriges läkarförbund,2010)。目前瑞典有好几个初级保健相关的杂志,包括《全科医学》(*Allman Medicin*)、《农村医学》(*Distritslaren*)、《斯堪的纳维亚初级保健杂志》(*Scandinavian Journal of Primary Health Care*)和《健康焦点》(*Halsan I sentrum*)。

3. 初级保健过程

3.1 初级保健的可及性

在瑞典,人们可以直接找全科医生或者多数专科医生就诊。但农村地区的专科医生很少甚至没有,全科医生就是就诊的主要途径,只有必须时才会转诊到专科医生那里。

瑞典全科医生的分布在各省都不同,如斯德哥尔摩每千人拥有2.2名,耶姆特兰每千人拥有3.0名(Sveriges Kommuner och Landsting,2010)。全国范围内,全科医生存在一定程度的短缺。卫生保健的可及性面临一定的压力,相当一部分的专科医生已经面临短缺,在某些特定领域,很多医生在未来的10~15年就将退休(Sveriges läkarförbund,2010)。

据2007年的调查显示,总体上大概只有63%的病人认为比较容易接触并获得全科医生的服务(European Commission,2007)。根据《健康和医疗服务法案》,瑞典必须为正常工作和有急诊需求的人群提供卫生保健服务(Ministry of Health and Social Affairs,1982)。几乎所有的全科医生都提供电话咨询服务,他们通常有自己的网站和预约系统,但是他们几乎不使用电子邮件咨询(Dobrev et al.,2008)。

目前瑞典没有全科医生每周工作时间的权威数据。据2009年的调查显示,59%的全科医生每周工作超过40小时。平均来看,全科医生66%的工作时间都用在病人身上(Faber,Voerman & Grol,2009)。从1991年的数据显示,全科医生平均咨询时间为21分钟(Wilson,1991),估计全科医生每周出诊1~2次。

急诊工作一般都是由医院急诊部门来承担。少数初级保健机构会有加班服务。

为改善卫生服务和治疗的可及性,瑞典推出了多项措施。根据省政府和中央政府达成的协议,所有的非急诊病人都可以在7天内找初级保健医生就诊,如果由全科医生转诊,在此后的90天内可以找专科医生就诊,或者在90天内享受某专科医生的处方治疗。多数省政府目前最头痛的是总存在部分病人候诊时间过长的问题,其中部分原因是病人需要等待手术。如果病人要等待90天以上,他们可以在本省内另外寻找一位医生来治疗。在初级保健机构,好几个省的居民可以根据质量和可及性的评估自行选择医生,前提是需要付费。与此同时,瑞典还推出了另一项并行的政策以提高私立初级保健服务的数量,同时鼓励全科机构为注册居民采取竞争措施。但是,目前瑞典初级保健服务机构、医院、养老院,尤其是涉及老年保健服务的方面,还需要更紧密的合作。精神病人的卫生和社会服务同样也需要有效的整合。

3.2 初级保健服务的连续性

传统意义的健康中心负责为地域内的居民提供初级保健服务。随着居民选择服务提供方和医生(在中心内可供选择的医生)的可能性越来越多,该模式如今已经发生了改变(Glenngard et al.,2005;Sveriges Kommuner och Landsting 2010)。

瑞典初级保健不存在私人医生或清单系统(Sveriges läkarförbund 2010)。病人可以直接找专科医生就医。55%的人群报告称他们对瑞典的初级保健体系有高度的自信,80%的人群对他们最近一次到健康中心的就医结果表示赞赏(Swedish Association of Local Authorities and Regions & Swedish National Board of Health and Welfare,2008)。

瑞典所有的医生必须遵守相关法律,他们要保存所有病人就诊的病历。全科医生通常在办公室使用计算机处理相关事项,譬如财务管理、开具药物处方、与药剂师沟通、保存病历,以及在网上搜寻相关专家信息等。全科医生一般不使用计算机预约或与专科医生沟通病人的信息(Dobrev et al.,2008)。

全科医生如果需要转诊病人,一定会使用转诊单。若病人在医生加班时间就诊,初级保健服务机构偶尔也会在24小时内获得病人就诊的相关信息。专科医生基本上会将病人治疗的信息反馈给全科医生。

3.3 初级保健服务的合作

初级保健不承担正式的"看门"功能。居民可直接选择医院或者找私立专科医生,只要他们与省政府签约即可,病人还可直接找妇科、儿科医生和语言治疗师。如果要找专科内科医生、眼科医生、耳鼻喉科医生、心血管科医生、神经科医生和外科医生,病人通常需要转诊。实际上,政府越来越多地鼓励居民首先找初级保健服务机构就诊,如果找专科医生就诊,意味着自费比例会更高(Glenngard et al.,2005)。

在初级健康中心,同时看到全科医生和全科护士是很常见的事情。还有一些中心,理疗师和社工也都在一起工作。在瑞典,全科医生同其他初级保健工作者定期召开碰头会的次数比较频繁。护士主导的糖尿病门诊和健康教育等替代活动也十分常见。

瑞典的专科医生会经常到初级保健中心开展他们在医疗机构所从事的服务,专科医生通常还会应邀给全科医生做讲座。

在瑞典,全科医生会利用医疗档案分析和掌握病人的健康需求或用于卫生政策研究。78%的全科医生报告称分析临床结果是他们的日常工作之一。而且全国范围的社区健康调查工作每隔一段时间就会开展,目的是提高初级保健的质量。

3.4 初级保健服务的复杂性

瑞典初级保健中心装备良好,具备如婴儿秤、葡萄糖检测仪器、敷料/绷带、耳镜、心电图仪、尿检设备、缝合器械、窥阴器和峰值流量计等。

全科医生通常会为儿童严重咳嗽提供首诊服务,若当地有儿科医生,部分家长会选择找儿科医生(表28.2)。如果儿童有听力问题,一般会找全科医生治疗。18岁以上的女性如果咨询避孕问题也会找全科医生,但如果需要确认是否怀孕,女性通常会找妇科医生,除非某些农村地区没有妇科医生,同样,如果35岁及以上的女性出现月经不规则也会采取上述选择。如果35岁及以上女性出现精神症状,都是找全科医生就诊。50岁及以上的女性伴乳房有肿块通常也会找全科医生,一般有自杀倾向的心理或者酒精问题的男性,都是先找全科医生就诊。

表 28.2　全科医生参与不同初级保健服务的程度*

全科医生可能参与的服务	全科医生"总是"参与的服务	全科医生"从不"或"很少"参与的服务
首诊（共 10 项）	• 35 岁女性伴心理问题 • 52 岁以上酒精成瘾的男性	• 年满 20 岁女性妊娠确认
疾病的治疗和随访（共 9 项）	• 肺炎 • 单纯 Ⅱ 型糖尿病 • 轻度抑郁症 • 被养老院和疗养院接收的病人	—
医疗技术规程（共 10 项，包括全科医生或全科护士）	• 眼底检查 • 踝关节（固定）包扎 • 静脉输液	• 宫内节育器植入
预防性保健（共 8 项）	• 4 岁以下幼儿常规儿科检查 • 婴儿免疫接种白喉、破伤风、百日咳、麻疹、乙型肝炎、腮腺炎和风疹	• 计划生育/避孕指导
健康促进（共 4 项）	• 肥胖咨询 • 运动（缺乏）咨询 • 戒烟咨询 • 酒精成瘾咨询	—

注释：* 回答全科医生参与的程度：（几乎）总是；通常；偶尔；很少或从不。

有慢性支气管炎、消化道溃疡、充血性心力衰竭、肺炎、Ⅱ 型糖尿病、类风湿性关节炎、轻度抑郁、需要姑息治疗的肿瘤病人，以及需要进养老院的病人，总是或者经常会找全科医生首诊。

全科医生在疾病预防中扮演了积极的角色，如负责破伤风疫苗接种、过敏接种、性传播疾病的检测、流感疫苗接种以及胆固醇检查等。全科医生几乎不参与 HIV/AIDS 筛查、宫颈癌筛查和乳腺癌筛查。全科医生和全科护士只负责标准的国家免疫接种项目。

全科医生负责提供健康促进活动的咨询，具体见表 28.2，表中列出了瑞典全科医生提供的不同类别的初级保健服务。

4. 初级保健体系的产出

4.1　初级保健的质量

根据 Sosialstyrelsen 2009 年的数据，瑞典全科医生当年平均每千人开出 10600 张处方 (Sundhedsstyrelsen 2010)。瑞典有多个省将处方成本交由初级保健服务提供方管理，主要目的是控制药物成本。

从瑞典全国来看，人群接种率为 96.7%～98.4%（不同接种之间有些差异）。同时，瑞典卫生保健技术评估委员会(SBU)和全国健康与社会福利委员会通过提供系统的案例评估和优先领域指南来支持地方政府的工作。从地方和临床的角度看,医疗质量登记由专业组织负责管理,其在评估新治疗方法、为不同服务机构提供可供比较的标准等方面起到越来越重要的作用。随着透明度越来越高,部分医疗质量的评估已经部分对公众开放。从2006年开始,由全国健康和福利委员会开发的绩效指标在某些省已开始部分使用。而且,质量评估透明度的改善还包括药物的使用在内。同时,涉及病人安全的关注度也在逐步增加。当前,瑞典最有可能改善的五个领域是不安全的药物使用(尤其是老年人),医院卫生风险,跌倒,完全可避免的病人风险的日常控制,卫生保健工作之间的沟通、卫生保健工作人员和病人的沟通等。

4.2 初级保健的效率

瑞典卫生保健政策在过去的25年里一直致力于改善病人的权利,譬如优先给予病人不断改善的卫生保健服务,病人选择卫生保健提供机会的增加,以及持续改善的卫生保障。卫生保健候诊时间各地不尽相同,要看服务的类型以及各省政府干预的程度。2003年,瑞典90%迫切需要诊疗(45%的诊疗在初级保健机构)的病人会在当天找医生看病,剩下的10%两天内可以见到医生。如果考虑在医院的诊疗,某些地区超过87%的病人会在三个月内预约,而在其他某些地区,47%能在同一时间内见到医生。如果在医院治疗,94%的病人在三个月内可以接受治疗,但是在某些地区只有23%(Sveriges Kommuner och Landsting,2010)。

参考文献

[1] CIA(2010). The World Factbook. Wahington,DC,Central Intelligence Agency(https://www.cia.gov/library/publications/the-world-factbook/geos/sw.html,accessed 15 June 2010).

[2] Dobrev A et al. (2008). Benchmarking ICT use among general practitioners in Europe. Bonn,Empirica.

[3] European Commission(2007). Special Eurobarometer 283:Health and long-term care in the European Commission. Brussels,European Commission.

[4] Eurostat(2010). Eurostat statistics 2010. Luxembourg,Eurostat(http://epp.eurostat.ec.europa.eu/portal/page/portal/statistics/themes,accessed 15 June 2010).

[5] Faber M,Voerman G,Grol R(2009). International Health Policy Survey 2009. Commonwealth Fund:Onderzoek onder huisartsen in 11 landen. Nijmegen,Radboud University Nijmegen Medical Centre.

[6] FAFO(2010). Framveksten av private forsikringer I Norden[The growth of private insurance in the Nordic countries]. Oslo,FAFO.

[7] Glenngard AH et al.(2005). Sweden health system review. Health Systems in Transition,7(4):1-128.

[8] Läkemedelsverket(2011).[web site]. Uppsala,Läkemedelsverket[Medical Products Agency](http://www.lakemedelsverket.se/english/,accessed 16 June 2010).

[9] Ministry of Health and Social Affairs(1982). The Health and Medical Service Act.1982:763. Stockholm,Ministry of Health and Social Affairs.

[10] OECD(2010). Health Data 2010. Paris,Organisation for Economic Co-operation and Development/IRDES(http://www.eco-sante.fr/index2.php?base=OCDE&langh=ENG&langs=ENG&sessionid=,accessed 16 June 2010).

[11] Sundhedsstyrelsen(2010).[web site]. Copenhagen,Sundhedsstyrelsen(National Board

of Health and Welfare)(http://www.sst.dk/,accessed).

[12] Sveriges Kommuner och Landsting(2010). [web site]. Stockholm, Sveriges Kommuner och Landsting[Swedish Association of Local Authorities and Regions](http://www.skl.se/web/Hem.aspx,accessed 6 June 2010).

[13] Sveriges läkarförbund(2010). [web site]. Stockholm, Sveriges läkarförbund[Swedish Medical Association]. (http://www.slf.se/Info-in-English/,accessed 6 June 2010).

[14] Swedish Association of Local Authorities and Regions, National Board of Health and Welfare(2008). Quality and efficiency in Swedish health care-regional comparisons 2008. Stockholm, National Board of Health and Welfare/Swedish Association of Local Authorities and Regions.

[15] UNDP(2009). Human Development Report 2009. Overcoming barriers: human mobility and development. New York, United Nations Development Programme.

[16] WHO Regional Office for Europe(2010). European Health for All Database(HFA-DB) [online database]. Copenhagen, WHO Regional Office for Europe(http://www.euro.who.int/HFADB,accessed 16 June 2010).

[17] Wilson A(1991). Consultation length in general practice: a review. British Journal of General Practice,41:119-122.

29

瑞士

T. Cartier, N. Senn, J. Cornuz, Y. Bourgueil

1. 初级保健的背景

1.1 国家与人口

瑞士人口 779 万,国土面积 41300 平方公里(OFS,2010),其中 60%为山地。瑞士人口密度约为 188.6 人/平方公里(Eurostat,2010)。瑞士分为 26 个行政区,有四种语言,讲德语的人口占 63.7%,位于中部和北部地区、讲法语人口占 20.4%,主要在西部地区、其他是位于东南部讲意大利语(6.5%)和罗曼什语(0.5%)的居民。需要指出的是,有 8.9%的瑞士人母语不是上述四种语言(OFS,2010)。2009 年瑞士人口增长率为 1.43%,由于移民的增加,瑞士 21.7%的居民为外籍人口。瑞士女性生育率为 1.48,20 岁以下人口占 21.2%,65 岁以上人口占 16.6%(其中女性占 50.8%)。人口密度在不同的行政区存在着差异,格劳宾登地区为每平方公里 26.2 人,巴塞尔城地区为每平方公里 5046 人(Eurostat,2010)。

1.2 经济与发展

瑞士是联邦议会制民主共和国,瑞士行政区划分为三级,联邦政府、州(他们有自己的议会,部分权力由联邦政府代管)和市政当局。

瑞士还有两个特殊情况:一个是国际中立区,从 1815 年就得到国际认可;另一个是直接民主,每位公民收集一定的签名后都可以修改宪法、提出法案或者改变法律,通常称之为"大众创制"(popular initiatives)。

2007 年,瑞士是世界第 36 大经济体,主要依靠服务业,尤其是银行和保险行业。当年人均 GDP 世界排名第九,按照 PPP 计算为 41618 美元(IMF,2010)。瑞士人力发展指数为 0.96,世界排名第九(UNDP,2010)。瑞士失业率较低,2009 年为 3.7%(只计算就业人口),更多的失业者是居住在瑞典的外籍人口(7.2% vs.2.7%)(OFS,2009b)。

瑞士有 86.8%的人口完成了中等教育(Eurostat,2010)。

1.3 人口健康

瑞士人均出生期望寿命是世界最高的,2008 年女性为 84.6 岁,男性为 79.8 岁(Eurostat,2010),65 岁健康期望生存期为 13.5 年,2007 年为 13 年(OFS,2009a)。2007 年婴儿死亡率(以活产婴儿计)为3.9‰。男女主要死因顺位非常相似,心血管疾病为主要死因(女性为39.6%,男性为34.2%),其次是肿瘤(女性和男性分别为22.8%和29.9%)。外部死因男性要显著高于女性(男性为7.8%,女性为4.7%),女性精神障碍疾病死亡率要高于男性(女性为6.6%,男性为3.5%)(Eurostat,2010)。

1.4 卫生保健体系的特征

瑞士卫生保健体系主要从联邦和州这两个层次进行组织管理。联邦政府的主要责任在于提供健康保险,确保环境质量(食品和传播性疾病),职业认证和分配(包括药品),提供统计信息和健康促进等行动。州负责卫生保健的提供,包括医院和门诊,以及疾病预防工作。这种决策模式并不意味着没有问题。2006年,OECD国家报告就建议瑞士成立由多个州参与的共同决策模式来推进全国性的疾病预防活动,并进一步剔除各州过多的健康服务(OECD & WHO,2006)。每个瑞士居民都需要在其所居住的州购买强制性保险。瑞士居民可以通过竞争性的市场选择好几种服务,但是所有的保险机构都必须遵守共同的原则,包括非营利性质、最低限度的健康产品组合,不受限制的强制保险以及不受收入和风险影响的统一费用。州和联邦可以提供筹资,以帮助低收入群体获得健康保险(Confédération Suisse,1994)。

瑞士健康总支出高于欧盟平均水平,每10万居民拥有的医生数量也高于欧盟平均水平,其平均住院时间略长于欧盟平均水平,每10万人住院数量与2009年欧盟平均水平相当(表29.1)。

表29.1 卫生保健资源的发展与利用

	健康总支出占GDP的百分比(%)		人均健康总支出(以购买力平价计,美元)		医院床位(每10万人口)		医生(每10万人口)		全科医生占医生的百分比(%)	
	瑞士	欧盟[1]	瑞士	欧盟[1]	瑞士	欧盟[1]	瑞士	欧盟[1]	瑞士	欧盟
1995	9.6	7.6	2568	1275.9	550[8]	740.9	316	292.7	11.7[9]	27.5[6]
2000	10.2	7.9	3217	1608.0	410[8]	669.0	351	295.1	11.2[9]	28.3[5]
2005	11.2	8.5	4015	2150.9	360[8]	604.6	380	316.0	13.6[9]	26.3[4]
2009	10.8[7]	8.8	4417[7]	2788.2	350[7,8]	564.8	385[7]	321.6	13.6[7,9]	25.5[3]

	护士(每10万人口)		医院平均住院时间(天数)		医院急诊接诊(每百人)		每人每年门诊次数	
	瑞士	欧盟[2]	瑞士	欧盟[1]	瑞士	欧盟[1]	瑞士	欧盟[1]
1995	—	575.1	—	12.5	—	15.7	8.3	6.6
2000	1287[10]	655.9	12.8[10]	10.3	15.5	17.7	8.8	6.8
2005	1407[10]	682.7	11.7[10]	9.5	14.8	16.2	—	6.8
2009	1489[7,10]	745.5	10.9[7,10]	8.8	15.5	15.6	4.0[7,10]	6.9

数据来源:欧盟的平均值来源于欧洲人人享有健康数据库(WHO Regional Office for Europe,2010)。瑞士数据除非有特别说明均来源于WHO(OECD & WHO,2006)。

注释:[1] 1992、1997、2002、2007年。[2] 1991、1996、2001、2006年。[3] 除了西班牙、塞浦路斯、希腊、马耳他、波兰、罗马尼亚、斯洛伐克和英国之外2005年欧盟的平均值。[4] 除了塞浦路斯、西班牙、希腊、马耳他、波兰和罗马尼亚之外2002年的欧盟平均值。[5] 除了保加利亚、塞浦路斯、西班牙、希腊、马耳他、荷兰、波兰、罗马尼亚和斯洛伐克之外1997年的欧盟平均值。[6] 除了塞浦路斯、西班牙、希腊、马耳他、荷兰、波兰和罗马尼亚之外1993年的欧盟平均值。[7] 2007年而非2009年。[8] OECD(显示值)与WHO数值不同(1995、2000和2005年分别为856.4、626.3、553.9)。[9] OECD值(WHO数值一样,1995年为20%)。[10] OECD值(WHO没有数据)。

2. 初级保健体系的架构

2.1 初级保健的治理

瑞士的公立研究所机构(ASSM)或非政府组织(如联合医学会、瑞士全科医学会、瑞士内科医学会)推出了好几个政策文件,但没有一项被瑞士政府批准。这些文件反映了当今和未来初级保健的不同愿景。它们有共同的特征,即通过鼓励年轻医生从事家庭医学,为他们提供适宜的培训机构和操作设备,以此来提高初级保健的重要性。一项称为"是,就是家庭医生"(Oui a la médecine de famille)的行动正在收集足够的签名,以提请联邦议会讨论并进一步促进瑞士公民进行投票接受。该行动期望修改宪法并推出三项原则,即所有人都可以获得家庭医生服务,确保高质量的家庭医生服务并促进年轻医生从事家庭医学(Confédération Suisse,2010)。

目前,初级保健的治理措施主要是通过联邦政府层面的医生认证制度来执行。不过,初级保健执业的认证由州卫生行政当局、州医疗协会和健康保险公司审批,批准协定的医生数量,允许他们获取保险补偿。利益相关团体如FMH(瑞士医学协会)、地方卫生主管联盟、省或市初级保健专业协会致力于初级保健政策制定。由于某些地方存在设备短缺现象,为了促进初级保健工作,这些地方当局会从专业人员那里租用某些设备,尽管这些租用设备的质量确实不高。目前初级保健的合作还缺乏政策支持,也没有相关法律保护病人的权利,但是在卫生专业人员相关法律中明确了病人医疗档案的获取权限及其病历的机密使用权(Confédération Suisse,2006)。

对瑞士医生来说,每年必须接受80小时的在职培训,一些会议通常由国家或者地方初级保健医学协会来组织,但是目前没有专门供全科医生使用的循证指南(FMH, SIWF & ISFM,2009)。

2.2 初级保健的经济背景

瑞士初级保健的预算并非专门设定,但估计初级保健支出,包括门诊处方药和专科医生开出的药物,大概占健康总支出的25.6%,约116亿欧元(Santésuisse,2010)。

由于瑞士公民实行强制保险,99.2%的人群完全不用支付初级保健的成本,包括全科服务的处方药。剩余的0.8%没有签约保险,如非法移民、处于社会网络外的居民以及购买了国际保险的外国人。强制保险直接由与病人签订(譬如不考虑其收入),30%的人群全部或部分受益于卫生保健特有的社会救助援助资金。不过初级保健医生66%的服务成本属于自费部分,因为病人享有300～2500瑞典克朗(225～1875欧元)的折扣(该折扣视签约情况而定),如果支付给医生的费用每年达到700克朗(525欧元),病人需要支付10%的超额费用(Confédération Suisse,1994;Santésuisse,2009)。不过,具体的健康成本目前还不清楚,主要是很多病人都享受很高的折扣但并没有将单据交给保险公司。

初级保健医生,包括大多数的全科医生、儿科医生和内科医生都是同保险公司签约的私营医生。健康保险方需要强制付给所有医生协定数量的费用(该话题目前在瑞士处于争论阶段,健康保险方很有可能有权选择哪些医生可以享有补偿)。根据法律,医生的补偿机制以付费服务为基础。瑞士就医还实施积分制,每次活动都有一定的积分。不过每个地区积分的价值并不相同,需依各地区的收入情况来定。需要强调的是,瑞士很少有医生成立自己的公司或者受雇于独立的公司。

2005年个体营业的全科医生年收入为126006欧元,该收入剔除了运营成本,但是没有计算税收,具体见图 29.1(Hasler & Reichert,2010)。

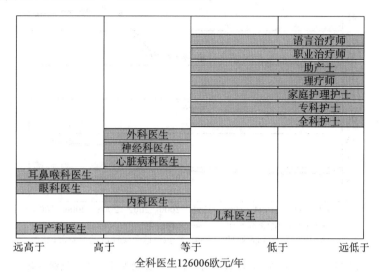

图 29.1 中等职业生涯医务人员与中等职业生涯全科医生平均收入的关系

资料来源:Hasler 和 Reichert,2010。

2.3 初级保健人力资源的发展

瑞士初级保健人力资源的核心是全科医生和门诊内科医生。在城市,两类医生的工作基本相似,保险公司也提供协定的收入。两类医生都被称作家庭医生。瑞士全科医生协会批准了一个项目,即内科医生协会准备放弃他们现有的称呼并统一称作家庭医生。与初级保健机构全科医生共同工作的儿科医生负责 16 岁以下少年儿童的就诊。妇科医生也是某些初级保健诊所的一部分,他们往往会开展巴氏涂片检查以及指导口服避孕等工作,但是更多情况下靠转诊提供服务。

其他医学专科多数通过转诊提供服务。不过病人可以自由选择专科服务,即使没有转诊也行。瑞士没有"看门人"体系,除非病人与少数以 HMO(健康维护组织)为基础的保险公司签约。不过,家庭保健护士如果未经转诊是不能提供服务的,但是专业护士几乎没有限制。目前,瑞士没有初级保健护士。如果看康复科,只有处方才能补偿。此外,病人同专门的私人保险签约才能享受牙科服务,即少量人群可以享受某些方面的保健(Confédération Suisse,1994)。

瑞士全科医生的平均年龄为 52.6 岁,其中 75% 的年龄超过了 45 岁。个体全科医生每周大约工作 44 小时,每周 8.8 个半天,1 个半天工作时间为 4~6 小时(Kraft,2010)。这些数据反映了全职和兼职医生的工作时间,可能会低估某些私营全职医生的工作量。

全科服务是本科生的主要课程,家庭医学研究生需要持续至少五年,其中至少一年需要在门诊或者初级保健机构服务。初级保健预科培训(门诊机构)主要在五所瑞士医学院开展(巴塞尔、伯尔尼、日内瓦、洛桑和苏黎世)。研究生培养由 FMH 认证的医院、门诊和一些私立机构承担,FMH 还负责研究生培养的确认。大约 45% 的医学毕业生选择初级保健课程,9.7% 在德语医学院校,21.4% 在德沃州全科医学机构,大概 8% 学习内科,15% 学习儿科(Buddeberg-Fischer et al.,2006;Jeannin,Meystre-Agustoni & Paccaud,2007)。2004 年,全科医生与和专科医生之比为 0.78∶1(Observatoire suisse de la santé,2007)。到 2030 年,可以预见家庭医生将出现短缺,这会导致 40% 的初级保健诊疗可能无法开展(图 29.2)。这种推测基于从 2001 年到 2006 年间不断增加的初级保健服务的比例(Seematter-Bagnoud et al.,2008)。通过构建网络和功能社区,使得个体营业护士呈现越来越专业化的趋势,如以"卫生保健网络联络与指导"为题,每年有至少 25 天的高级研修(可发放证书),还要有两年超过 1050 小时课程的高级研修,

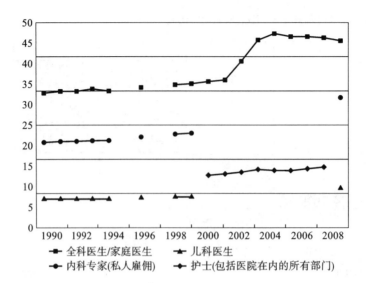

图 29.2　近五年每 10 万居民拥有的初级保健专业人员的供给变化

注释:执业医生的概念从 2000—2007 年有很大的变化,前后的数据无法进行对比。2001—2003 年全科医生的迅速增加主要是由于全科医生执照的改革,但是前后的数据可以进行比较。2000 年以前没有关于护士的数据。

该项目发放"社区行动和健康促进文凭"。

瑞士有四家不同的医疗协/学会。初级保健医学会主要是协调初级保健机构的活动并促进初级保健质量、培训和科研,还有瑞士内科医学学会、瑞士全科医学学会与家庭和儿童医生协会。家庭和儿童医生协会是新近成立的,其目的是希望能够代表瑞士初级保健医生的政治利益。护士拥有瑞士护士协会。瑞士还有家庭医学杂志,名称为《初级保健》(Primary Care),但此杂志并非科研期刊。《全科医学》(Praxis)是以德语刊发的门诊保健杂志。

3. 初级保健的过程

3.1　初级保健服务的可及性

除了少数农村地区确实还存在一些短缺,初级保健的可及性目前在瑞士还不是主要问题,但未来几年问题很快就会呈现。全科医生的数量在不同州之间差异很大,在施维茨州,每 10 万人拥有 706 名全科医生,巴塞尔城州只有 167 名(FMH,2009)。农村地区平均每 10 万人拥有 78 名全科医生,而五个主要城市平均为 127 名(巴塞尔、伯尔尼、日内瓦、洛桑和苏黎世)。考虑到瑞士计算这些医生的精确性问题,不妨在理解这些数据的时候更加谨慎一些。实际上,FMH 保留包括全科医生在内的所有医生的档案,但忽略了他们的具体从业性质,譬如是全职还是兼职或者退休,档案都没有反映。

加班服务受到法律的约束,但是每个州的具体执行有差异。加班服务一般由初级保健中心和全科服务机构来实施。全科服务在瑞士应该不难负担,但是目前没有关于初级保健满意度的全国调查。

在瑞士,电话咨询是常见的方式,大多数具体开展的业务都设置有预约系统。邮件咨询还十分少见(图 29.3)。

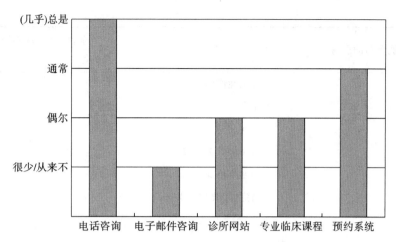

图 29.3　初级保健机构或初级保健中心通常存在的工作方式及范围

数据来源：瑞士专家小组。

3.2　初级保健服务的连续性

全科医生目前没有病人清单系统，也没有关于清单如何管理或开展工作的数据。实际上目前瑞士的初级保健框架根本就不太鼓励这样做，不过87.9%的成人称他们碰到一般健康问题都会找全科医生(OFS,2008a)。

大概90%的全科医生报告称将为病人保存病历，但是这些临床记录并不用来收集社区流行病学信息。初级保健和医疗服务、加班服务之间的沟通是双向的，而且效果较好。

3.3　初级保健服务的合作

瑞士没有强制性的"看门"服务，除非病人申请加入HMO保险机构以尽量减少其支付。病人可以就同一问题自由选择不同的专科医生。

大概63%的初级保健医生都是独立行医，初级保健合作一般很少。全科医生或者医生与护士之间的碰头经常会有，但极少与其他医务人员（如专科医生）碰头。电话咨询非常频繁，尤其是内科、外科、神经科和皮肤科医生。联合诊疗或替代诊疗不会发生。门诊健康教育几乎没有。在医学-社会学领域，值得提醒的是社会工作者既有承担社会保健的责任，同时也承担社区精神卫生保健的责任。

3.4　初级保健服务的复杂性

瑞士全科医生提供服务的范围很广，包括诊断和慢病随访等，具体见表29.2。他们一般不太会提供妇科服务或小手术，不过这要看具体的环境。譬如嵌脚趾甲楔形切除在农村就比较常见。

全科医生一般还要负责一项疾病预防和健康促进工作，即疫苗接种。其他健康促进和预防干预要看医生自己的兴趣。

几乎99%的全科诊疗都是由全科医生独立完成的。

表29.2　全科医生参与不同初级保健服务的程度 *

全科医生可能参与的服务	全科医生"总是"参与的服务	全科医生"从不"或"很少"参与的服务
首诊（共10项）	·年满35岁女性伴心理问题	·年满28岁男性伴首次惊厥
疾病的治疗和随访（共9项）	·慢性支气管炎	—

续表

全科医生可能参与的服务	全科医生"总是"参与的服务	全科医生"从不"或"很少"参与的服务
	・消化性溃疡	
	・肺炎	
	・单纯Ⅱ型糖尿病	
	・类风湿性关节炎	
	・轻度抑郁症	
	・癌症（需要临终关怀）	
	・被养老院和疗养院接收的病人	
医疗技术规程（共10项，包括全科医生或全科护士）	・关节内注射	・嵌脚趾甲楔形切除 *
		・宫内节育器植入
		・去除角膜上的锈斑
		・静脉输液
预防性保健（共8项）	・破伤风疫苗接种	・宫颈癌筛检
	・性传播疾病检测	
	・HIV/AIDS筛查	
	・高危人群流感疫苗接种	
	・胆固醇水平检测	
健康促进（共4项）	・肥胖咨询	—
	・运动（缺乏）咨询	

注释：* 回答全科医生参与的程度：（几乎）总是；通常；偶尔；很少或从不。

4. 初级保健体系的产出

4.1 初级保健的质量

每天每千名居民使用 6 DDD 抗生素，瑞士的门诊医生在欧洲处方药使用是最低的。在 2007 年已知的糖尿病人群中：

- 40%的病人超重，25%的病人肥胖；
- 54%的病人血压高于 140/90 mmHg；
- 42%的病人 LDL-胆固醇血浆水平超过 5 mmol/L(OFS,2008b)。

关于糖化血红蛋白和眼底检查的数据没有收集。至于哮喘和慢性阻塞性肺疾病的随访也暂时没有全国性的数据。

婴儿接种率较高，2 岁幼儿白喉接种率为 95%，破伤风接种率为 96%，百日咳接种率为 94%，麻疹接种率为 87%，腮腺炎和风疹接种率为 86%（Office Fédéral de la Santé Publique, 2008）。60 岁以上的人群中，41%接种了流感疫苗(OFS,2008b)。2007 年 52%的 52~69 岁女性在过去三年内做过一次乳腺放射检查,71%的21～64岁女性在同一时期做过一次巴氏涂片检查(宫颈细胞学检查)。图29.4给出了初级保健无法诊疗而住院的人数。

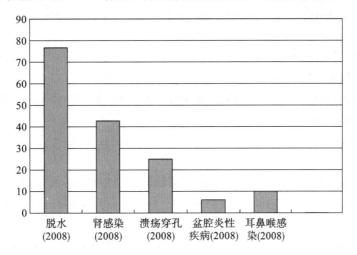

图29.4　近年来每10万人群中因对初级保健诊断敏感而住院的人数

数据来源:OFS,2009c。

4.2　初级保健的效率

在所有全科医生的诊疗中,根据医生向保险公司提供的数据,3.2%为出诊服务,另有5.8%为电话咨询。全科医生可以据此向病人和保险公司收取费用。全科医生2009年的平均咨询时间为17分钟。

每年瑞士人均就诊2.8次(Seematter-Bagnoud et al.,2008),与其他国家相比较低,这主要是瑞士没有"看门人"系统且门诊专科医生比例较多所致。每年每千名病人转诊的数量估计在50～100之间。

致谢

非常感谢评议小组,他们为保证此文信息的精确性提供了极大的帮助。评议小组成员包括:瑞士医学会副主席Ignazio Cassis博士;瑞士健康的Reto Guetg博士;洛桑大学门诊保健和社区医学系的Françoise Niane;瑞士健康观察的Hélene Jaccard Rudin;瑞士初级保健学会的秘书长Ueli Grüninger博士;洛桑大学全科医学院的Thomas Bishoff;洛桑大学门诊保健与社区医学系药学专业的Olivier Bugnon。

还要感谢巴塞尔全科医学院的Peter Tschudi教授,他善意地审查了本文的数据;感谢"瑞士健康观察"的Hélene Jaccard Rudin博士,她为本文的具体撰写提供了指导。

参考文献

[1] Buddeberg-Fischer B et al.(2006). Primary care in Switzerland-no longer attractive for young physicians? Swiss Medical Weekly,136:416-424.

[2] Confédération Suisse(1994). Loi fédérale sur l'Assurance-Maladie(LAMal)du 18 mars 1994(Etat le ler mars 2014). Berne, L'Assemblée fédérale de la Confédération Suisse.

[3] Confédération Suisse(2006). Loi sur les professions médicales(LPMéd)du 23 juin 2006 (Etat le ler septembre 2013). Berne, L'Assemblée fédérale de la Confédération Suisse.

[4] Confédération Suisse (2010) Initiative populaire: oui à la médecine de famille. Bern,

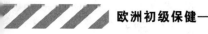

[5] Eurostat(2010). Eurostat statistics 2010. Brussels, European Commission (http://epp.eurostat.ec.europa.eu/portal/page/portal/statistics/themes, accessed 14 January 2010).

[6] FMH(2009). Médecins en exercice par discipline principale et par canton 2008. Bern, Federatio Medico Helveticorum.

[7] FMH, SIWF, ISFM (2009). Réglementation pour la Formation Médicale Continue (RFC). Bern, FMH.

[8] Hasler N, Reichert M(2010). Revenus des médecins indépendants de Suisse en 2006 (nouveau) et 2005.

[9] (réévaluation). Bulletin des Médecins Suisses, 91(12): 479-487.

[10] IMF(2010). World Economic Outlook database. Washington, DC, International Monetary Fund.

[11] Jeannin A, Meystre-Agustoni G, Paccaud F(2007). Relevé des médecins dans le canton de Vaud. Enquête 2006 auprès des étudiants de 2è et 6è années, des assistants et des chefs de clinique. Perspectives sur l'évolution du nombre de médecins de premier recours. Raisons de santé, 133: 1-180.

[12] Kraft E(2010). Statistique médicale 2009 de la FMH. Bulletin des médecins suisses, 91(11): 431-435.

[13] Observatoire suisse de la santé (2007). Médecins en cabinet privé (généralistes et spécialistes) pour 1000 habitants. Neuchâtel, Observatoire suisse de la santé.

[14] OECD, WHO (2006). Examens de l'OCDE des systèmes de santé: Suisse. Paris, Organisation for Economic Co-operation and Development.

[15] Office Fédéral de la Santé Publique(2008). La couverture vaccinale en Suisse en 2006. Bulletin 36: 619.

[16] OFS(2008a). Enquête suisse sur la santé 2007: premiers résultats. Neuchâtel, Office Fédéral de la Statistique.

[17] OFS(2008b). Enquête suisse sur la santé en 2007. Neuchâtel, Office Fédéral de la Statistique.

[18] OFS(2009a). Chiffres clés de la santé. Neuchâtel, Office Fédéral de la Statistique.

[19] OFS(2009b). Taux de chômage selon le sexe, la nationalité et l'âge. Neuchâtel, Office Fédéral de la Statistique.

[20] OFS(2010). Faits et chiffres. Neuchâtel, Office Fédéral de la Statistique.

[21] OFS(2009c). Statistique des hôpitaux 2008-Tableaux standard. Neuchâtel, Office Fédéral de la Statistique.

[22] Santésuisse(2009). Statistique des assurés date de début du traitement 2008. Pool de données. Solothurn, Santésuisse (http://www.santesuisse.ch/datasheets/files/200909221629160.pdf, accessed 20 January 2010).

[23] Santésuisse(2010). Coûts des médicaments (sans les médicaments des hôpitaux, selon la date de décompte). Neuchâtel, Observatoire suisse de la santé.

[24] Seematter-Bagnoud L et al. (2008). Offre et recours aux soins médicaux ambulatoires en Suisse-projections à l'horizon 2030. Neuchâtel, Observatoire suisse de la santé (OBSAN Document de travail, 33).

[25] UNDP(2010). Human Development Report 2009: statistical tables. New York, United Nations Development Programme.

[26] WHO Regional Office for Europe(2010). European Health for All database[online database]. Copenhagen, WHO Regional Office for Europe(http://data. euro. who. int/hfadb/, accessed 13 April 2010).

30 土耳其

D. S. Kringos, M. Akman, W. G. W. Boerma

1. 初级保健的背景

1.1 国家与人口

土耳其位于欧洲东南,人口 7256 万,领土 785347 平方公里,人口密度约为每平方公里 92.4 人(TurkStat,2009)。土耳其分为 7 个大区、81 个省。2008—2009 年人口增长率为 1.45%,生育率为 2.16(Hacettepe University Institute of Population Studies,2008)。目前,土耳其 15~64 岁人口占 67%,65 岁以上占 7.0%,其中女性占 49.7%。各省人口密度不同,从通杰利省的每平方公里 11 人到伊斯坦布尔省的每平方公里 2486 人不等(TurkStat,2009)。

1.2 经济与发展

土耳其是议会制共和国。从 1923 年成立共和国至今,土耳其已经形成了世俗主义的传统(Çarkoglu,2004)。总统是国家元首,更多的是一种象征角色。行政权主要由总理掌握,总理负责组建内阁政府。国家立法由单院制的土耳其大国民议会承担。

以购买力平价计算的 GDP 来衡量,土耳其是世界第十五大经济体,如果以名义 GDP 评估,土耳其世界排名第 17 位(World Bank,2009)。土耳其是 OECD 和 G20 经济体的创始成员国。2009 年人均 GDP 为 12476 美元(IMF,2010)。土耳其人力发展指数为 0.679,世界排名 83 位,属于高度发展国家(UNDP,2010)。土耳其失业率相当高,2009 年失业率为 14%(TurkStat,2009)。

目前土耳其有 47.9% 的人至少接受过 8 年学校教育,但是 3.62% 的男性和 14.65% 的女性为文盲(TurkStat,2009)。

1.3 人口健康

土耳其人均出生期望寿命女性为 75.8 岁,男性为 71.5 岁(TurkStat,2009)。过去几年里,婴儿死亡率显著下降,2008 年为 17‰(Hacettepe University Institute of Population Studies,2008)。如果考虑所有的健康指标,各省的差别还是很大的。2008 年医疗机构报告主要死因分别为心血管疾病(34.3%)、肿瘤(15.3%)、呼吸道疾病(11.4%)以及神经系统疾病(5.5%)。根据性别来看,心血管疾病是女性住院期间的首要死因(37.1%),男性略低(32.1%)。肿瘤在男性住院死亡率的比例为17.7%，女性为12.1%（Ministry of Health，2010）。根据2004年的疾病负担报告，围产期疾病、心血管疾病、呼吸系统疾病、肿瘤、关节炎和心理障碍构成了土耳其人口主要的慢病经济负担（Ministry of Health & RSHMB，2004）。

1.4 卫生保健体系的特征

表30.1显示了一些土耳其卫生保健的基本特征。从1961年开始，根据《卫生服务社会化第224号法案》，卫生体系的主要结构包括卫生所、卫生中心（每5000～10000人设置1个）、初级保健母幼健康和计划生育中心、省级和区级医院。社会化的基本途径主要是服务提供的整合（Ministry of Health，2009）。随后的数十年出现了多个陷阱和无效化的倾向，如地区卫生地位的不平等，1/3的人群未能享受健康保险，不同保健基金提供服务的差异，以及"看门"服务的缺乏，这迫使当局1980年又不得不进行改革。因此，在过去数十年，土耳其经历了比较重大的转型过程。这种转型过程与世界其他国家在具体行动中呈现了类似的特征，譬如那些欧洲不太发达国家近来的卫生改革。从2003年开始，土耳其卫生部发起了由世界银行支持的卫生保健改革，即"卫生转型项目"。其项目目标在于根据公平、效率和有效的原则，组织、保障和提供卫生服务。项目主要包含以下三个主要举措：

- 通过统一筹集资金提供全面的健康保险计划；
- 公共卫生保健和家庭医生计划的强化；
- 促进医院自我管理和筹资（Tatar & Kanavos，2006）。

表30.1　卫生保健资源的发展与利用

	健康总支出占GDP的百分比（%）		人均健康总支出（以购买力平价计，美元）		医院床位（每10万人口）		医生（每10万人口）		全科医生占医生的百分比（%）	
	土耳其	欧盟	土耳其	欧盟	土耳其	欧盟	土耳其	欧盟	土耳其	欧盟
1995	2.5	7.6	173	1275.9	n.a.	740.9	112	292.7	28.8	27.5
2000	4.9	7.9	432	1608.0	200.0	669.0	103	295.1	28.0	28.3
2005	5.7	8.5	618	2150.9	231.4	604.6	148	316.0	26.4	26.3
2009	5.0	8.8	695	2788.2	240.7	564.8	140	321.6	25.9	25.5

	护士（每10万人口）		医院平均住院时间（天数）		医院急诊接诊（每百人）		每人每年门诊次数	
	土耳其	欧盟	土耳其	欧盟	土耳其	欧盟	土耳其	欧盟
1995	—	575.1	11.5	12.5	6.0	15.7	1.7	6.6
2000	111	655.9	10.8	10.3	7.4	17.7	2.4	6.8
2005	180	682.7	10.4	9.5	11.0	16.2	4.0	6.8
2009	130	745.5	10.0	8.8	13.1	15.6	6.2	6.9

数据来源：欧盟的平均值来源于欧洲人人享有健康数据库（WHO Regional Office for Europe，2010）。土耳其数据来源于土耳其统计数据（TurkStat，2010），欧洲人人享有健康数据库（WHO Regional Office for Europe，2010），Vujicic, Sparkes & Mollahalilog̈lu（2009），HNP，世界银行（2009），2009年进展报告。

2010年底,家庭医生计划将在土耳其所有的省推开。用于初级保健的预算从20亿土耳其里拉(9亿欧元)上升到2009年的40亿里拉(18亿欧元)(Ministry of Health,2009)。虽然这些发展令人鼓舞,但实际上仍然面临诸多挑战。首先,家庭医生的数量还远不足以满足人群的需求(Tatar & Kanavos,2006)。2008年,土耳其每千人拥有1.4名医生和1.3名护士(Ministry of Health,2009)。另一项挑战是初级保健的"看门人"角色。目前实际上土耳其没有转诊系统(Ministry of Health,2009)。

2. 初级保健体系的架构

2.1 初级保健的治理

初级保健的重要性已经被认可多年,从1961年就通过《卫生保健提供的国有化法》得以确认。但直到2003年,由于政府承诺长期支持和大众卫生需求的变化,才将家庭医生引入初级保健体系。

政府通过了好几项法律、战略性政策和正式文件来阐述土耳其当今和未来初级保健的愿景。包括一些与初级保健相关的具体措施,如初级保健学科的建立,家庭医生、护士和其他初级保健岗位职责和任务的明确,家庭医生的教育背景和要求,家庭医生分布的最低标准,农村地区初级保健设施的最低标准,初级保健医疗档案的保存及要求,初级保健绩效的监督等。但在现有的公开文件中,没有专门设定初级保健政策目标(包括具体的推进日期)。

卫生部是土耳其初级保健、医疗服务的主要提供者,是预防性健康服务的唯一提供者。初级保健有其独立的全国性管理部门(初级保健总理事会),其筹资从1963年开始通过卫生部统一预算(Kringos et al.,2008;Ministry of Health,2009)。大约75%的初级保健设备设施都由卫生部负责,另外25%由大学、土耳其军队和私营所有者负责。从中央政府的角度看,土耳其卫生部负责全国的卫生政策和卫生服务。卫生部所属的初级保健总理事会卫生保健总署负责健康中心(如今被称为家庭健康中心)和社区健康中心的战略制定和具体管理。各省的卫生委员会负责本省辖区的卫生服务。81个省卫生委员会的工作人员由卫生部任命,但须征得省政府同意。省卫生委员会对卫生服务的范围和数量做出技术方面的决策,同时还负责对医务人员和财产进行管理。省级卫生保健单位主要包括家庭健康中心、社区健康中心、母幼健康和计划生育中心(根据转型项目,这些机构数量减少,主要职能并入了社区健康中心,他们也不仅仅只负责服务提供,而是更多地承担组织和健康教育职能)、结核病防治所和医院。2010年底,土耳其共有家庭健康中心6330个、社区健康中心986个、家庭医生岗位20183个。

过去,土耳其中央和省政府之间的沟通不畅,缺乏合作,这导致了卫生服务的提供不均衡,甚至超过了过去集中管理卫生保健服务的时期。不过,现在看上去各省初级保健政策和特殊的优先领域似乎没有那么大的差距。目前各省都重视统一的实施标准,伊斯坦布尔人口超过1000万,由于过去忽略初级保健,现在面临巨大的挑战。不过各省之间还是存在一些其他方面的差异,如家庭医生的分布以及初级保健医生的支付机制等。不过,这些差异不是各省卫生政策导致的结果,而是由于在不同阶段引入初级保健的结果。家庭医生的任务、责任、覆盖率(如病人的共付机制),或者家庭医生服务的目标人群标准方面各个地区没有差异。因此,除了分散化的行动,卫生部在初级保健中的作用还是很大的。为促进政策的共建共享,医学组织和专业人员,以及其他非政府组织都会与卫生部一道参与卫生政策的制定(Kringos et al.,2008; Savas,Karahan & Saka 2002)。

目前的法律和官方政策明确规定了家庭医生的最低分布要求，以及农村地区初级保健设施的最低标准，但并没有规定初级保健机构和设施的均匀分布（某些不发达地区除外）。从地理上讲，土耳其的初级保健医生分布相当不公平。

质量改善机制逐步在初级保健领域展开，但内部从业检查和卫生当局的检查，包括外部临床检查都很少进行。专业人员强制性和周期性的知识技能测试也没有推广。

卫生部负责初级保健医生的认证。要注册成为家庭医生，需要接受再培养课程，主要由家庭医生协会和医科大学相关院系联合开展。目前，初级保健还没有定期的再认证机制，也没有相应的标准，譬如是否接受了最低标准的继续医学教育，或者是否从事家庭医生职业超过某个固定时间（职业年限）等。虽然大约10%的在岗初级保健医生都是通过了职业培养的家庭医生，但是对家庭医生没有专门的医学专业要求。类似的，护士也不需要专门的初级保健培养。初级保健进行强制性职业培养的最低要求，当局也没有规定，预期到2017年才可能会就强制性的职业培养达成一致。开设初级保健的设施机构最低标准，如房屋设计、设备和卫生条件等最低要求都有相应的管制措施。

卫生部负责开发和实施初级保健临床指南，主要是自上而下推行。指南的主题由卫生部确定，然后分配给医学专家起草指南，指南的编撰还需要全科医生和家庭医生的共同努力。指南完成后会由卫生部统一发放到所有的健康中心（Kringos et al.，2008）。

基本的病人权利，如知情同意权、病人医疗档案的使用权、机密使用权和病人的申诉权都在1998年的病人权利条令中有明确规定（Kringos et al.，2008）。

2.2 初级保健的经济背景

初级保健2009年的预算为40亿克朗，大约18亿欧元（Ministry of Health，2009）。

2000年，在土耳其健康总支出中，2.3%用于预防和公共卫生。2007年欧洲晴雨表公司开展了一项调查显示，29%的土耳其受访者认为家庭医生服务不太能负担得起（European Commission，2007）。

尽管正式的初级保健服务都是免费的，但是财政部的一项声明称，受管制的自费门诊支付将在2009年9月到期。根据该项声明，病人每次请家庭医生看病需要支付2克朗（0.92欧元）。一般情况下，病人都是在取药时付给药房。这种情况还在争论之中，国会准备在2010年4月停止实施该方案。目前请家庭医生仍然是不收费的，但是政府可能随时会另寻途径来设置共付机制（State Council Division 10，2010）。2008年土耳其14.4%的男性和10.9%的女性没有健康保险。

2007年，多数初级保健服务机构都是国有的。一项2007年完成的关于土耳其两省家庭医生的WHO-NIVEL研究（博卢省，n=37；埃斯基谢希尔省，n=41）表明，几乎所有的家庭医生（90%）都拿薪酬服务。此外，在博卢省和埃斯基谢希尔省分别有59%和35%的家庭医生有人头费收入（总收入还包括另外的奖金，如在不发达地区工作的医生，针对预防服务给予一定的绩效工资）（Kringos et al.，2008）。到2010年末，所有在初级保健工作的家庭医生都是同卫生局签约的私营医生（Kringos et al.，2008）。拥有五年工作经验的家庭医生每月收入为2250欧元，图30.1显示了这些收入与其他医学专业人员年收入之间的关系。最近（2010年12月30日），《合同与支付管制目录》出版了。根据这个目录，家庭医生的收入与他接受的职业培养正相关，其他影响因素还包括：他们完成预防性服务（接种、产前保健等）的百分比，在家庭健康中心的质量等级，是否服务更多的孕妇、老年人和儿童，是否在不发达地区工作等（Ministry of Health，2011）。

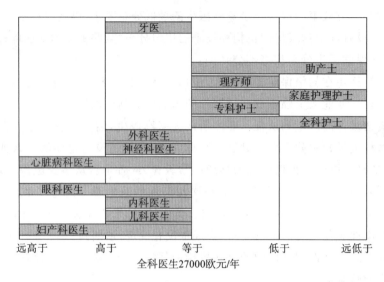

图 30.1 中等职业生涯医务人员与中等职业生涯全科医生平均收入的关系

2.3 初级保健人力资源的发展

目前土耳其没有强制性的转诊体系,这意味着病人可以在任何时候到任何卫生部门或找任何专业人员。初级保健由家庭医生提供,但也包括所有的专科医生。2007 年,所有在岗医生中,有 13.8% 在初级保健机构工作(全科医生或家庭医生)(Kringos et al.,2008)。图 30.2 显示全科医生数量在过去多年平稳增长,但是其他专业的医生增长缓慢。

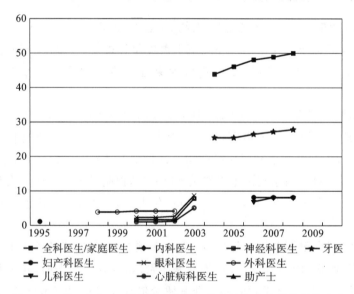

图 30.2 近五年每 10 万居民拥有的初级保健专业人员的供给变化

2007 年,家庭医生的年龄平均为 39 岁。2007 年,对土耳其两省家庭医生的 WHO-NIVEL 研究表明,41% 的家庭医生不到 35 岁,38% 在 35~45 岁,21% 超过 45 岁(Kringos et al.,2008)。

一般来说,一名土尔其家庭医生每周平均工作 51.2 小时(Kringos et al.,2008),官方规定的最低工作时限为每周 40 小时,另外的加班工作属于自愿性质。2010 年 5 月,土耳其卫生部签发了一项家庭医生执业指南,该指南描述了初级保健领域各类专业人员的职责。但是实施家庭医学的法律还没有提交讨论,不过此项工作正在进行中,估计在 2011 年冬将提交给国会议员,或者推迟到 2011 年选举以后提交。

初级保健家庭医学专业正在成为一项职业。过去成为非专业的全科医生是走向专科医生的第一步。不过现在，家庭医学正慢慢成为一种固定的专业。家庭医学的岗位每年在500个左右（占所有医学专业的11%）。家庭医学专业的大学生招生率通常都能达到80%。到2007年为止，大概每年有300名家庭医生完成研究生培养。

土耳其3/4的大学（54所中的40所）都设立有家庭医学系。这些院系同时从事教学和科研工作。多数家庭医学研究生培养需要三年时间。在所有大学中，必须安排部分家庭医学培养项目在初级保健机构开展，时间从6个月到1年不等（Kringos et al.，2008）。家庭医学职业培养的课程最近刚刚被修改，即他们必须强制性地为全体居民服务18个月。

全国家庭医生的专业组织是土耳其家庭医师协会（Türkiye Aile Hekimleri Uzmanlık Derneği，TAHUD），成立于1990年。TAHUD的活动包括保护和促进其会员的利益、职业发展、教育和科研。该组织内部发行季刊。目前全国7个省有家庭医生省级协会。土耳其的几个省还有一些独立的家庭医生协会，主要是服务那些没有受过职业培养的家庭医生，不过有部分协会也有专业的家庭医生加入。2008年由所有省级协会共同组成的土耳其家庭医生协会联盟成立。

3. 初级保健的过程

3.1 初级保健服务的可及性

近些年，在初级保健机构工作的家庭医生数量正在系统地增长。但与医生的总量相比，初级保健机构的医生和护士数量仍然存在短缺。此外，家庭医生在地理分布上也有差异。2007年，密度最高和最低的省每10万人拥有的医生数量相差34名（Ministry of Health，2010）。东部省份看起来比西部省份更显短缺（包括初级保健医生和护士、妇科医生、心血管医生、外科医生、牙医、药剂师和住院护士等）。目前，没有最新的初级保健专业人员登记数量供制定人力资源规划，而制定规划是克服这种短缺现象的重要手段之一（Kringos et al.，2008）。

在某些农村地区，由于药剂师的缺乏而造成药品供应的短缺。卫生部正计划在这些地区引入流动药房，就像部分农村地区的流动初级保健服务一样。

2007年，在欧洲晴雨表公司的调查中，只有60%的土耳其受访者对初级保健服务总体上比较满意（European Commission，2007）。2010年7月，在Hıfzısıhha公共卫生学院的协调下开展了一项满意度调查，主要选取了81个省接受初级保健服务的34472名病人进行研究。在关于最近一次就医时对卫生保健机构的看法时，实施了家庭医生制的省其初级保健服务的满意度为82.8%，没有实施家庭医生制的省为80.1%，所有省的平均值为81.2%（Dağdeviren & Akturk，2004）。

初级保健一般不采用预约系统（图30.3），邮件咨询和工作网站也不常用，家庭医生通常使用电话咨询，有时还提供专业的治疗（如针对糖尿病病人的治疗）（Kringos et al.，2008）。

家庭医生只要每周工作40小时以上就可以自行安排工作时间。2007年的WHO-NIVEL研究显示，38%的受访家庭医生认为他们从不出诊。在1492名病人的调查中，他们对家庭医生是否应约出诊的反应有所不同。只有33%的病人认为医生是对的，45%的病人不知道怎么让医生出诊，22%的病人在医生的说服下放弃邀请医生出诊。

晚间和周末提供初级保健的方式各地有些不同。不过，最常见的加班服务方式还是以全科服务为基础，家庭医生可能在一个机构，也可能组织起来制定排班表并在不同初级保健机构看

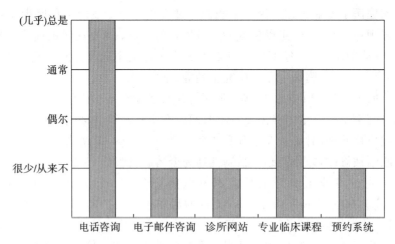

图 30.3 初级保健机构或初级保健中心通常存在的工作方式及范围

病。医院急诊偶尔也提供初级保健加班服务(Kringos et al.,2008)。

3.2 初级保健服务的连续性

多数家庭医生使用病人清单系统,平均服务人数为 3687 人。在 WHO-NIVEL 关于病人的研究中(Kringos et al.,2008),77.8%的人报告称他们碰到一般健康问题都会找家庭医生就诊。从 2007 年的 WHO-NIVEL 研究还发现,目前病人选择医生的政策设计不太好,不利于医患之间的沟通,因为多数病人根本就不知道选择的原则。图 30.4 显示,病人对全科医生的信任一项是最不满意的。但是病人对医生提供 11 分钟的诊疗时间和其他服务方面都比较满意。

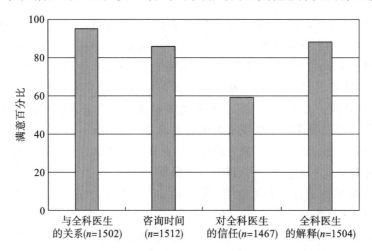

图 30.4 病人对服务的满意度

该研究还发现,只有 42.3%的医生($n=78$)为所有病人的诊疗例行保存了病历。至于医疗档案的质量和机密性,唯一的要求是使用电子档案。所有的家庭医生都在办公室有计算机,一般用来保存医疗档案或在网上搜寻专家信息。只有少部分医生通过医疗档案记录的诊断或健康风险数据生成他们的病人清单。所有的家庭医生必须将卫生统计信息交给地方卫生当局供制定政策时用。

病人可直接就健康问题找任何医疗保健机构。如果病人需要转诊,家庭医生偶尔会使用转诊单,他们偶尔也会在 24 小时内收到病人在加班时间接受的服务信息。目前家庭医生和专科医生之间没有固定的沟通渠道。专科医生在病人治疗后也基本上不会将信息反馈给家庭医生(Kringos et al.,2008)。

3.3 初级保健服务的合作

3人或更多医生组成的团队是服务的主要形式,见图30.5。家庭医生有时候也会同其他医务人员一道在家庭医学中心工作。在家庭医生中,76.6%会与护士一起工作,54.5%与助产士一道工作,15.6%与社区保健护士一起工作,7.8%与牙医一起工作,1.3%与药剂师一起工作。

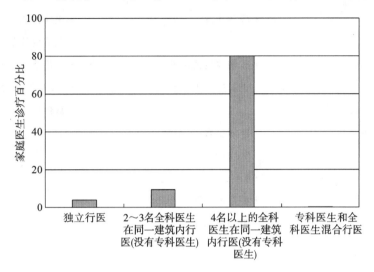

图30.5 共享的服务

家庭医生和其他家庭医生、护士和社工一般会定期开碰头会(至少每月1次)。家庭医生与经过再培训的全科护士一起工作,这些护士能提供多种服务,包括孕产妇保健、免疫接种以及健康促进和健康教育服务。

全科医生和专科医生之间几乎没有沟通和合作,譬如家庭医生几乎不向专科医生寻求建议,专科医生也不会为家庭医生提供临床课程或联合诊疗。

3.4 初级保健服务的复杂性

家庭医生是初级保健的主要提供者。在家庭健康中心提供的初级保健通常由一个或多个家庭医生负责,具体要看中心的规模。女性和儿童首诊一般都是找家庭医生(表30.2)。不过,对于非健康问题,健康中心就不一定是最好的地方。与西欧其他国家的同事相比,家庭医生在治疗中的作用还可以提高。不过,与土耳其15年前的情况相比,如今的情况已经要好多了。家庭医生会适当参与预防保健以及其他特殊病人的服务,他们与健康中心所在社区的联系非常少。

表30.2 全科医生参与不同初级保健服务的程度 *

全科医生可能参与的服务	全科医生"总是"参与的服务	全科医生"从不"或"很少"参与的服务
首诊(共10项)	・儿童伴剧烈咳嗽 ・年满18周岁女性口服避孕药咨询	・年满28岁男性伴首次惊厥 ・有自杀倾向的男性 ・52岁以上酒精成瘾的男性
疾病的治疗和随访(共9项)	・慢性支气管炎 ・消化性溃疡 ・轻度抑郁症	—

续表

全科医生可能参与的服务	全科医生"总是"参与的服务	全科医生"从不"或"很少"参与的服务
医疗技术规程(共10项,包括全科医生或全科护士)	·伤口缝合 ·静脉输液	·疣切除术 ·眼底检查 ·关节内注射
预防性保健(共8项)	·破伤风疫苗接种 ·胆固醇水平检测	·性传播疾病检测 ·HIV/AIDS筛查 ·宫颈癌筛检
健康促进(共4项)	·计划生育/避孕指导 ·常规产前保健 ·4岁以下幼儿常规儿科检查 ·婴儿疫苗接种 ·肥胖咨询 ·运动(缺乏)咨询 ·戒烟咨询	—

注释:*回答全科医生参与的程度:(几乎)总是;通常;偶尔;很少或从不。

4. 初级保健体系的产出

4.1 初级保健的质量

截止到2010年,土耳其没有关于初级保健质量的官方数据。

4.2 初级保健的效率

关于初级保健的效率,几乎没有官方的任何信息。所有家庭医生的诊疗中,3.6%为出诊服务。每次诊疗平均花费11分钟(Kringos et al.,2008)。

参考文献

[1] Çarkoglu A(2004). Religion and politics in Turkey. London, Routledge.
[2] Dağdeviren N, Akturk Z(2004). An evaluation of patient satisfaction in Turkey with the EUROPEP instrument. Yonsei Medical Journal, 45:23-28.
[3] European Commission(2007). Special Eurobarometer 283: Health and long-term care in the European Commission. Brussels, European Commission.
[4] Hacettepe University Institute of Population Studies(2008). Turkish Demographic and Health Survey 2008. Ankara, Hacettepe University Institute of Population Studies.
[5] IMF(2010). World Economic Outlook database. October. Washington, DC, International Monetary Fund(http://www.imf.org, accessed 1 May 2010).

[6] Kringos DS et al. (2008). Evaluation of the organizational model of primary care in Turkey. A survey-based pilot project in two provinces in Turkey. Primary care in the WHO European region. Copenhagen, WHO Regional Office for Europe.

[7] Ministry of Health(2009). Progress report health transformation programme in Turkey. Ankara, Ministry of Health(publication No. 749).

[8] Ministry of Health(2010). Turkish health statistics year book 2008. Ankara, Ministry of Health.

[9] Ministry of Health(2011). Directory of contract and payment regulations 2010. Ankara, Ministry of Health(http://ailehekimligi. gov. tr/index. php, accessed 1 May 2010).

[10] Ministry of Health, RSHMB(2004). National burden of disease and cost effectiveness project. Ankara, Ministry of Health, Refik Saydam School of Public Health Directorate.

[11] Ministry of Health, RSHMB (2010). Patient satisfaction with primary health care services. Ankara, Ministry of Health, Refik Saydam School of Public Health Directorate.

[12] OECD(2009). Health Data 2009. Paris, Organisation for Economic Co-operation and Development/IRDES(http://www. eco-sante. fr/index2. php? base=OCDE&langh=ENG&langs=ENG&sessionid=, accessed 1 May 2010).

[13] Savas BS, Karahan O, Saka RO(2002). Health system review: Turkey. Health Care Systems in Transition, 4(4):1-110.

[14] State Council Division 10(2010). Resolution 2009/13940 on 22. 3. 10.

[15] Tatar M, Kanavos P(2006). Health care reform in Turkey: a dynamic path in the wake of political consensus. Eurohealth, 12(1):20-22.

[16] TurkStat(2009). Turkish Statistical Institute results of address-based population registration system 2009. Ankara, Turkish Statistical Institute(http://www. turkstat. gov. tr/PreHaberBultenleri. do? id=6178&tb_id=1, accessed 5 May 2010).

[17] TurkStat(2010). [web site]. Ankara, Turkish Statistical Institute (http://www. turkstat. gov. tr/Start. do, accessed 5 May 2010).

[18] UNDP(2010). International Human Development Indicators. New York, United Nations Development Programme (http://hdrstats. undp. org/en/countries/profiles/NLD. html, accessed 5 May 2010).

[19] Vujicic M, Sparkes S, Mollahaliloğlu S (2009). Health workforce policy in Turkey. Washington, DC, World Bank.

[20] WHO Regional Office for Europe(2010). European Health for All Database(HFA-DB) [offline database]. Copenhagen, WHO Regional Office for Europe(http://www. euro. who. int/hfadb, 5 May 2010).

[21] World Bank(2009). Gross domestic product 2009. Washington, DC, World Bank (http://siteresources. worldbank. org/DATASTATISTICS/Resources/GDP. pdf, accessed 7 May 2010).

31 英国

A. Wilson

1. 初级保健的背景

1.1 国家与人口

英国由英格兰、苏格兰、威尔士和北爱尔兰组成,国土面积 244820 平方公里(英格兰 130373 平方公里、苏格兰 78775 平方公里、威尔士 29767 平方公里、北爱尔兰 14120 平方公里)。

2009 年英国人口估计为 6179 万(其中,英格兰人占 84%、苏格兰人占 8%、威尔士人占 5%、北爱尔兰人占 3%)。其中 0~14 岁占总人口的 17.5%,65 岁及以上人口占总人口的 16.2%。2009 年,人口增长率为 0.64%。

英国人口密度约为 252 人/平方公里(其中,英格兰 398 人、苏格兰 63 人、威尔士 104 人、北爱尔兰 131 人)。根据 2001 年的调查显示,英国 92.1% 的人口为白种人,4.0% 为亚裔或者亚裔英国人,2.0% 为黑人或者黑色英国人,1.2% 为混合人种。

1.2 经济与发展

英国是君主立宪制国家,国王是国家元首,首相是政府首脑。立法权由两院控制,即选举的众议院和任命的参议院。苏格兰、威尔士和北爱尔兰也有部分立法和行政权,包括健康和国民健康服务(NHS)的责任。

英国是世界第六、欧洲第三大经济体(2010 年数据),GDP 为 21836 万亿美元,人均 GDP (35334 美元)排名世界第 22 位。英国人力发展指数(综合了期望寿命、教育和 GDP 等指标)为 0.930,2001 年欧洲排名第四,2008 年 GINI 系数为 34%(1983 年为 27%)。25~64 岁接受中等以上教育和终身教育的人数的占比分别为 37% 和 32%(2007)。2009 年英国失业率为 7.9%。

1.3 人口健康

英国男性人均期望寿命为 77.2 岁,女性为 81.5 岁(2005—2007 年);健康期望寿命分别为 68.4 岁和 70.4 岁。

英国总生育率为 1.96。在英格兰和威尔士,每千名活产婴儿死亡率为 4.8 人(2008)。

英国人的主要死因为循环系统疾病(占 34%,其中冠心病 15.9%、中风 9.3%)、肿瘤

(27.8%,其中肺癌6.0%、肠癌2.8%)和呼吸道疾病(13.7%)(2007)。

英国在过去十年里死亡率呈下降趋势,尤其是循环系统疾病引起的死亡。疾病负担根据潜在损失生命年(PYLL)计算,计算时以早死为权重,将人均期望寿命设定为75岁,得到五种主要的死因和PYLL所占比例为缺血性心脏病(12%)、肺癌(6%)、有意自我伤害(4%)、交通事故(4%)和乳腺癌(4%)。初级保健面临的主要疾病为急性呼吸道感染、骨骼系统疾病、耳鼻喉疾病和皮肤病(2005)。

1.4 卫生保健体系的特征

NHS为英国居民提供公共资金支持的卫生保健服务。英国的四个部分独立运作,苏格兰、威尔士和北爱尔兰都有独立的管理权,包括政府所在地英格兰。

正如表31.1所示,与其他国家相比,英国健康总支出占GDP的比例历史上一直低于欧盟平均水平;但在过去的数十年却相对比其他国家增长要快,到2008年达到9.0%,而欧盟平均水平为8.8%。公共部门是卫生筹资的主要来源,2008年占83%,同期欧盟平均水平为77%。与其他欧盟国家相比,英国全科医生的比例较高,人均拥有的医院床位较少,住院人数和时间也相对较少。

表31.1 卫生保健资源的发展和利用

	健康总支出占GDP的百分比(%)		人均健康总支出(以购买力平价计,美元)		医院床位(每10万人口)		医生(每10万人口)		全科医生占医生的百分比(%)	
	英国	欧盟[1]	英国	欧盟[1]	英国	欧盟[1]	英国	欧盟[1]	英国	欧盟
1995	6.8	7.6	1349	1275.9	n.a.	740.9	175	292.7	35.0	27.5[6]
2000	7.0	7.9	1833	1608.0	410	669.0	196	295.1	32.5	28.3[5]
2005	8.2	8.5	2693	2150.9	373	604.6	239	316.0	29.8	26.3[4]
2009	9.0[7]	8.8	3230[7]	2788.2	338[7]	564.8	268	321.6	29.4	25.5[3]

	护士(每10万人口)		医院平均住院时间(天数)		医院急诊接诊(每百人)		每人每年门诊次数	
	英国	欧盟[2]	英国	欧盟[1]	英国	欧盟[1]	英国	欧盟[1]
1995	n.a.	575.1	9.9	12.5	11.8	15.7	6.1	6.6
2000	868	655.9	9.9	10.3	12.5	17.7	n.a.	6.8
2005	992	682.7	9.0	9.5	12.7	16.2	n.a.	6.8
2009	957	745.5	8.0[7]	8.8	12.8[7]	15.6	n.a.	6.9

数据来源:欧盟和英国的平均值来源于欧洲人人享有健康数据库(WHO Regional Office for Europe,2010)。

注释:[1] 1992、1997、2002、2007年。[2] 1991、1996、2001、2006年。[3] 除了西班牙、塞浦路斯、希腊、马耳他、波兰、罗马尼亚、斯洛伐克和英国之外2005年欧盟的平均值。[4] 除了塞浦路斯、西班牙、希腊、马耳他、波兰和罗马尼亚之外2002年的欧盟平均值。[5] 除了保加利亚、塞浦路斯、西班牙、希腊、马耳他、荷兰、波兰、罗马尼亚和斯洛伐克之外1997年的欧盟平均值。[6] 除了塞浦路斯、西班牙、希腊、马耳他、荷兰、波兰和罗马尼亚之外1993年的欧盟平均值。[7] 2008年。

2. 初级保健体系的架构

2.1 初级保健的治理

至少从1994年开始,当"以初级保健引导NHS"被提出来的时候,英国就已经有相应的政策来拓展初级保健的角色了(NHS Executive,1994)。在过去数十年,英国致力于改善初级保健的质量及减少不平等现象,尤其是2004年引入与质量挂钩的绩效支付机制后,更加强调资源配置较低地区的服务供给。

2005—2009年,英国所有的四个区域都出台了以病人为中心的质量保障政策。在英格兰,主要集中于发展初级保健内部竞争市场,在另外三个地区,更多地强调服务的合作和整合(Department of Health,2008;Department of Health,Social Services and Public Safety,2005;Scottish Government,2009;Welsh Assembly Government,2005)。

从1999年权力下放开始,初级保健的结构和优先战略已经发生了变化。英格兰用于初级保健基金的预算需根据人口年龄和社会人口学变量的特征进行分配。目前英格兰有151个初级保健基金,平均服务人口为34.2万人(Primary Care Trust Network,2010)。这些组织分摊了80%的NHS预算,负责提供包括精神卫生在内的初级、二级卫生保健。虽然有些服务,如社区护理可以直接由初级保健基金提供,但目前的趋势表明,这些服务更可能由独立的实体部门提供。而且,还有一种趋势是更多的私立和第三方机构参与到了初级保健的提供。在苏格兰和威尔士,健康委员会(分别为14和22人)负责初级和二级卫生保健的资源配置和提供。在北爱尔兰,卫生和社会保健服务通常进行整合后再提供。

英国的四个地区都有质量监督制度。在英格兰,服务质量委员会负责健康与社会保健监督(Care Quality Commission,2009)。北爱尔兰由安全、质量和标准委员会负责。"苏格兰NHS质量改进"包括初级保健和医疗服务,该机制类似于威尔士的卫生保健监督制度。常规的病人调查在整个英国统一进行。

通过传播和普及全国健康与临床规范研究所(NICE)提供的循证指南,可以促进服务质量的改善,该机构还负责评估新药和新技术是否能在NHS推广使用(NICE,2003)。NICE主要在英格兰、威尔士和北爱尔兰运作,苏格兰相应的机构为苏格兰校际指南网络(SIGN)。

在英格兰,病人的权利最近被NHS宪章固定下来(Department of Health,2009),如医疗病历的使用权。

2.2 初级保健的经济背景

英国初级保健支出没有例行公布的数据,既没有绝对数,也没有占健康总支出的比例。有些服务甚至还难以定义,如助产服务、初级和二级保健联合服务等。根据2007年的数据,英国约20%的健康总支出用于全科医生、药剂师和验光师的服务。另有大概4.0%用于预防和公共卫生服务(Health England,2009)。

NHS为全体英国公民提供公共筹资的卫生保健。虽然共付机制不是全科服务的核心内容,但部分处方药仍需要收费。不过,这种机制已经或者不久就将在英格兰以外的所有地区取消。目前的收费标准是每项7.2英镑,虽然90%的处方药根本就不收费,如儿童、60岁以上老年人等群体都是免费的。目前牙科和眼科服务仍采用共付机制(Eversley,2001)。

过去,英国的全科医生都是独立签约的个体医生,他们单独或合伙开业。不过近几十年,已有更多的医生开始拿薪酬服务,这些人多数都受雇于独立的承包商,大概占英国全科医生队伍的20%(NHS Information Centre,2007)。

个体经营的全科医生实行混合工资制,包括人头费和付费服务,也包括2004年引入的质量支付机制,占总收入的20%。在英国,通常会根据《质量与产出框架》给全科服务打分以评估多数常见疾病的管理效果,如哮喘、糖尿病管理,以及服务的组织能力、病人诊疗的经历,还包括某些特殊服务的质量,如儿童健康和孕产妇保健等(NHS Confederation and the BMA,2004)。

英国全科服务机构负责人与医院高级顾问的收入相当,当然,后者的收入还包括临床绩效奖励以及为私立机构服务所得的报酬。拿薪酬的全科医生一般比个体营业的全科医生收入要低25%左右(NHS Information Centre for Health and Social Care,2010)。其他NHS专业人员的收入要比全科医生低,如图31.1所示。

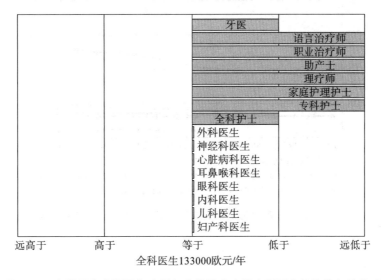

图31.1 中等职业生涯医务人员与中等职业生涯全科医生平均收入的关系

2.3 初级保健人力资源的发展

初级保健团队的核心成员包括全科医生,他们可能是团队的合伙人也可能只拿工资工作,还有可能是直接雇佣的全科护士以及管理人员。其他初级保健专业人员,如社区护士、助产士和治疗师等,一般由其他的NHS组织所雇佣,他们通常只隶属于初级保健机构,或者只服务于特定区域的人口。当然,也有少数例外,譬如找泌尿生殖医学的专科医生就诊,就必须经过全科医生的转诊,找私人专科医生同样如此。

在英格兰,2008年有22%的全科医生年龄在55岁或以上,26%在40岁以下。因此,全科医生的年龄大多为40~55岁(NHS Information Centre,2009)。

英国全职全科服务工作人员每周平均工作44.4小时,其中的68%用于病人诊疗(NHS Information Centre,2007)。全科医生的职责在他们签订的合同中有详细描述,不过2004年专门进行了较大的修改,包括取消加班服务等内容。

所有英国医学院都有全科医学系,承担提供9%的本科课程。大概1/4的医学生选择全科医学专业。从1995年开始,全科医学培养成为强制性的内容,主要包括三年的培养,且至少一年从事全科服务直到通过综合评估。全科医生的评估由皇家全科医学会组织,该学会还负责职业发展、教育和科研活动,以及杂志《英国全科医学》(*British Journal of General Practice*)的发行。每隔一段时间,全科医生需重新注册成为学会会员,不过这种参与是自愿的(RCGP,2008)。

初级保健护士可以是社区护士,要求经过三年的基本护理培训后再接受一年的学位课程学习;也可以是全科护士,其培养更具有弹性。护士的职业组织是皇家护理学会,下属全科护理协会。

英格兰初级保健人力资源的供给见图31.2，该图还提供了与所有医生的对比。此外，图中显示了社区护士和所有医生数量的增长趋势，而全科医生、全科护士及其他社区卫生专业人员的数量维持了稳定。自从2002年初级保健人力资源规划框架出台之后，NHS人力资源规划已经被重新修改了多次（Imison，Buchan & Xavier，2009）。

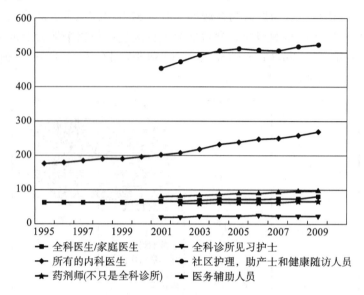

图31.2 近五年每10万居民拥有的初级保健专业人员的供给变化

3. 初级保健过程

3.1 初级保健的可及性

英国每10万人拥有72名全科医生，不过各个地区还是有一定差异的。在英格兰，每10万人拥有的全科医生为40.6~83.5人，需求和供给呈负相关。英国全科医生的病人清单平均为1745人，其中，英格兰最高，苏格兰最低（根据2003年的数据和不受限制的原则，英格兰为1802、威尔士为1695、北爱尔兰为1664、苏格兰为1380人）（RCGP，2004）。英国居民一旦在某地居住，就有权在全科服务机构注册。

签约全科医生通常在8:00到18:30营业，但现在越来越多的人提供更长时间的服务。英国也有针对全科医生可及性的规定，即必须保障病人在48小时内可以找到全科医生，尽管此要求目前还处于评估之中。从2008—2009年的病人可及性调查显示，81%的受访者表示对全科服务机构的营业时间表示满意（Department of Health，2010）。

多数全科医生都使用预约系统，大概需要10分钟；此外，他们还要提供出诊服务（次数正在逐渐减少）和电话咨询（次数正在逐渐增加）（Hippisley Cox，Fenty & Heaps，2007）。拥有网站的全科服务机构正在增多，而且他们都提供在线预约，不过很少病人通过电子邮件咨询。全科护士还为特殊的群体提供专门的门诊服务，如糖尿病病人或慢阻肺病人。这些特征具体见图31.3。

如果经过全科医生转诊，那么病人在NHS体系内找专科医生就诊仍然免费，详见2.2部分。英格兰的处方药需要自费一部分，不过很多人群都是免费的。

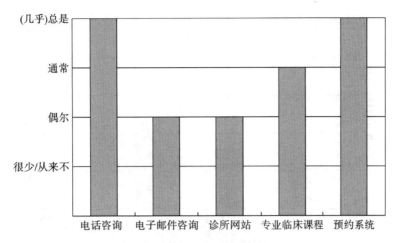

图31.3 初级保健机构或初级保健中心通常存在的工作方式及范围

3.2 初级保健服务的连续性

全科医生都有自己的注册病人。近来一项英格兰的调查发现,62%的病人倾向于找固定的医生就医,55%的病人总是或(几乎)总是如此,另有 20%的病人多数时间如此(Department of Health,2010)。

英国几乎所有全科医生的病人病历都输入计算机,一旦病人更换医生就可以将其病历转走。实验室结果通常都是通过电子传递,在英格兰多数转诊都要通过在线"选择预约"系统。不过由医院下转的信息通常都是使用邮政信件,所以往往都会延迟。

病人对连续性服务的满意度比较高,2008—2009 年的调查发现,88%的病人都希望找专属的医生预约,对全科医生其他方面服务的满意度也比较高。

3.3 初级保健服务的合作

如前所述,病人找泌尿科医生就诊需要全科医生的转诊。

通常,多数全科医生都是两个或更多的医生共同工作,见图 31.4 所示,这些全科医生在同一场所工作,雇佣共同的全科护士及其他医务人员和管理人员。同时,他们还定期召开碰头会。其他 NHS 初级保健工作人员,如社区和专科护士、专业咨询人员、毒品、酒精和吸烟劝解员等,他们也在同一地点开设相应的门诊工作。病人通常直接找全科医生和社区护士,但是找理疗师、职业医师、专科护士或专业咨询人员需要转诊。近些年,初级保健所需要的技能变得更加复杂,尤其是护士主导的慢病门诊。从 1995 年到 2006 年,护士咨询的数量由 21%增加到 34%(NHS Information Centre,2007)。

全科医生和专科医生之间的沟通大多通过信件,门诊之外的交流极少,包括电话交流(Bond et al.,2000)。全科服务的相关数据,尤其是慢病流行和防控的数据,往往会被初级保健组织和公共卫生组织用来规划未来的服务。

3.4 初级保健服务的复杂性

初级保健服务的复杂性如表31.2所示。全科医生一般都配备基本的设备开展所有的身体检查(如耳镜、眼底镜、窥阴器、峰值流量计等)和诊断服务(如尿检和血糖测试等)。服务场所通常有心电图仪和肺活量计等设备,某些地方还提供 24 小时心电图和血压监测,以及超声检查设备等。血检和其他样本通常在地方实验室分析,虽然有些全科服务机构配有相应的设备。

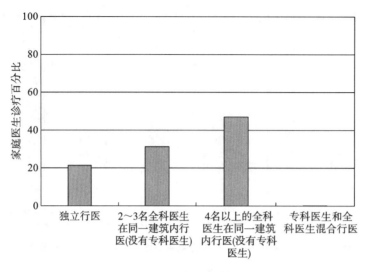

图 31.4 共享的服务

表 31.2 全科医生参与不同初级保健服务的程度 *

全科医生可能参与的服务	全科医生"总是"参与的服务	全科医生"从不"或"很少"参与的服务
首诊(共 10 项)	• 儿童伴剧烈咳嗽	—
	• 年满 8 岁儿童伴听力问题	
	• 年满 18 周岁女性口服避孕药咨询	
	• 年满 20 岁女性妊娠确认	
	• 年满 35 岁女性月经不规则咨询	
	• 35 岁女性伴心理问题	
	• 50 岁以上女性伴乳房肿块	
	• 年满 28 岁男性伴首次惊厥	
	• 有自杀倾向的男性	
	• 52 岁以上酒精成瘾的男性	
疾病的治疗和随访(共 9 项)	• 慢性支气管炎	—
	• 消化性溃疡	
	• 充血性心力衰竭	
	• 肺炎	
	• 单纯Ⅱ型糖尿病	
	• 轻度抑郁症	
	• 癌症(需要临终关怀)	
	• 被养老院和疗养院接收的病人	
医疗技术规程(共 10 项,包括全科医生或全科护士)	• 眼底检查	—
预防性保健(共 8 项)	• 破伤风疫苗接种	• 乳腺癌筛检
	• 高危人群流感疫苗接种	

续表

全科医生可能参与的服务	全科医生"总是"参与的服务	全科医生"从不"或"很少"参与的服务
健康促进（共4项）	• 宫颈癌筛检 • 胆固醇水平检测 • 肥胖咨询 • 运动（缺乏）咨询 • 戒烟咨询 • 酒精成瘾咨询	—

注释：*回答全科医生参与的程度：（几乎）总是；通常；偶尔；很少或从不。

成年人和儿童的的身体和心理问题，多在全科服务机构首诊，病人可以找全科医生或全科护士。近些年，出现了一些替代服务方式，如国民健康服务直通车（NHS Direct）和便民中心。此外，社区药剂师也能管理一些小的疾病。

全科服务是慢病管理的主要提供者，目前护士和全科护士的服务也逐渐增加。多数Ⅱ型糖尿病、高血压、慢阻肺、焦虑和抑郁完全由初级保健机构管理，只有当管理出现了问题时才能转诊。对于一些不常见或复杂的情况，如类风湿性关节炎和炎性肠道疾病，往往由专科医生和全科医生共同负责。

全科服务的技术难度，要依服务机构的技术，以及服务机构离医院和急诊部的距离而定，如某些小手术、关节注射和缝合等。为了鼓励全科机构提供"增值服务"，英国专门针对性地制定了一些财务激励政策。

初级保健是一级预防（儿童和流感接种）和二级预防（包括心血管风险筛查和宫颈癌筛查）的主要提供者。一些筛查项目，譬如乳腺癌、肠癌，以及主动脉动脉瘤筛查，通常由全科服务机构之外的机构组织，但需要在全科服务机构内实施。通常，全科医生和实习护士在随访人员的配合下提供避孕指导和儿童健康筛查，这些随访人员通常为附近居民提供一些基础服务。一般情况下，产前保健由助产士提供。

其他的健康促进活动，如健身宣传、戒烟和戒酒的劝解，一般都是初级保健机构提供，但是专科医生可能会参与其他场所提供的上述服务，病人也可以直接寻求此类服务。

4. 初级保健体系的产出

4.1 初级保健的质量

初级保健机构的处方在过去数十年不断增加。从1999年到2009年，英格兰处方量增加了67.2%，成本增加了61.4%。主要原因包括人口的改变、更有效药物的出现、以及在《质量和结果框架》下慢病管理激励机制的改变。增加最多的是用于治疗高血压、心力衰竭和糖尿病（NHS Information Centre for Health and Social Care, 2010）的药物。用于改善处方质量和成本效果的激励计划目前已被广泛传播。

2005—2006年英格兰的调查显示，非计划的住院治疗占医院住院总数的36.7%，并且还在继续增长。最近对英格兰急诊入院的调查显示，5.9%的急诊入院被认为是没有必要的，多数病人完全可以在社区诊疗（NCEPOD, 2007）。门诊无法治疗而住院的数据见图31.5。

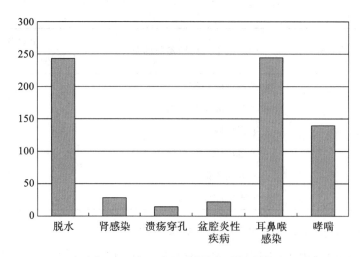

图 31.5 近年来每 10 万人群中因对初级保健诊断敏感而住院的人数

《质量与产出框架》激励措施涵盖了主要的慢性疾病。该框架为机构开展某些检查并实现目标提供了财务上的激励，譬如血压和胆固醇控制。《质量与产出框架》的服务数据都提交到网上并且可以公开获得。从 2005 到 2009 年，实施该框架的地区确实改善了慢病管理的水平。譬如英格兰的糖尿病病人，在 2008—2009 年的调查显示，82.6% 胆固醇水平等于或低于 5mmol，79.9% 血压控制在 145/85 以下，66.3% 的病人 HbA_1C 低于 7.5（Information Centre for Health and Social Care，2010）。

一级预防的数据显示，2005/2006 年婴儿百日咳、小儿麻痹症和破伤风的接种率为 95%，麻腮风的接种率为 85%。65 岁以上老年人的接种率从威尔士的 68% 到北爱尔兰的 81% 不等（2005/2006）。

4.2 初级保健的效率

英国全科医生工作方式的变化，分别在 1992—1993 和 2006—2007 开展的英国劳动力调查，以及从 1995—2006 年英格兰全科机构上传的匿名电子档案所提供的咨询数据中都有所阐述（NHS Information Centre，2007）。数据显示英国人均诊疗次数从 1995 年的 3.9 次增加到 2006 年的 5.3 次，主要原因是全科护士的服务增加了，其服务从占总服务量的 21% 上升为 34%。全科医生诊疗的比例基本保持平稳，从 1995 年的 3.0% 增加到 2006 年的 3.3%。在这一阶段，全科医生出诊的比例下降了（占全科服务诊疗总数的 5.1%），电话咨询上升到 15.4%，平均问诊时间提高到 11.7 分钟。在 2006—2007 年，全职全科医生平均每周工作 44.4 小时，如果排除加班服务，从 1992 年开始几乎没有什么变化。

致谢

贝尔法斯特女王大学的 Margaret Cupples 博士，邓迪大学的 Bruce Guthrie 教授从北爱尔兰和苏格兰的角度为本报告及数据提供做出了贡献，他们和 Allen Hutchinson 一道，在基于一致意见的前提下，确认了数据库中的相关条目。

参考文献

[1] Bond M et al. (2000). Evaluation of outreach clinics held by specialists in general practice in England. Journal of Epidemiology Community Health, 54: 149-156.

[2] Care Quality Commission (2009). About the Care Quality Commission. London, Care

Quality Commission.

[3] Department of Health(2003). Investing in general practice: the new GMS contract. London, Department of Health.

[4] Department of Health(2008). NHS Next Stage Review: Our vision for primary and community care. London, Department of Health.

[5] Department of Health(2009). The NHS Constitution for England. London, Department of Health.

[6] Department of Health(2010). The GP patient survey 2008/9, summary report. London, Department of Health.

[7] Department of Health, Social Services and Public Safety(2005). Caring for people beyond tomorrow. London, Department of Health, Social Services and Public Safety.

[8] Eversley J(2001). The history of NHS charges. Contemporary British History, 15: 53-75.

[9] Health England(2009). Public health and prevention expenditure in England. London, Department of Health(Health England Report no. 4).

[10] Hippisley Cox J, Fenty J, Heaps M (2007). Trends in consultation rates in general practice 1995-2006: analysis of the QRESEARCH database. Leeds, QRESEARCH and the Information Centre for Health and Social Care.

[11] Imison C, Buchan J, Xavier S (2009). NHS workforce planning: limitations and possibilities. London, King's Fund.

[12] Information Centre for Health and Social Care(2010). Quality and outcomes framework 2008-9. Online GP practice results database. Leeds, Information Centre for Health and Social Care.

[13] NCEPOD(2007). Emergency admissions: a journey in the right direction? London, National Confidential Enquiry into Patient Outcome and Death.

[14] NICE(2003). A guide to NICE. London, National Institute for Clinical Excellence.

[15] NHS Confederation and the BMA(2004). Quality and outcomes framework: guidance. Updated August 2004. London, Department of Health.

[16] NHS Executive(1994). Towards a primary care-led NHS: an accountability framework for NHS fundholding. Leeds, NHS Executive(EL(94)72).

[17] NHS Information Centre (2007). UK GP workload survey 2006/7. Leeds, NHS Information Centre.

[18] NHS Information Centre(2009). General and personal medical services England 1998-2008. Leeds, NHS Information Centre.

[19] NHS Information Centre for Health and Social Care(2010). GP earnings 2007/8. Final report. Leeds, NHS Information Centre for Health and Social Care.

[20] Primary Care Trust Network(2010). Primary care trusts: an introduction. Factsheet. London, NHS Confederation (http://www.nhsconfed.org/Publications/Documents/Factsheet_PCTN_June_2010.pdf, accessed 18 August 2010).

[21] RCGP(2004). General Practitioner workload. London, Royal College of General Practitioners(RCGP information sheet no. 3)(http://www.rcgp.org.uk/pdf/ISS_INFO_03_APRIL04.pdf, accessed 18 August 2010).

[22] RCGP(2008). Impact report 2008. London, Royal College of General Practitioners.

[23] Scottish Government(2009). The Healthcare Quality Strategy for Scotland: draft strategy document. Edinburgh, Scottish Government.

[24] Welsh Assembly Government(2005). Designed for life-a world class health service for Wales. Cardiff, NHS Wales.

[25] WHO Regional Office for Europe(2010). European Health for All Database(HFA-DB) [online database]. Copenhagen, WHO Regional Office for Europe(http://www.euro.who.int/hfadb, accessed 11 August 2010).